KB273968

속시원한

백전백승 자기진단법

즐거운 하루(一日)와
유쾌한 백세(百年)를 희망하는
아름다운 분들에게 이 책을 드립니다.

그리고,

예쁜 나의 딸들과 건강한 아들의 미래를 위하여
이 책을 썼습니다.

오 렌 지 북 스 22

암전문의 김형일 박사의

속시원한

백전백승 자기진단법

건강다이제스트 社

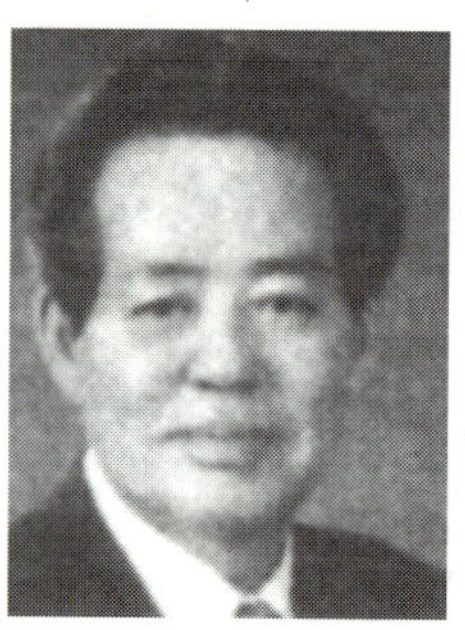

前 대한의학협회 회장
의학박사
전문의 柳聖熙

병리학을 공부하시고 또한 종합검진학과 종양면역학 등을 고루 전공하신 김형일 박사께서 이번에 또다시 너무나 재미있고 유익한 책을 펴내게 되어 매우 기쁘게 생각합니다.

새로 선보인 이 책은 서점에서 흔히 볼 수 있는 여느 의학 서적들과는 달리 아주 흥미있고 속도감 있고 알기 쉽게 질병의 원인과 결과를 연결하고 있는 점을 매우 훌륭하게 평가할 수 있습니다.

그간의 여러 의학 관련 서적들은 대개 너무 이론적이거나 전문적인 경우가 많았습니다. 아니면 지나치게 주관적인 내용을 엮어놓은 서적들도 많았습니다. 이런 점에서 이번 김형일 박사의 본 저서는 누구나 볼 수 있도록 흥미롭고 쉽게 전개된 점에서 큰 호응이 있을 것으로 예상됩니다.

이 책은 병원을 두려워 하는 사람들이나 시간이 바빠서 병원을 미처 찾지 못하는 사람들에게 큰 도움이 될 것입니다.

이처럼 훌륭한 내용을 누구나 읽기 쉽게 써낸 김형일 박사의 노고에 찬사를 보내며 이 책이 국민보건에 큰 보탬이 되기를 빕니다.

새로운 봄날에

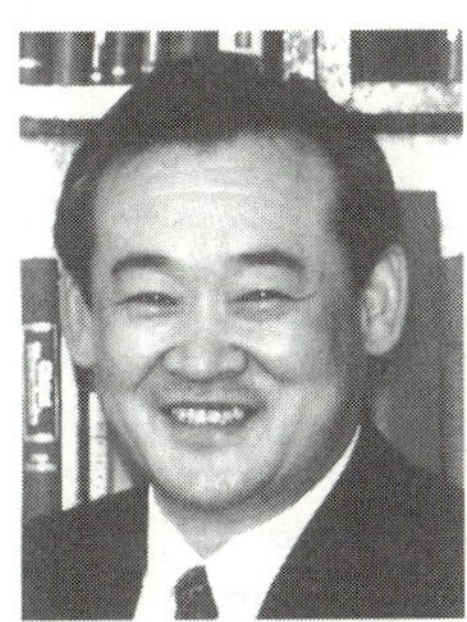

의사평론가
가톨릭대학교 부총장
의학박사
전문의 **장종호**

생활수준의 향상과 경제적인 여유가 많아질수록 병원의 크기와 입원환자수도 늘어나고 사람들이 병원을 찾는 횟수도 많아지고 있습니다. 하지만 다른 한편으로는 너무나 바빠진 현대인들에게 병원은 가고 싶지 않은 곳이기도 하며 친하고 싶지 않은 제목이 되기도 합니다.

그래서 병원을 찾는 사람보다도 더 많은 또 다른 사람들은 의학서적을 찾고 있습니다. 하지만 그런 책들은 모두 고차원적인 이론과 어려운 전문용어 때문에 일반인들의 접근이 쉽지 않은 경우가 대부분입니다.
그런 점에서 이번에 종합검진학과 암진단학을 전공한 김형일 박사께서 쉽고 재미있는 책을 엮어낸 것은 의학의 저변 확대에 크게 기여한 사실로 평가될 수 있을 것입니다.

이 책이 많은 사람들에게 의학의 손쉽고 편안한 접근로가 되기를 간절히 원하는 바이며 김형일 박사와 메디칼 랩 연구실 여러 직원들의 노고에 찬사를 보냅니다.

가톨릭의대 의학연구실에서

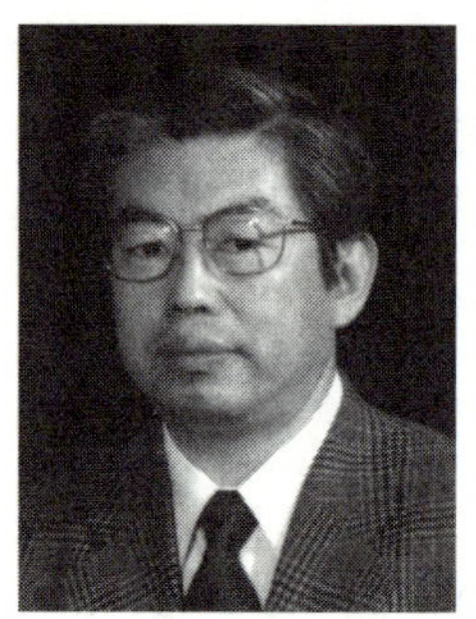

한국 교역자
호스피스 협의회장
박남규

지금 우리는 너무나 바쁘고 복잡한 세상을 살아가고 있습니다. 우리가 이렇게 복잡한 세상을 살아가기 때문인지 우리를 점령하려는 질병들도 무척이나 복잡해지고, 꽤나 고약해지는 것이 아닌가 싶습니다.

복잡하고 고약해진 질병들은 사람들을 괴롭히려고 작정을 하고 얼마나 우리를 힘들게 하는지, 환자나 그 가족들이나 또 의료인에게도 큰 고통이 아닐 수 없습니다. 특별히 제가 호스피스에서 섬기고 있는 많은 암환자들은 언제나 그렇듯이 그 고통과 괴로움 때문에 자신이 모태에서 나왔음을 저주스러워 하며 남은 삶을 괴로워하기도 합니다.

이들의 고통과 낙심을 위해 할 수 있는 일이라면, 이들의 고통을 이해하고 낙심을 소망으로 바꾸어 줄 수 있는 누군가가 절대적으로 필요한 것입니다.

연약하고 고통받고 있는 사람들에게 절대적으로 필요한 사람!

그가 의료인이라면 좋겠습니다. 의료인이면서 또 호스피스로 섬기는 분이라면 더욱 더 그들에게 절대적으로 필요한 사람이리라 생각합니다. 왜냐하면 저들의 연약함을 적극적으로 이해하고, 믿음을 가지고 평안과 소망 가운데 지지해주는 전문가가 정말 필요하기 때문입니다.

특히 호스피스로 섬기는 자들은 말기환자들에게 그들이 하나님 부름을 받을 때까지 남은 삶의 質을 최선을 다해 섬김으로 하루하루 풍성한 삶으로 평안과 소망을 누리도록 섬기며, 육체적, 사회적, 정서적, 영적인 고통에서 벗어나 영원한 소망을 이룰 수 있도록 환자와 그 남은 가족들을 섬기는 일이기에 더욱 더 환자에게 가까이 다가갈 절대적인 사람이 필요한 것입니다.

김형일 박사는 유능한 의료인이면서 가장 고통받는 자들의 편에서 섬기는 호스피스 자원봉사자로 자신의 부족한 시간들을 쪼개는 귀한 믿음 있는 하나님의 사람입니다.

김 박사는 항상 자신의 전문 분야에 대해 겸손한 담대함과 친절한 세밀함을 갖고 모든 사람들에게 신뢰를 갖게 하는 많은 것으로 준비된 매력있는 의료인입니다.

그는 항상 아이디어가 번뜩이고, 환자에 대해서는 시간에 구애받지 않고 그들이 이해할 때까지 설명하되, 저들이 쉽게 이해할 수 있도록 가능한 쉬운 단어로 그리고 세밀한 부분까지 친절한 상담과 진료를 행하는 것을 볼 때마다 감사를 갖게 하는 전문인입니다.

김 박사는 전문가이기에 어떤 환자를 만나도 시원하고 명쾌한 확신을 심어주고 그 때문에 낙심하고 소망없던 환자들이 그를 만나게 되면 몸에 밴 친절함과 자상함을 통해 이제는 자신의 낙심과 소망 없던 자리에서 왜 자신이 투병해야 되는가를 알게 되는 적극적인 감사를 갖게 됨을 자주 목도합니다.

특별히 우리가 섬기는 호스피스 대상 환자들에게 있어 김 박사는 절대적인 신뢰의 대상입니다. 말기환자로 두려움과 불확실 때문에 혼란해 하는 저들에게 가장 쉬운 단어로 가장 잘 이해할 수 있도록 설명하고 방향을 제시해주고, 환자가 떠나고 나면 남은 가족들의 주치의가 되어 항상 아름답게 섬기며, 또 우리 호스피스에서 강의를 행하실 때는 막힘 없는 이론과 강의를 들음으로 참 어려운 의학적 지식을 쉽게도 설명한다 감탄으로 확인하고 있습니다.

이번에 김 박사의 몇 권의 저서와 월간들의 칼럼을 통해 받았던 감동처럼 이 책도 어느 누구에게나 소망없이 낙심 가운데 있는 환자들이건, 아니면 자신의 불편함을 통해 건강을 체크하여 더 어려운 길에 빠지지 않도록 쉽게 건강을 가능한 정확하게 체크하여 대비할 수 있는 가이드북이 될 것을 믿어마지 않습니다.

다시 한 번 그 동안 김 박사가 섬겨온 호스피스의 책임자로서 이 책을 내어놓기까지 그가 항상 연약하고, 고통 가운데서 힘들어 하는 환자들에게 가장 좋은 건강의 길을 보여주려 했던 소망이 이 책을 통해 이루어지시길 진심으로 축하하며 축원합니다.

호스피스 · 의료선교부에서

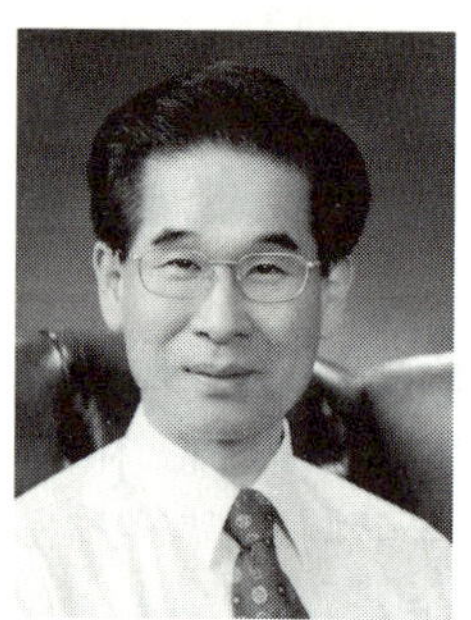

서울 메디칼 랩
암진단혈액학연구소 원장
金炯日

사람이라면 누구나 질병을 싫어하고 건강을 기원합니다.
병원이라면 누구나 가는 일이 없기를 바랍니다.
사람들은 병원신세를 피하기 위하여 질병과 의학에 관한 편안하고 손쉬운 정보를 진실로 원하고 있지만 그런 서적들은 한결같이 너무나 딱딱하고 지루한 교과서적 문장들이거나, 아니면 그와는 반대로 지나치게 주관적이고 편협적이며 비과학적인 주장과 난해한 결론들을 나열해 놓은 책들이 우후죽순격으로 나와 있습니다.

이제는 의학서적도 그처럼 너무 어렵거나 또는 지나치게 주관적인 영역을 벗어나야 할 때가 되었습니다.
좀 더 쉽고 재미있는 책!
좀 더 객관적이고 자주 열어보고 싶은 책!
좀 더 오래두고 보존하며 개인과 가정의 지침서가 될 수 있는 책의 필요성을 모든 사람이 원하고 있습니다.

이에 저자는 지난해에 월간 〈신동아〉의 연말 별책부록으로 발간되어 수많은 독자들로부터 열화와 같은 성원을 받은 바 있는 〈표지판식 자가진단법〉을 기반으로 해서 그 내용을 보다 보강 증편하여 이 책을 내놓게 되었습니다.
이 책자를 통하여 누구나 손쉽고 속시원한 해답을 얻을 수 있기를 기대합니다.

◉ 이 증상별 자가진단 프로그램은 객관적이고 공정한 절차를 거쳐 탄생한 작품이다. 「건강다이제스트」는 그간 산발적으로 발표된 자가진단 요령이 사람들에게 잘못된 건강상식을 중구난방식으로 주입시킨 면이 적잖았다는 지적에 유의하여, 국내 전문가들의 조언을 구한 결과 세계적으로 엄격한 신뢰성을 확보하고 있는 자가건강진단 프로그램들을 수집했다. 그 중에서 기본 모델로 채택된 것이 미국의 권위있는 의학연구소인 손더스(Saunders)가 발행한 『진단의 원리』(Principles of Physical Diagnosis), 영국 의사회가 발행한 『증상을 이해하는 법』(How to Understand Your Symptoms) 등이다.

◉ 그리고 이를 다시 현재 한국 사람들의 건강 특성에 맞게끔 재구성했다. 이 과정에서는 지금까지 2만여 명의 초진 환자들에 대한 종합건강검진 임상 사례를 확보하고 있는 김형일 박사(SML 혈액진단학 연구소장)의 책임 아래 전문 종합검진센터인 「서울 메디칼 랩」(02-3478-0700) 소속 연구원들이 참여했다.

◉ 그 결과 김 박사팀은 한국인의 신체 증상에는 맞지 않는 외국인용 자가진단 내용을 배제하고, 한국인들이 평소 자주 느끼는 증상별로 건강상태를 확인해보는 프로그램을 국내 최초로 만들었다. 또한 일부 증상들에 대해서는 서울 의대가 마련한 문답식 진단 프로그램을 참조하여 설문을 작성하였음을 밝혀둔다.

◉ 이 프로그램은 부부가 침실에서도 함께 확인해 볼 수 있도록 쉽게 구성돼 있으며, 적절한 대처법도 제시해 놓았다. 또 증상에 대한 짤막한 토막 상식도 함께 실었다. 「건강다이제스트」 독자들이 이 프로그램을 통해 평소 자신이 느끼는 불편한 증상에 대한 원인을 이해하고, 적절한 대처로 질병에 대한 공포증과 건강염려증으로부터 벗어나는 데 도움이 되기를 기대한다.

건강다이제스트 편집자

차례

차례

차례

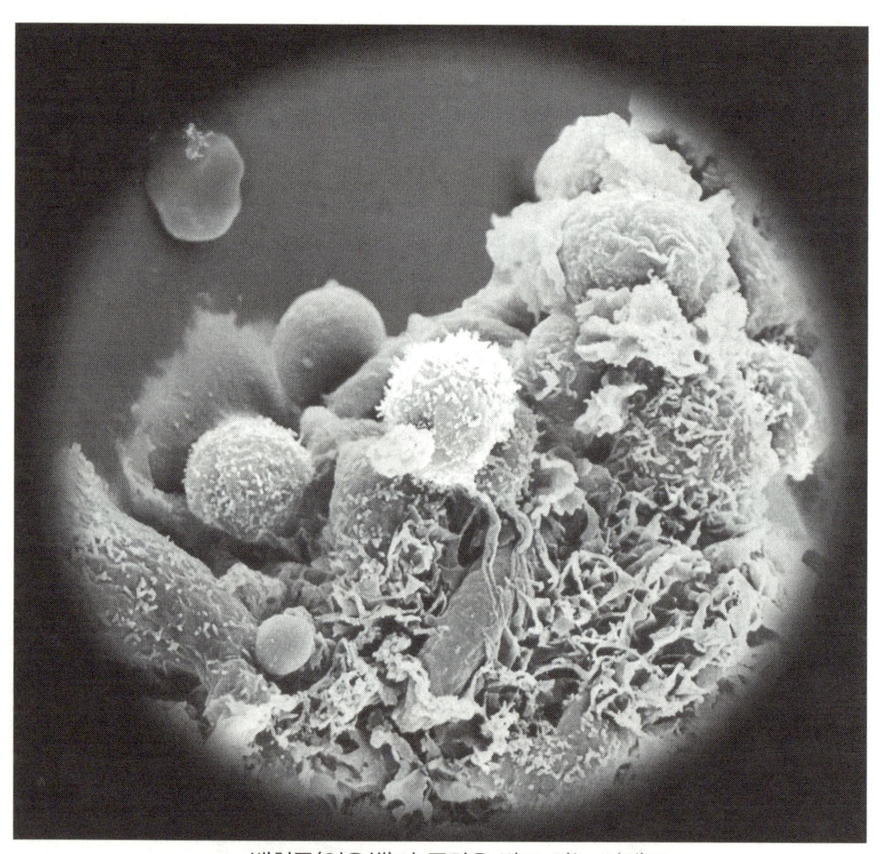

▲ 백혈구(옅은색)의 공격을 받고 있는 암세포

Part 1

문답식 설문조사

본 편에 실린 설문들은 주로 미국 손더스(Saunders)의 『진단의 원리』(Principles of Diagnosis)와 서울대학교 의과대학에서 만든 『의학 색인』(Health cheking method)을 참고해서 작성됐습니다.
사람에 따라 차이가 있을 수 있으므로 너무 설문 조사 결과에 집착하지 말고 궁금한 사항은 전문의와 상담하십시오.

체크항목

- 암에 걸릴까 두렵습니까?
- 지방간 · 간경화 · 간암이 두렵습니까?
- 성인병에 걸릴까 걱정됩니까?
- 당신의 면역방어능력은 양호합니까?
- 중풍에 걸릴까 두렵습니까?
- 심장병 · 동맥경화 · 협심증이 걱정되십니까?
- 위암이 두려우십니까?
- 폐암이 걱정되십니까?
- 자궁암 · 자궁경부암이 걱정되십니까?
- 단명(수명이 짧을까)할까 두렵습니까?
- 컴퓨터(벤처)증후군을 알고 계십니까?

암 | 암에 걸릴까 두렵습니까?

잘 읽어 보시고 해당되는 번호에 ◯표 하십시오.

1. 암에 대한 위험군 선별검사를 받아보신 경험이 있습니까?

    3 아니오　　　**1 잘 모르겠습니다**　　　**0 예**

2. 암에 대한 상식이 많다고 생각하십니까?

    3 아니오　　　**1 보통입니다**　　　**0 예**

3. 음주를 하십니까?

    3 예　　　**1 아주 가끔 먹습니다**　　　**0 아니오**

4. 훈제고기(연기에 그을린 고기), 불에 그을린 고기, 구운 생선을 자주 드십니까?

    3 예　　　**1 가끔 먹습니다**　　　**0 아니오**

5. 음식점 및 노상에서 여러 번 사용하는 기름으로 튀긴 음식을 자주 드십니까?

    3 예　　　**1 가끔 먹습니다**　　　**0 아니오**

6. 신선한 채소나 과일 섭취가 적은 편입니까?

    3 예　　　**1 대체로 적은 편입니다**　　　**0 아니오**

7. 지방질이 많은 음식물을 자주 드십니까?

3 예　　　　1 가끔 먹습니다　　　　0 아니오

8. 사카린 등 감미료가 든 음식을 좋아하십니까?

3 예　　　　1 조금 좋아합니다　　　　0 아니오

9. 불규칙적인 식사를 하십니까?

3 예　　　　1 조금 그렇습니다　　　　0 아니오

10. 방사선, 중금속, 먼지, 화공약품 등에 노출되는 직업에 종사하십니까?

3 예　　　　1 조금 노출됩니다　　　　0 아니오

11. 방사선 치료를 장기적으로 받은 경험이 있습니까?

3 예　　　　1 조금 받았습니다　　　　0 아니오

12. 장기 복용 약물이 있습니까?

3 예　　　　1 조금 있습니다　　　　0 아니오

13. 평소에 스트레스를 많이 받으며, 계속 누적된다고 생각하십니까?

3 예　　　　1 조금 누적됩니다　　　　0 아니오

14. 성호르몬제(먹는 피임약, 호르몬제 등)를 복용하십니까?

3 예　　　　1 경험이 있습니다　　　　0 아니오

15. 가족 중에 만성질환이나 성인병을 앓고 있는 사람이 있습니까?

3 예　　　　1 잘 모르겠습니다.　　　　0 아니오

16. 원인 없이 체중이 감소하십니까?

3 예　　　　　**1** 조금 감소하였습니다　　　　　**0** 아니오

17. 치료가 잘 되지 않는 상처나 종기가 있습니까?

3 예　　　　　**1** 조금 있습니다　　　　　**0** 아니오

18. 여느 때와 다른 출혈 또는 분비(객담, 고름, 분비물)가 있습니까?

3 예　　　　　**1** 조금 있습니다　　　　　**0** 아니오

19. 사마귀 또는 점 등에 현저한 변화가 있습니까?

3 예　　　　　**1** 조금 있습니다　　　　　**0** 아니오

20. 심한 기침 또는 목이 쉰 상태가 계속됩니까?

3 예　　　　　**1** 조금 계속됩니다　　　　　**0** 아니오

21. 만성적 소화불량 또는 삼키기가 곤란하십니까?

3 예　　　　　**1** 조금 곤란합니다　　　　　**0** 아니오

22. 대·소장이나 방광 계통에 이상한 변화가 있습니까?

3 예　　　　　**1** 조금 있습니다　　　　　**0** 아니오

23. 목, 겨드랑이 부위에 덩어리가 만져집니까?

3 예　　　　　**1** 잘 모르겠습니다　　　　　**0** 아니오

24. 유방에 덩어리가 있거나 유두 분비물이 있습니까?

3 예　　　　　**1** 아주 조금 있습니다　　　　　**0** 아니오

25. 결혼후 자녀를 갖지 않았습니까?

| 3 예 | 1 가진 적 있습니다 | 0 아니오 |

26. 위염이나 위궤양이 반복된 적이 있습니까?

| 3 예 | 1 잘 모르겠습니다 | 0 아니오 |

27. 간염이나 간기능 장애가 있습니까?

| 3 예 | 1 아주 조금 있습니다 | 0 아니오 |

28. 기침이 자주 나오거나 가래가 나옵니까?

| 3 예 | 1 조금 나옵니다 | 0 아니오 |

29. 식사를 거르거나 폭식하는 일이 있습니까?

| 3 예 | 1 아주 가끔 거릅니다 | 0 아니오 |

30. 대변 습관이 불규칙합니까?

| 3 예 | 1 가끔 불규칙합니다 | 0 아니오 |

31. 늘 불안하십니까?

| 3 예 | 1 가끔 불안합니다 | 0 아니오 |

32. 수면 시간이 부족하십니까?

| 3 예 | 1 조금 부족합니다 | 0 아니오 |

33. 가족 중 암에 걸리신 분이 계십니까?

| 3 예 | 1 잘 모르겠습니다 | 0 아니오 |

＊ ＊ ＊ 잘 읽어 보셨습니까? ＊ ＊ ＊
해당되는 번호를 전부 더해 보십시오.

0~30점	암에 걸릴 위험성이 매우 적습니다. 즐겁게 생활하십시오
31~59점	생활습관을 개선할 필요성이 있습니다.
60~79점	암에 걸릴 위험성이 있습니다. 생활습관을 바꾸고 정기적인 검진을 요합니다.
80점 이상	현재 이미 면역기능이 약화되어 있습니다. 계속 방관하면 실제로 암에 걸릴 수도 있습니다. 곧 병원에 가서 정밀 진단을 받고 전문의와 상담하시기를 권합니다.

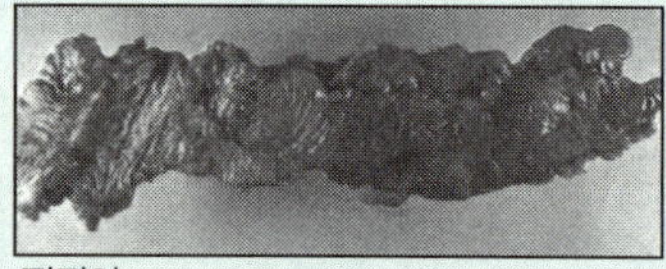

직장암

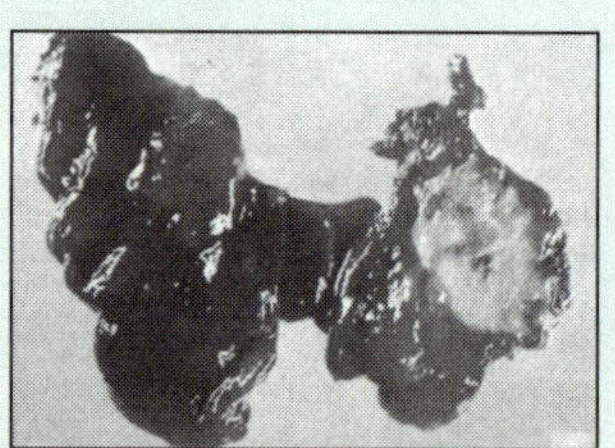

갑상선암

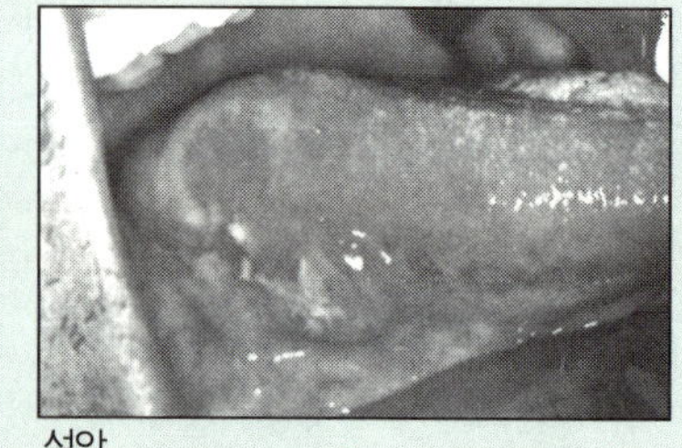

설암

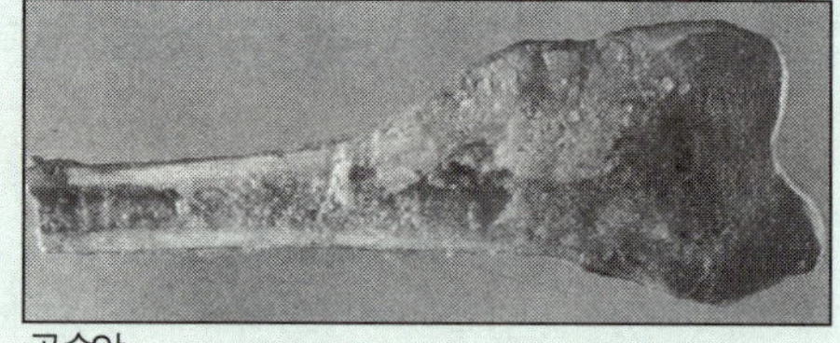

골수암

체크항목! 암세포와 면역기능

  암은 가장 두려운 불치의 질환임에는 틀림없으나 그것이 어느 날 갑자기 아무 이유도 없이 발생하는 것은 아닙니다.

  평소의 생활습관이 규칙적이고 낙천적이어서 면역기능이 보강돼 있으면 암 발생 가능성이 줄어듭니다.

  그러나 무절제한 생활로 자신을 학대하며 '될대로 되겠지.' 하는 사람은 면역기능이 저하되어 암이 발생할 기회와 조건을 만들어주는 것입니다.

  요즘 어떤 사람들은 건강보다는 사업이 먼저라고 생각하는지 술자리와 손님접대로 무절제한 생활을 하는 경우가 많습니다. 이렇게 불규칙하게 생활하는 사람일수록 종합검진 받기를 꺼리며 자기와 무관한 일이라고 생각하는 경향이 있습니다.

  또 무서운 질병이 발견될까 두려워 회피하는 경우도 있습니다. 그러나 대부분의 질병, 즉 성인병이든 암이든 면역기능결핍이든 초기에 발견만 되면 치료가 가능한 것입니다.

  신체 내에서는 1분 동안에 수십만 번의 세포분열이 일어나고, 이때 '불량세포'가 간혹 발생되는데 이것이 바로 '암세포'라는 것입니다. 하지만 체내에는 면역감시체계가 있어서 이런 것들을 찾아내 곧바로 죽여 없애게 됩니다. 그러나 면역 감시기능이 약화돼 재빨리 제거하지 못하면 이것들은 정상세포보다 더 빠른 속도로 증식되어 면역억제기능을 차단하여, 인체는 암에 걸리게 됩니다.

지방간 · 간경화 · 간암

지방간 · 간경화 · 간암이 두렵습니까?

잘 읽어 보시고 해당되는 번호에 ○표 하십시오

> 간장기능은 생활습관에 달려 있습니다.
> 잘 읽어보고 간이 나빠지게 하는 행위를 하지 않았는지
> 살펴보시기 바랍니다.

1. 술을 자주 마십니까?

   3 예   1 아주 가끔 마십니다   0 아니오

2. 체중이 많이 나간다고 생각하십니까?

   3 예   1 다소 많은 편입니다   0 아니오

3. 만성질환으로 약물을 복용한 경험이 있습니까?

   3 예   1 가끔 있습니다   0 아니오

4. 한약이나 보약, 영양제 등을 좋아하십니까?

   3 예   1 가끔 먹습니다   0 아니오

5. 보신제나 정력제를 드신 경험이 있으십니까?

   3 예   1 가끔 있습니다   0 아니오

6. 신체검사에서 간장기능 이상 판정을 받은 적이 있습니까?

   3 예   1 잘 모르겠습니다   0 아니오

7. 고지혈증이 있습니까?

| 3 예 | 1 잘 모르겠습니다 | 0 아니오 |

8. 채소와 과일의 섭취량이 적다고 생각하십니까?

| 3 예 | 1 조금 적습니다 | 0 아니오 |

9. 기호 식품을 즐겨 먹습니까?

| 3 예 | 1 가끔 먹습니다 | 0 아니오 |

10. 과식 · 편식 · 매식 습관이 있습니까?

| 3 예 | 1 조금 있습니다 | 0 아니오 |

11. 생활이 불규칙합니까?

| 3 예 | 1 조금 불규칙합니다 | 0 아니오 |

12. 손님 접대 술자리가 많습니까?

| 3 예 | 1 조금 있습니다 | 0 아니오 |

13. 수면이 부족합니까?

| 3 예 | 1 조금 부족한 편입니다 | 0 아니오 |

14. 스트레스나 과로가 계속되고 있습니까?

| 3 예 | 1 가끔 있습니다 | 0 아니오 |

15. 공해에 노출된 적이 있습니까?

| 3 예 | 1 가끔 있습니다. | 0 아니오 |

16. 간염 항체가 없습니까?

3 예   1 잘 모르겠습니다   0 아니오

17. 간디스토마나 간질에 걸린 적이 있습니까?

3 예   1 잘 모르겠습니다   0 아니오

18. 황달에 걸린 적이 있습니까?

3 예   1 잘 모르겠습니다   0 아니오

19. 담석증 경험이 있습니까?

3 예   1 잘 모르겠습니다   0 아니오

20. 흰색 대변이 나온 적이 있습니까?

3 예   1 잘 모르겠습니다   0 아니오

21. 소변이 갈색으로 나온 적이 많습니까?

3 예   1 조금 있습니다   0 아니오

22. 복부 팽만감을 자주 느낍니까?

3 예   1 가끔 그렇습니다   0 아니오

23. 오른쪽 갈비뼈 밑에 압통을 느낍니까?

3 예   1 가끔 그렇습니다   0 아니오

24. 식욕부진, 소화불량, 복부불쾌감 등이 있습니까?

3 예   1 가끔 그렇습니다   0 아니오

25. 피를 토한 적이 있습니까?

3 예   1 잘 모르겠습니다   0 아니오

26. 구역질이나 구토가 있습니까?

3 예   1 조금 있습니다   0 아니오

27. 코피가 잦고, 잇몸 질환이 있습니까?

3 예   1 조금 있습니다   0 아니오

28. 성욕이 감퇴되어 있습니까?

3 예   1 조금 그렇습니다   0 아니오

29. 무기력증이나 권태감을 자주 느낍니까?

3 예   1 조금 느낍니다   0 아니오

30. 가족 중 간장기능이 나쁜 분이 있습니까?

3 예   1 조금 있습니다   0 아니오

31. 집안에 간염환자가 있습니까?

3 예   1 조금 있습니다   0 아니오

32. 간염을 앓고 계십니까?

3 예   1 모르겠습니다   0 아니오

33. 복수가 찼던 경험이 있습니까?

3 예   1 모르겠습니다   0 아니오

0~30점	간이 나빠질 가능성이 거의 없습니다.
31~60점	현재의 생활습관으로는 간이 나빠질 수 있는 가능성이 있습니다.
61~80점	간장기능에 장애가 생길 가능성이 높습니다. 더 심해지지 않도록 생활 습관을 개선하기 바랍니다
81점 이상	현재 간장기능 장애가 있습니다. 독성 간장애나 지방간의 경우 방치하면 더욱 심한 간경변 등으로 이환될 수 있습니다. 전문의와 상담 및 정밀한 혈액 검진을 요합니다.

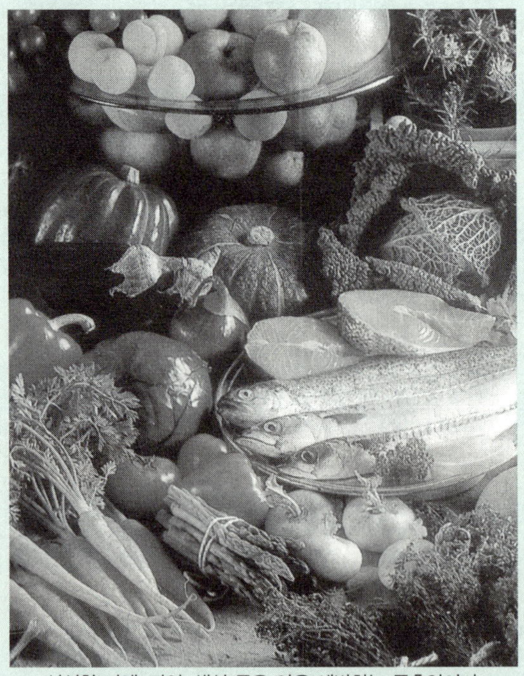

신선한 야채, 과일, 생선 등은 암을 예방하는 특효약이다.

간염과 간경화 · 간암은 일직선상에 있습니다. 우리 나라에는 B형 간염의 이환율이 높으므로 간경화가 많고 따라서 당연히 간암이 많습니다. 중년남성의 간염 전파는 술좌석에서 술잔을 돌리는 습관과 관계가 있을 것입니다. 그래서 가족 중 한 사람이 걸리면 온 식구에게 전염되기도 합니다.

간염의 또 다른 확산 요인은 현대인의 생활방식 변화에 의한 면역방어능력의 저하입니다. 불규칙한 수면 습관 스트레스 과로 편식 매식 흡연 약물오용 공해 과도한 기호식품 섭취 등으로 인해 간장기능의 과중한 부담과 면역기능 저하는 간염의 빠른 전파를 부채질하고 있습니다. 그러나 간염은 꾸준히 치료하면 꼭 나을 수 있는 병이며 이제는 간염을 치료할 수 있는 약이 개발되어 있습니다. 간염은 치료됩니다.

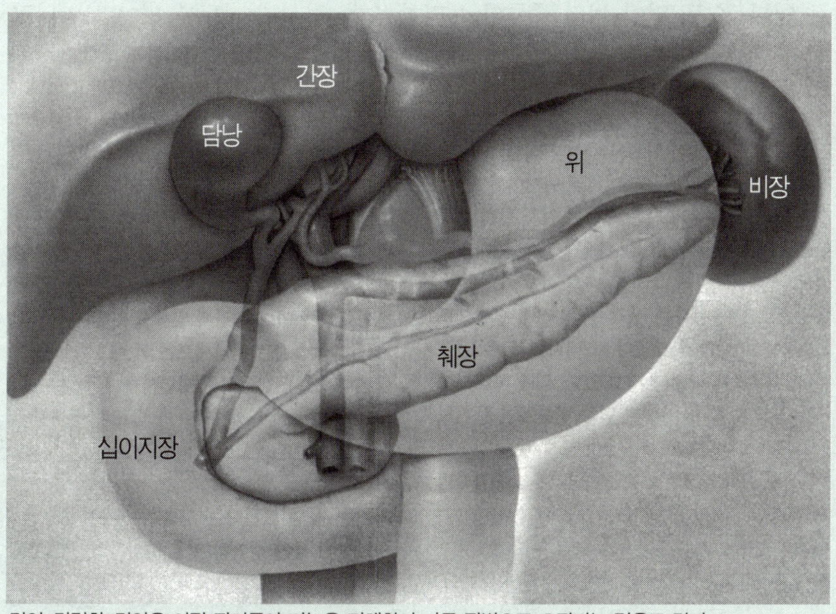

간염, 간경화, 간암은 인접 장기들의 기능을 저해하여 다른 질병으로 오진되는 경우도 많다.

간암은 전염되는 것일까?

약물남용과 과음은 간암의 지름길이다

요새 사람들은 몸보신이나 정력제라고 하면 이것 저것 가릴 것 없이 닥치는 대로 먹는 경향이 있다. 그것이 진짜인지 가짜인지 구분할 겨를도 없이 먹는다. 이런 것들에는 아플라톡신이라는 간독성 물질이 있어서 소위 독성 간장애, 또는 중독성 지방간에 걸리고 오래되면 간암으로 발전한다.

또 어떤 사람은 두주불사(斗酒不辭)라 하여 술 잘 먹는 것을 무슨 자랑으로 안다. 수도 없이 여러 종류의 유명한 술을 정신 나가도록 먹어 보았다고 훈장처럼 자랑한다. 이렇게 하면 알콜성 지방간에 걸린다. 이렇게 되고도 정신차리지 못하면 간경화와 간암으로 발전한다.

이런 것들은 결국 우리 나라 중년 남성 사망률이 세계에서 가장 높은 그룹에 속한다는 바로 그 원인 중의 하나로 작용하고 있는 것이다.

간염을 치료하면 간암이 되지 않는다

우리 나라의 B형 간염을 혈청성 간염이라고 표기한 바 있었다. 수혈에 의해서만 간염이 성립된다는 표현이었다. 그러나 그것의 실제 전염경로는 수도 없이 다양하다. 우리 나라에서 간염의 우세는 아마도 술잔을 돌리는 예절(?)과 밀접한 관계가 있지 않을까 추정하고 있다. 그래서 가족 중 한 사람만 걸리면 다른 식구들까지 전염되고 간염에서 얼른 낫지 못하고 오래가면 간경화가 되고 그

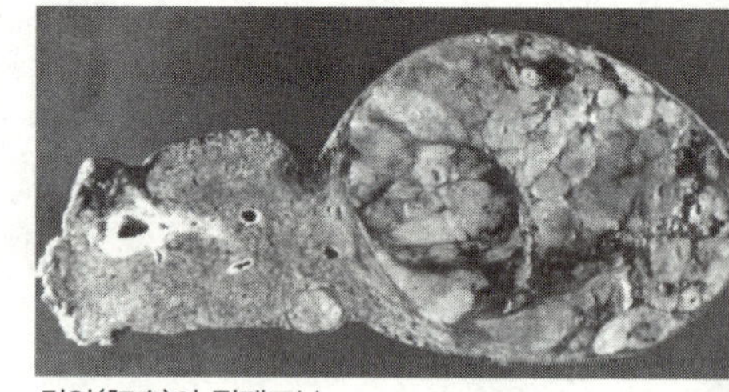

간암(肝癌)의 절제표본

것은 곧 간암으로 연관되는 수순을 밟는 수가 많다. 즉, 간염의 전염이 곧 간암의 전염과 같은 선상의 사건인 것이다.

간염은 약이 없다고 말하고, 듣고, 전하는 경우가 많다. 그래서 치료를 포기하거나 약을 먹지 않고 이상한 단방약을 쓰거나, 비싸고 구역질나는 것들을 먹거나, 무슨 식이요법 등에 열중하다가 간염이 더 심해져서 결국 수명을 단축하는 경우가 허다하다. 하지만 이제는 간염에도 약이 있는 시대가 되었다. 예방주사라는 확실한 약이 있고, 또 간염이 걸린 다음에도 정밀하게 검진하여 적절한 치료약을 꾸준히 사용하면 단기간내에 완치되는 경우도 많다. 간염을 치료하면 간암을 방지할 수 있다.

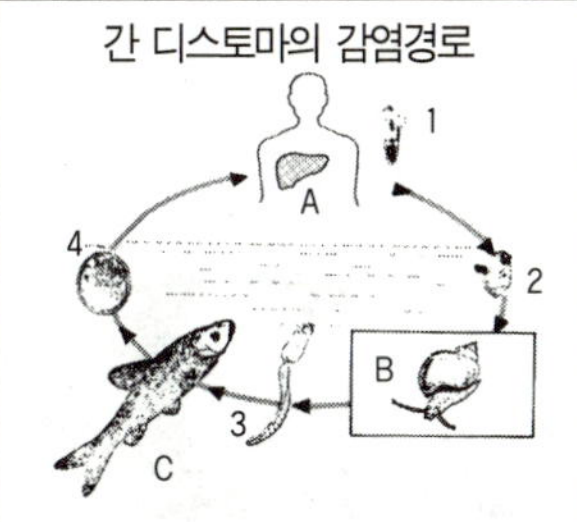

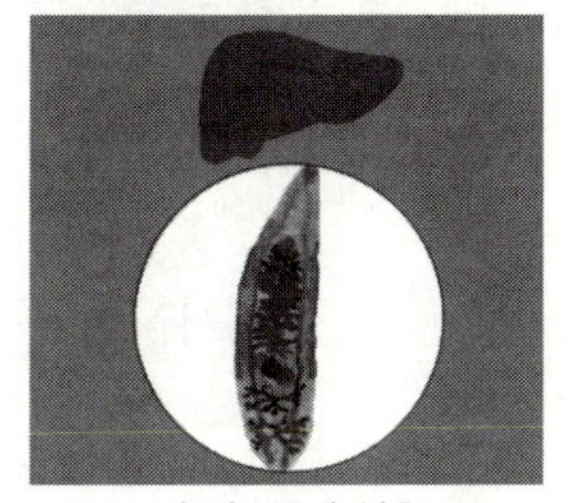
간 디스토마 성충

기생충 감염도 간암의 원인이다

이제는 경제적으로 여유 있는 사람들이 생선회를 많이 먹어서 걸리는 간 디스토마가 현재 우리 나라에서 가장 많은 기생충으로 되어 있다.

이것은 체내에서 약 30년을 생존하면서 간장을 자극하고 영양물질을 빨아 먹는 손해를 끼치기도 하지만, 담관 내에 쌓이게 되는 그것의 배설물은 심한 독성물질로 작용하여 여러 가지 합병증을 일으키게 한다. 디스토마증은 심한 피로와 복부팽만감 옆구리 통증 묽은 변 위장출혈 시력감퇴 야맹증 황달 등을 유발하며 심하면 간경화나 담석증 복수증은 물론 오래되면 간암이나 담도암을 유발한다.

간질이나 아메바 등 다른 기생충도 오래가면 간경화와 간암의 원인이 될 수 있다. 기생충은 이제 쉽게 진단되고 찾아내어서 곧 치료될 수 있는 병이 되었다.

성인병 | 성인병에 걸릴까 걱정됩니까?

잘 읽어 보시고 해당되는 번호에 ○표 하십시오

중년기의 건강은 성인병의 노출 여부에 따라 크게 달라집니다.
자신의 생활습관이 성인병과 얼마나 가까이 있는가를 알아보십시오.

1. 혈압이 높습니까?

3 예	1 가끔 높아집니다	0 아니오

2. 비만이나 과체중입니까?

3 예	1 조금 무겁습니다	0 아니오

3. 호흡곤란을 자주 느낍니까?

3 예	1 가끔 있습니다	0 아니오

4. 자주 두통이 있거나 뒷목이 뻣뻣합니까?

3 예	1 가끔 있습니다	0 아니오

5. 자주 시력 장애가 있습니까?

3 예	1 가끔 있습니다	0 아니오

6. 가슴이 조여드는 느낌이나 압박감을 느낍니까?

3 예	1 가끔 있습니다	0 아니오

7. 가슴이 자주 두근거립니까?

| 3 예 | 1 가끔 있습니다 | 0 아니오 |

8. 소변이 약하게 나옵니까?

| 3 예 | 1 가끔 있습니다 | 0 아니오 |

9. 한약이나 양약을 자주 복용합니까?

| 3 예 | 1 가끔 있습니다 | 0 아니오 |

10. 술을 자주 마십니까?

| 3 예 | 1 아주 가끔 마십니다 | 0 아니오 |

11. 담배를 피우십니까?

| 3 예 | 1 조금 피웁니다 | 0 아니오 |

12. 기침이나 가래가 자주 나옵니까?

| 3 예 | 1 가끔 있습니다 | 0 아니오 |

13. 관절염을 자주 앓습니까?

| 3 예 | 1 가끔 앓습니다 | 0 아니오 |

14. 가끔 열이 납니까?

| 3 예 | 1 가끔 납니다 | 0 아니오 |

15. 자주 불안하거나 우울합니까?

| 3 예 | 1 가끔 그렇습니다 | 0 아니오 |

16. 자주 피곤합니까?

3 예   1 가끔 그렇습니다   0 아니오

17. 머리가 자주 빠집니까(탈모증)?

3 예   1 가끔 빠집니다   0 아니오

18. 평소 운동량이 부족합니까?

3 예   1 조금 부족한 편입니다   0 아니오

19. 감기에 자주 걸리거나 호흡이 곤란합니까?

3 예   1 가끔 걸립니다   0 아니오

20. 몸이 무겁다고 느낍니까?

3 예   1 가끔 그렇습니다   0 아니오

21. 기억력이 감퇴되어 옵니까?

3 예   1 가끔 그렇습니다   0 아니오

22. 이가 빠진 적이 있습니까?

3 예   1 몇개 있습니다   0 아니오

23. 입냄새나 구내염이 있습니까?

3 예   1 가끔 납니다   0 아니오

24. 눈이 뻑뻑합니까?

3 예   1 가끔 그렇습니다   0 아니오

25. 입속이나 콧속이 마릅니까?

3 예   1 가끔 그렇습니다   0 아니오

26. 몸 동작을 빠르게 하기 어렵습니까?

3 예   1 가끔 그렇습니다   0 아니오

27. 피부 가려움증이 자주 있습니까?

3 예   1 가끔 그렇습니다   0 아니오

28. 음성이 자주 변합니까?

3 예   1 가끔 변합니다   0 아니오

29. 얼굴이 푸석푸석하고 눈꺼풀이 붓습니까?

3 예   1 가끔 그렇습니다   0 아니오

30. 변비가 심합니까?

3 예   1 가끔 있습니다   0 아니오

31. 복통이 있거나 복부팽만감이 있습니까?

3 예   1 가끔 있습니다   0 아니오

32. 손발이 저리거나 떨린 적이 있습니까?

3 예   1 가끔 있습니다   0 아니오

33. 가족 중에 당뇨병이나 고혈압 등 성인병에 걸린 분이 있습니까?

3 예   1 잘 모르겠습니다   0 아니오

＊ ＊ ＊ 잘 읽어 보셨습니까? ＊ ＊ ＊
해당되는 번호를 전부 더해 보십시오.

0~35점	성인병에 걸릴 위험성이 거의 없습니다. 음식을 가릴 것 없이 무엇이든지 즐겁게 드십시오.
36~59점	생활습관을 개선하여 성인병 예방에 관심을 가질 필요가 있습니다.
60~75점	성인병에 걸릴 가능성이 매우 높습니다. 정규적인 정밀검진을 요합니다.
86점 이상	이미 성인병에 걸려 있습니다. 전문의와 상담하여 또 다른 성인병까지 발생되지 않도록 대비해야 합니다.

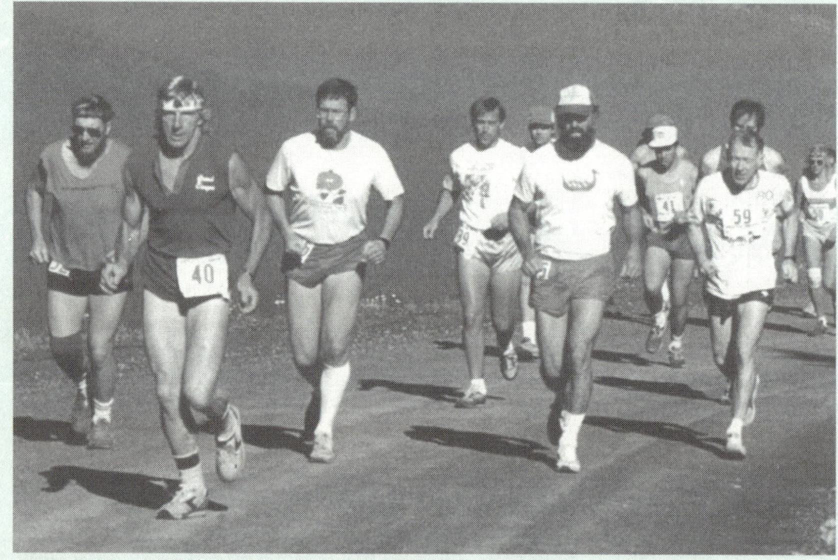

적절한 운동은 노화예방에 효과가 있지만, 지나친 운동은 오히려 수명단축의 원인이 될 수 있다.

체크항목! 성인병과 합병증

　　성인병은 성인에게 발생한다는 의미지만 최근에는 식생활 습관의 변화로 인해 아주 어린 나이에 발병하는 경우도 있습니다.

　　성인병은 체내에 있는 오장육부 장기의 불균형 때문인 경우가 대부분입니다.

　　성인병은 주로 순환기 질환 즉 심혈관계의 질병과 신진대사나 면역기능장애에 관한 질병 그리고 최근 부쩍 늘고 있는 간장기능장애에 의한 질병 및 악성종양(암) 등이 주류를 이룹니다.

　　성인병은 여러 복합적인 원인이 작용하며, 병 발생시기가 측정 불가능하고, 단일 질환보다는 합병질환이 많으며, 진행성으로 악화되는 경향을 보이고, 세포나 조직의 쇠퇴로 저항력이 약화돼 나타나는 게 특징입니다. 또한 개인에 따라 경과와 진행에 많은 차이가 있으므로 성인병이 걱정되는 사람은 정기적인 검진을 통하여 조기에 발견하는 것이 최선의 방책입니다.

성인병 조기에 찾아내는
혈액 정밀검진

MC ment

KBS 뉴스 생활정보 시간입니다.

생활수준이 향상되면서 우리나라 사람들의 주요 사망원인도 암과 순환기 질환, 그리고 간장질환 등 성인병이 주류를 이루기 시작했습니다. 이런 성인병은 얼마나 빨리 발견해 치료하느냐에 따라 완치 여부가 결정됩니다. 오늘은 성인병을 조기에 간편하게 찾아낼 수 있는 혈액정밀 검사에 대하여 알아봅니다.

서울 메디칼랩의 김형일 박사님 나오셨습니다.

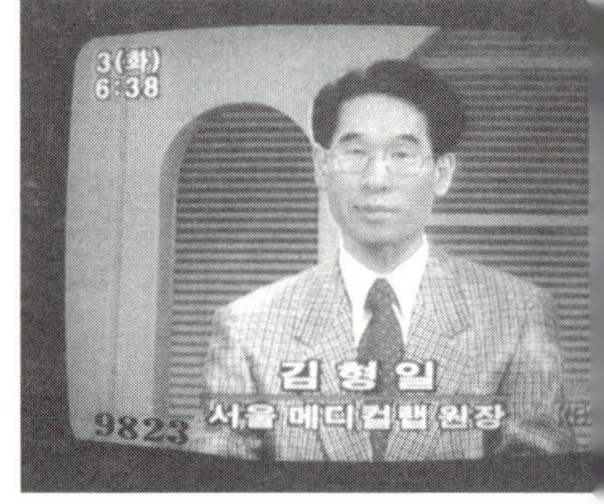

질문 ① 혈액만으로 종합검진을 하는 것이 혈액정밀검진법 아니겠습니까? 인체는 대단히 복잡한 구조와 많은 장기들로 이루어져 있는데요, 혈액 검사만으로도 종합검진이 가능합니까?

⇨ 네, 혈액 하나로 무슨 질병이든지 모두 진단된다고는 말할 수 없을 것입니다. 그러나 흔히 말하는 '질병'이라고 하는 것들, 특히 거의 모든 성인병들의 경우는 혈액정밀분석으로 진단이 가능한 것들입니다. 혈액은 일분 동안에도 몸 전체를 두세 바퀴씩 돌아서 균일하게 섞이는 특성을 갖고 있습니다. 그래서 피를 어디에서 뽑든지 그것은 신체 구석구석의 정보를 똑같이 갖게 되므로 오장육부 어느 장기의 이상이라도 곧 알아낼 수 있는 것입니다.

질문 2 초음파나 내시경 검사, 심지어 CT나 MRI 같은 첨단장비를 이용한 검진보다도 혈액검사가 더 효과가 있다는 겁니까?

⇨ 네, 모든 검사에는 각각 장단점을 갖고 있습니다.

그런데, 현대의학에서 혈액검사 능력은 상상하기 어려울 정도로 정밀분석의 경지에 이르고 있습니다. 예를 들면 혈구 검사들의 단위는 이미 1g의 1조분의 1인 1pg, 1l의 1천조 분의 1인 1fl까지 측정이 가능해졌습니다. 이것은 CT나 MRI, 초음파, 내시경 같은 검사로 확인할 수 있는 크기의 수백만 분의 일밖에 안 되는 아주 미세한 세포나 물질들을 추적하는 것입니다. 예를 들자면, 우리가 잘 알고 있는 간염검사는 1mm의 10만 분의 4.2(= 42nm)인 B형 간염 바이러스에서 나오는 항원물질을 찾아내는 것인데요, 이것은 혈액 이외의 다른 방법으로는 불가능한 것입니다.

질문 3 김 박사님께서는 지난해 대형 병원의 과잉 검진 실태에 대해 통렬히 비판해 눈길을 끌었는데요, 고가 첨단장비를 이용한 검진법의 효과는 사실상 미지수라는 얘기가 아니겠습니까?

⇨ 네, 그렇습니다. 앞에 말씀하신 것처럼 현재 우리 나라의 사망률은 성인병이 주류를 이루고 있습니다. 그런데 이러한 질병들의 초기에는 그 크기가 대단히 미미하여, 초음파나 CT 또는 MRI 나 내시경 같은 거시적인 검사 방법으로는 진단이 불가능한 것입니다. 이러한 것들은 질병의 크기가

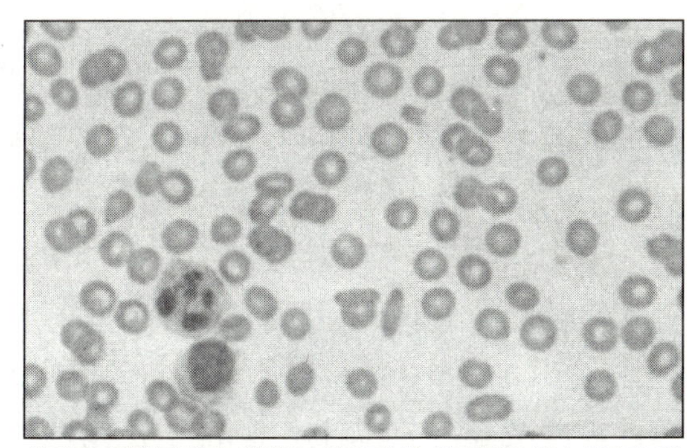

혈액은 혈구(적혈구, 백혈구, 혈소판)와 혈장(혈구사이 공간의 액체)으로 구성되어 있다.

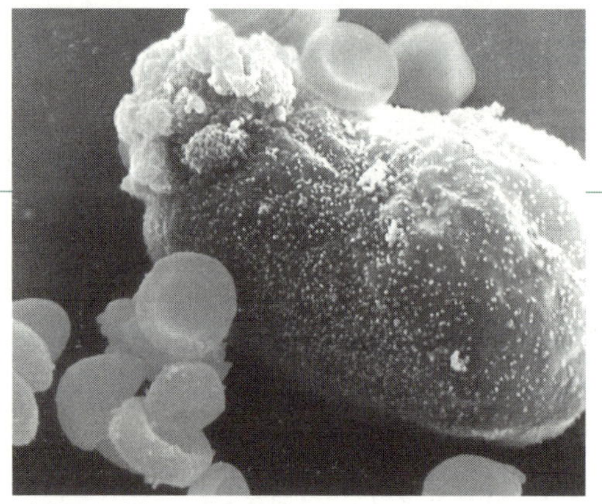

적혈구가 암세포 주위를 둘러싸고 있다.

확립되고, 구조적인 변화가 생긴 이후에 필요되는 검사방법일 것입니다. 암이나 백혈병, 순환기 질환, 간장질환, 당뇨병 등 소위 성인병의 초기에는 오직 혈액정밀분석법으로만 그 진단이 가능한 것입니다.

질문 4 우리는 '암공포시대'에 살고 있다고 해도 과언이 아닌데요, 혈액검사로 암의 조기진단이 가능할까요?

⇨ 물론 가능합니다. 암은 그 크기가 5mm는 되어야만 CT촬영에서 알아볼 수 있습니다. 그런데 이때는 이미 암세포가 10억 개 이상이 되어 진단의 시기가 늦을 수도 있습니다. 그런데 암세포는 정상세포에서는 나오지 않는 암 특유의 물질을 내보내는 특징을 갖고 있습니다. 혈액검사는 이런 암표시물질인 단일클론성항원 등을 찾아내어 암의 극초기에 진단이 가능한 것입니다. 이런 물질들은 암의 크기를 확인할 수 없는 아주 작은 변이단계나, 다른 장기로 전이되기 이전에도 조기에 발견될 수 있는 것입니다.

질문 5 혈액검사도 하고 종합검진도 받았지만 얼마 후 암이나 백혈병에 걸렸다고 진단되는 경우도 있습니다. 이러한 오진은 혈액검사의 한계를 나타내는 것이 아닙니까?

⇨ 그렇지 않습니다. 그것은 적절한 검사를 빠뜨리고 실시하지 않았기 때문일 것입니다. 사람들은 혈액을 뽑아서 검사했으면 모두 똑같은 것인 줄 아는 수가 많습니다. 그러나 혈액검사는 아마 수백 또는 수천 가지 검사항목이 있을 것입니다. 그런데 각 개인의 특성에 맞는 검사가 실시되지 않고

일정한 형식에 의하여 이미 지정된 똑같은 검사만을 요식행위로 받는 경우가 많습니다. 그래서 숨어 있는 질병은 진단되지 못하고 병이 더 커진 다음에야 발견되는 수가 많습니다. 그러므로 무슨 검사를 하든지 전문의와 충분히 상담하여 각 개인의 특성에 꼭 필요한 검진이 실시되어야 할 것입니다.

질문 6 혈액검사에는 수천 가지 방법이 있다고 하셨는데요, 많은 검사를 실시하는 것이 의료 과소비가 되지 않을까요?

⇨ 네, 필요 이상의 검사는 국가적인 낭비가 될 것입니다.

그러나 혈액검사가 아무리 비싸다 해도 CT나 MRI에 비하면 그 비용이 1/10 또는 1/100에 불과한 값싼 검사입니다. 또한 단 한 번 소량의 혈액으로 여러 장기의 각종 질병을 골고루 찾아낼 수 있을 뿐 아니라, 간편하고 신속하며, 부작용이나 후유증이 없고, 반복 확인할 수 있는 장점이 있습니다. 그런데도 우리나라는 인구수에 비례하여 너무 많은 값비싼 의료장비들을 갖고

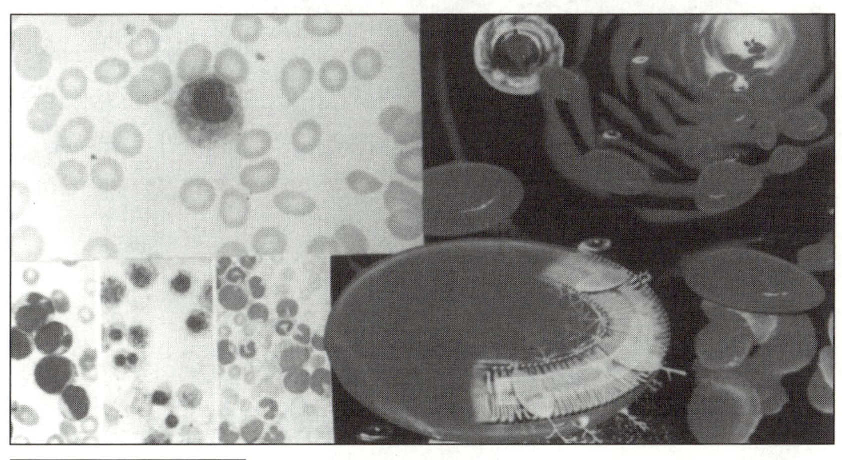

① 정상 혈액의 도말표본
② ③ ④ 백혈병 세포의 형태
⑤ 혈관속을 주행하는 혈구의 모식도

있습니다. 이런 것을 바로 국가적인 낭비라고 할 수 있을 것입니다.

 꼬박꼬박 검진을 받았는 데도 계속 몸이 불편하고 그 원인을 알아낼 수가 없어 고통을 겪고 있는 경우도 있습니다. 왜 그렇습니까?

⇨ 검사를 받고 그 결과가 "이상이 없다."고 하면 그것은 곧 "신체에 이상이 없다."는 뜻으로 받아들일 수 있습니다. 그러나 그것은 사실 실시된 검사항목내에서 이상이 없다는 뜻이지, 신체내에 "진짜 아무 이상도 없다."는 뜻이 아닐 수도 있습니다.

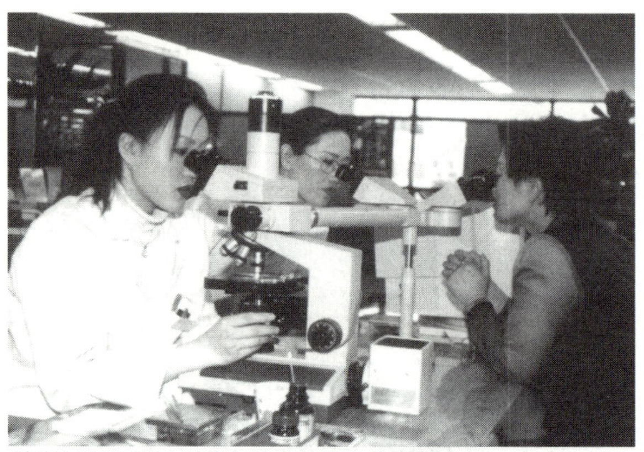

자신의 검사결과를 환자와 의사가 함께 현미경을 보며 토론하고 있다. (서울메디칼랩)

검사를 받는 목적은 자신의 건강상태를 자세하게 설명듣기 위한 것인데, 요사이 검진이라는 것은 일사천리로 검사하여 그 결과를 통보하면 그만인 경우가 많습니다. 자신의 문제점을 전문의에게 자세하게 알려주고 이에 합당한 검사를 받아서 불편한 증상의 원인과 경과를 충분하게 설명들을 수 있다면 이것이 가장 좋은 처방이 될 것입니다.

 성인병이나 직업병, 암 등의 질환을 빨리 찾아내기 위해 건강검진을 받습니다. 어떤 건강검진이 우선돼야 할까요? (건강검진 종류)

⇨ 병원에서 흔히 하는 검사 중에는 그것을 참아내기 힘들거나 아픈 침투적 검사방법이 있는 반면, 별로 힘들지 않고 후유증도 없는 비침투적 검사

법도 있습니다. 또한 어떤 질병의 경우에는 병변을 눈으로 직접 확인해야 되는 거시적인 검사가 있는가 하면, 그 병소가 크든 작든 상관없이 그 질병의 기미를 추적하는 미시적인 검사방법이 있습니다. 그런데 대부분의 질병은 미시적인 사건이 먼저 생긴 후에 거시적인 재난이 이어지는 것이므로 간편하고 값싼 비침투적인 검사를 먼저 실시해 본 다음에, 그 결과 필요에 따라서 값 비싸고 거시적인 침투검사를 해보는 것이 가장 좋은 방법이 될 것입니다.

질문 9 현대인들은 심한 피로감과 스트레스에 노출되어 불편감이 지속되는 경우도 많습니다. 그래서 종합검진을 받아보기도 하지만 아무 이상이 없다고 하는 경우가 더 많습니다. 이러한 '만성피로 증후군'의 경우에도 혈액정밀검진으로 진단이 가능합니까?

⇨ 네, 가능합니다. 사람이 '아프다' 또는 '피곤하다'는 것은 인체내에 필수불가결한 산소나 수분, 에너지, 면역물질 등이 부족하거나, 또는 이산화탄소, 요산, 젖산 등 노폐물이나 찌꺼기 등이 너무 많아진 상태를 표시하는 것입니다. 이처럼 신체성분의 과부족현상은 혈액검사와 체성분 검사를 통하여 쉽게 진단할 수 있습니다. 피로가 계속되면 신체의 전반적인 균형이 틀어지고 결국 면역기능이 약화되어 큰병에 걸리게 되는 발판이 되기도 합니다. 인체내에서는 일분동안에 수백만 번의 세포분열이 일어나고 이때 '불량세포'가 간혹 발생되는데, 이것을 바로 '암세포'라고 하는 것입니다. 그러므로 인체내에서는 하룻동안에도 수천 수만 개의 암세포가 생겨날 것입니다. 하지만 체내에는 면역감시체계(免疫監視體系)가 있어서 이것들을 찾아내어 곧바로 없애게 됩니다. 이런 면역기능체계 역시 오직 혈액정밀 분석검사로만이 진단이 가능한 것들입니다.

면역방어능력

당신의 면역방어능력은 양호합니까?

잘 읽어 보시고 해당되는 번호에 ◯표 하십시오

거의 모든 감염성 질환이나 악성종양 등은
면역기능저하가 먼저 발생한 다음에 성립되는 것입니다.
아래의 설문을 잘 읽으시고 자신의 면역기능상태를
자가진단해 보십시오.

1. 최근 여기저기에 자주 염증이 발생합니까?

3 예   1 가끔 그렇습니다   0 아니오

2. 자주 피곤하십니까?

3 예   1 조금 피곤합니다   0 아니오

3. 늦게 자고 늦게 일어납니까?

3 예   1 조금 늦습니다   0 아니오

4. 때때로 끼니를 거르는 일이 있습니까?

3 예   1 아주 가끔 있습니다   0 아니오

5. 물을 적게 마십니까?

3 예   1 다소 적게 마십니다   0 아니오

6. 평소 스트레스가 많습니까?

3 예   1 조금 있습니다   0 아니오

7. 이가 자주 아픕니까?

  3 예   **1** 가끔 아픕니다   **0** 아니오

8. 감기에 자주 걸립니까?

  3 예   **1** 가끔 걸립니다   **0** 아니오

9. 뱃속이 불편한 경우가 많습니까?

  3 예   **1** 아주 가끔 있습니다   **0** 아니오

10. 설사가 자주 있습니까?

  3 예   **1** 아주 가끔 있습니다   **0** 아니오

11. 늘 불안합니까?

  3 예   **1** 가끔 불안합니다   **0** 아니오

12. 수면시간이 부족합니까?

  3 예   **1** 부족한 편입니다   **0** 아니오

13. 체중이 너무 무겁거나 부족합니까?

  3 예   **1** 조금 그렇습니다   **0** 아니오

14. 자주 어지럼증이 생깁니까?

  3 예   **1** 조금 있습니다   **0** 아니오

15. 다이어트에 신경을 쓰고 있습니까?

  3 예   **1** 조금 신경씁니다   **0** 아니오

16. 추위를 자주 느낍니까?

3 예   1 가끔 느낍니다   0 아니오

17. 피부와 머리카락이 거칠어졌습니까?

3 예   1 조금 그렇습니다   0 아니오

18. 담배를 피우십니까?

3 예   1 아주 가끔 피웁니다   0 아니오

19. 술을 마십니까?

3 예   1 아주 가끔 마십니다   0 아니오

20. 약을 자주 먹습니까?

3 예   1 가끔 먹습니다   0 아니오

21. 맛이 진한 음식을 좋아합니까?

3 예   1 조금 좋아합니다   0 아니오

22. 평소 운동량이 부족합니까?

3 예   1 조금 부족한 편입니다   0 아니오

23. 최근 만성질환을 앓은 적이 있습니까?

3 예   1 잘 모르겠습니다   0 아니오

24. 목이 자주 아프거나 가래가 많습니까?

3 예   1 가끔 아픕니다   0 아니오

25. 입술 주위에 수포가 생깁니까?

3 예   1 드물게 생깁니다   0 아니오

26. 반복적인 두통이 있습니까?

3 예   1 가끔 있습니다   0 아니오

27. 불면증이 있습니까?

3 예   1 가끔 있습니다   0 아니오

28. 아무리 잠을 자도 또 졸립니까?

3 예   1 가끔 졸립니다   0 아니오

29. 체온이 오르락내리락 합니까?

3 예   1 가끔 그렇습니다   0 아니오

30. 기온 변화에 잘 적응하지 못합니까?

3 예   1 그런 편입니다   0 아니오

31. 때때로 열이 나며, 입안이 허는 경우가 있습니까?

3 예   1 가끔 있습니다   0 아니오

32. 관절통이 있습니까?

3 예   1 가끔 있습니다   0 아니오

33. 가족 중에 만성질환이나 암에 걸린 사람이 있습니까?

3 예   1 잘 모르겠습니다   0 아니오

＊＊＊ 잘 읽어 보셨습니까? ＊＊＊
해당되는 번호를 전부 더해 보십시오.

0~30점	면역기능이 매우 좋아서 신체의 자율조절 능력이 우수합니다.
31~60점	생활습관을 개선하여 면역기능을 강화시킬 필요가 있습니다.
61~80점	면역기능이 좋지 않습니다. 경미한 스트레스에서도 감염성 질환이나 암에 걸릴 수 있습니다.
81점 이상	면역기능이 매우 불량합니다. 이미 만성질환이나 성인병 또는 암의 소인이 발생되어 있을 수도 있습니다. 전문의의 진찰을 요합니다.

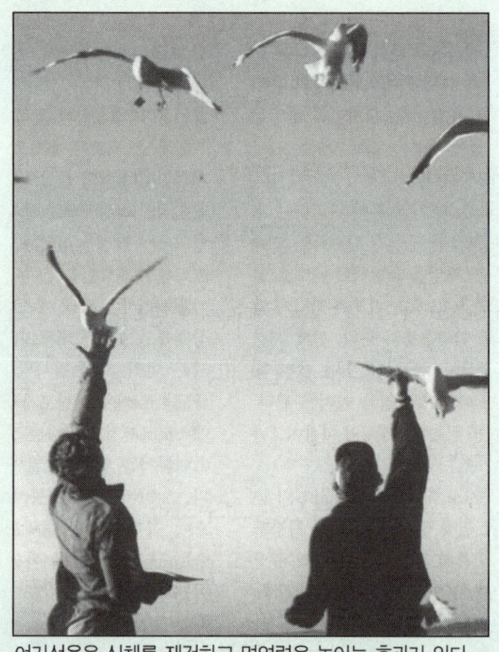

여가선용은 신체를 재건하고 면역력을 높이는 효과가 있다.

체크항목! 면역기능과 감염질환

　인체내에 발생되는 대부분의 질병들, 특히 바이러스 감염성 질환이나 세균감염성 질환 또는 곰팡이 등의 감염은 한결같이 면역기능이 약화된 경우에만 발병하는 것입니다. 면역기능이 튼튼한 사람은 병균이 들어와도 곧 방어해서 병에 걸리지 않게 되거나, 아예 처음부터 병균이 들어오지 못하도록 막아냅니다.

　우리가 가장 무서워하는 암 역시 면역기능이 좋은 사람에게는 발생할 수 없는 질환입니다. 면역기능이란 규칙적인 생활과 낙천적인 생활태도로 잘 먹고 잘 자는 사람이라면 강해지고, 무절제한 생활로 인체의 자율조절리듬을 깨버리는 사람이라면 약해지는 법입니다.

　특별한 원인이나 병명도 없이 막연한 불쾌감이 계속되는 경우에는 면역기능의 저하를 확인해 볼 필요성이 있습니다. 면역이란 한 국가의 국력과 같은 것이어서 얼른 파악하기 어려운 대상입니다. 면역기능의 변동상황은 CT나 MRI 또는 다른 거창한 기계로 진단될 수 있는 것이 아니고, 오직 정밀한 혈액분석검사로만 파악할 수 있는 것입니다.

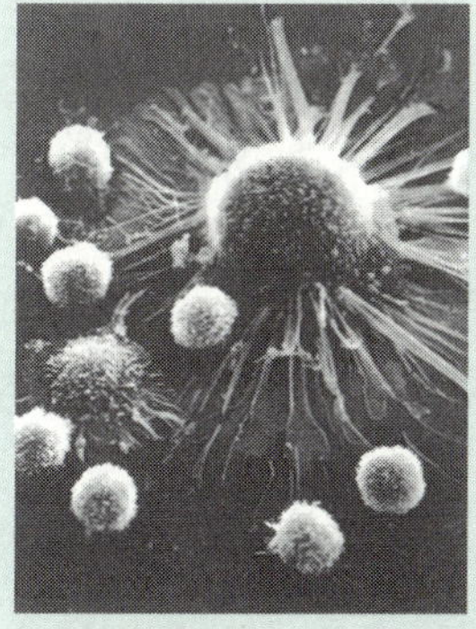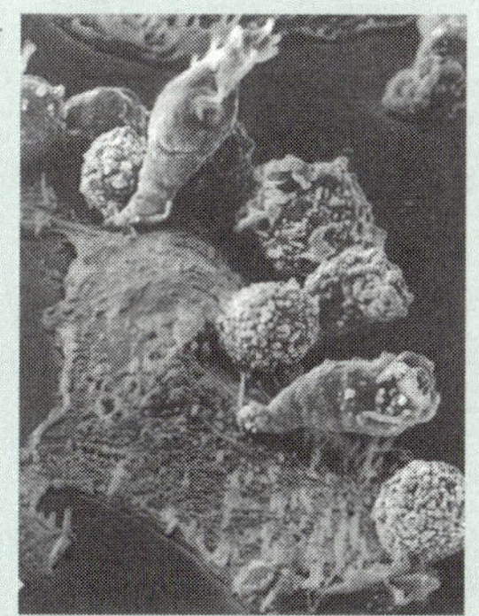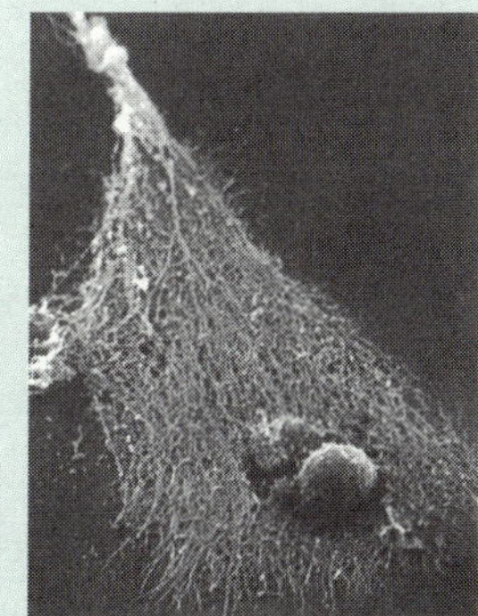

암세포와 장렬하게 싸우는 T임파구의 모습

중풍

중풍에 걸릴까 두렵습니까?

잘 읽어 보시고 해당되는 번호에 ○표 하십시오

중풍은 뇌에 혈액을 공급하는 혈관이 파열되거나
막혀서 발생하는 질환으로 대표적인 성인병입니다.
아래의 설문을 잘 읽으시고 자신의 뇌혈관상태를
자가진단해 보십시오.

1. 기름진 음식을 좋아하십니까?

   3 예　　　　　**1** 조금 좋아합니다　　　　　**0** 아니오

2. 비만 또는 과체중에 속합니까?

   3 예　　　　　**1** 잘 모르겠습니다　　　　　**0** 아니오

3. 고혈압 경험이 있습니까?

   3 예　　　　　**1** 잘 모르겠습니다　　　　　**0** 아니오

4. 현기증이 있습니까?

   3 예　　　　　**1** 조금 있습니다　　　　　**0** 아니오

5. 이명(耳鳴)현상(귀울림)이 있습니까?

   3 예　　　　　**1** 조금 있습니다　　　　　**0** 아니오

6. 얼굴 근육이나 손발 근육이 떨립니까?

   3 예　　　　　**1** 가끔 떨립니다　　　　　**0** 아니오

7. 자주 머리가 아프십니까?

3 예 　　　　1 가끔 아픕니다 　　　　0 아니오

8. 눈이나 귀가 아픈 적이 있습니까?

3 예 　　　　1 가끔 있습니다 　　　　0 아니오

9. 자주 편두통이 있습니까?

3 예 　　　　1 조금 있습니다 　　　　0 아니오

10. 얼굴이나 신체의 양쪽 감각을 서로 다르게 느낀 적이 있습니까?

3 예 　　　　1 가끔 있습니다 　　　　0 아니오

11. 기억력 감퇴가 현저합니까?

3 예 　　　　1 조금 그렇습니다 　　　　0 아니오

12. 손발 근육에 운동장애를 느낍니까?

3 예 　　　　1 조금 느낍니다 　　　　0 아니오

13. 얼굴 표정이 본인의 의도와 다르게 보여진 경험이 있습니까?

3 예 　　　　1 가끔 있습니다 　　　　0 아니오

14. 당뇨병이나 다른 성인병에 걸린 적이 있습니까?

3 예 　　　　1 잘 모르겠습니다 　　　　0 아니오

15. 사고로 머리를 다친 적이 있습니까?

3 예 　　　　1 잘 모르겠습니다 　　　　0 아니오

16. 채소와 과일 섭취가 적다고 생각합니까?

| 3 예 | 1 조금 적습니다 | 0 아니오 |

17. 술을 자주 마십니까?

| 3 예 | 1 조금 마십니다 | 0 아니오 |

18. 담배를 피우십니까?

| 3 예 | 1 조금 피웁니다 | 0 아니오 |

19. 자주 우울하거나 심란합니까?

| 3 예 | 1 가끔 그렇습니다 | 0 아니오 |

20. 평소 운동량이 부족합니까?

| 3 예 | 1 다소 부족합니다 | 0 아니오 |

21. 몸이 무겁다고 느껴집니까?

| 3 예 | 1 조금 그렇습니다 | 0 아니오 |

22. 걸음걸이가 빠르지 못하고 일직선으로 걷기가 어렵습니까?

| 3 예 | 1 조금 그렇습니다 | 0 아니오 |

23. 내분비계통 질환의 경험이 있습니까?

| 3 예 | 1 잘 모르겠습니다 | 0 아니오 |

24. 약물 부작용의 경험이 많습니까?

| 3 예 | 1 조금 있습니다 | 0 아니오 |

25. 심장질환이나 고지혈증이 있습니까?

| 3 예 | 1 조금 있습니다 | 0 아니오 |

26. 코를 골면서 잡니까?

| 3 예 | 1 조금 곱니다 | 0 아니오 |

27. 통풍 증상을 느낀 적이 있습니까?

| 3 예 | 1 조금 있습니다 | 0 아니오 |

28. 전화나 문소리에도 가슴이 철렁하고 심장이 뜁니까?

| 3 예 | 1 가끔 그렇습니다 | 0 아니오 |

29. 평소 수분 섭취량이 적습니까?

| 3 예 | 1 조금 적습니다 | 0 아니오 |

30. 쉽게 흥분하거나 조급한 편입니까?

| 3 예 | 1 잘 모르겠습니다 | 0 아니오 |

31. 더위를 참기 힘들고 땀이 많습니까?

| 3 예 | 1 조금 그렇습니다 | 0 아니오 |

32. 손이 떨려 찻잔을 잡으면 찻잔이 흔들립니까?

| 3 예 | 1 조금 그렇습니다 | 0 아니오 |

33. 머리 속이 욱신거린다고 느낍니까?

| 3 예 | 1 가끔 느낍니다 | 0 아니오 |

34. 가족 중 다른 성인병이나 암에 걸린 분이 계십니까?

| 3 예 | 1 잘 모르겠습니다 | 0 아니오 |

35. 가족 중 뇌혈관 장애로 사망한 분이 계십니까?

| 3 예 | 1 잘 모르겠습니다 | 0 아니오 |

＊ ＊ ＊ 잘 읽어 보셨습니까? ＊ ＊ ＊
해당되는 번호를 전부 더해 보십시오.

0~39점	중풍에 걸릴 가능성이 거의 없습니다. 즐겁게 지내세요
40~59점	혈액순환에 이상이 발생할 수 있는 소질이 있습니다. 생활을 개선하려고 노력하십시오
60~80점	중풍에 걸릴 위험성이 매우 높습니다. 생활 패턴을 바꾸고 전문의와 상담하십시오.
81점 이상	현재 뇌혈관 장애에 걸려 있을 가능성이 매우 높습니다. 정밀한 검사를 통해 그 정도를 확인하고 장기적인 치료 계획이 필요합니다.

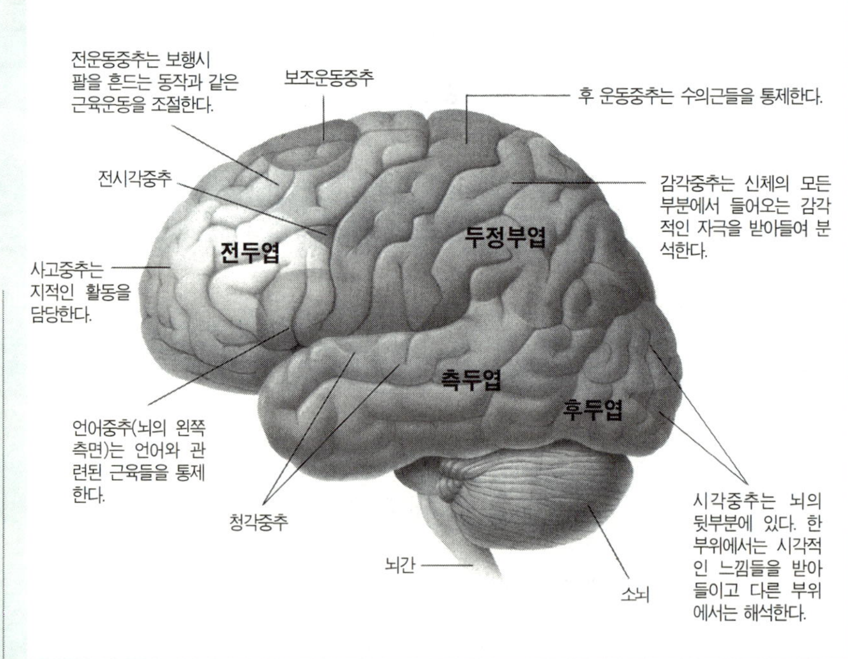

뇌혈관장애는 암, 심장병과 함께 3대 사망 원인에 속합니다. 이것은 고혈압을 비롯해 고지혈증 비만증 당뇨병 과음 과식 흡연 및 심장병 등이 원인입니다. 그러므로 이런 것만 멀리하면 중풍 발생 가능성을 현저히 줄일 수 있습니다.

☞참고하세요!

뇌의 기능분화

뇌의 두개로 갈라진 반구들은 크기가 서로 다를 뿐만 아니라 각각 다소 다른 형태와 현저한 기능상 차이를 보입니다. 무엇보다도 우반구는 신체의 왼쪽을 통제하고, 좌반구는 신체의 오른쪽을 지배합니다.

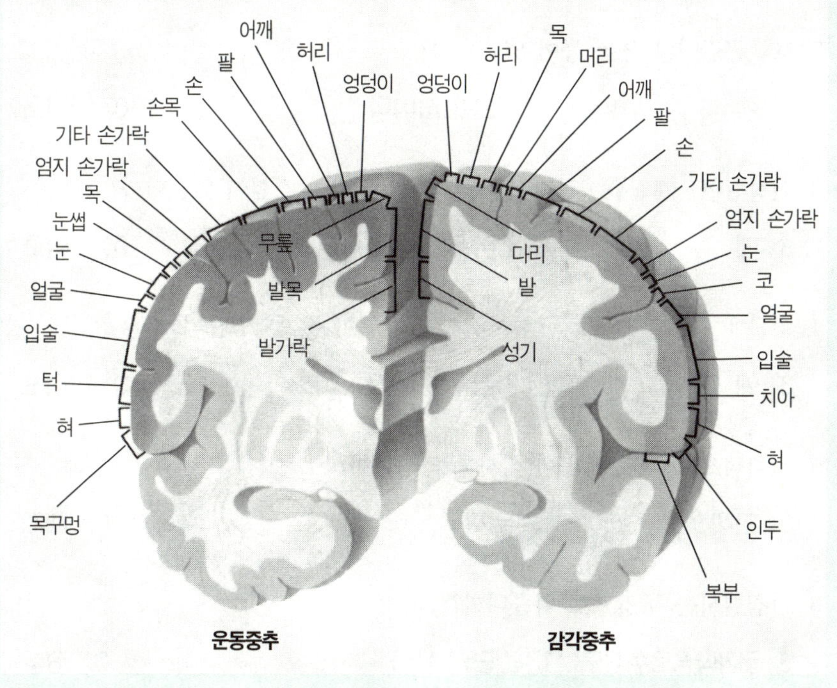

심장병·동맥경화·협심증 | 심장병이 두렵습니까?

잘 읽어 보시고 해당되는 번호에 ○표 하십시오

심혈관 질환은 심인적인 요인과 신체적인 이상이
동반될 때에 나타납니다.

1. 가슴이 조여드는 느낌, 압박감, 쥐어 짜는 듯한 느낌이 있습니까?

| 3 예 | 1 가끔 있습니다 | 0 아니오 |

2. 호흡곤란이나 흉통 등이 있습니까?

| 3 예 | 1 가끔 있습니다 | 0 아니오 |

3. 신장질환·폐질환·간장질환·내분비 질환의 경험이 있습니까?

| 3 예 | 1 조금 있습니다 | 0 아니오 |

4. 최근에 공포나 분노·근심·긴장상태 등이 증가되었습니까?

| 3 예 | 1 가끔 있습니다 | 0 아니오 |

5. 원칙적으로 하루에 몇끼 식사를 하십니까?

| 3 한끼 | 1 두끼 | 0 세끼 |

6. 아침식사는 무엇으로 먹습니까?

| 3 굶거나 음료수 정도 | 1 간단한 식사 | 0 정식 |

7. 과일을 많이 먹습니까?

| 3 아니오 | 1 가끔 먹습니다 | 0 예 |

8. 튀김이나 기름기 음식을 좋아하십니까?

| 3 예 | 1 가끔 먹습니다 | 0 아니오 |

9. 생선을 많이 먹습니까?

| 3 아니오 | 1 가끔 먹습니다 | 0 예 |

10. 커피나 홍차 등 기호 식품을 즐깁니까?

| 3 예 | 1 가끔 합니다 | 0 아니오 |

11. 술, 담배를 자주 하십니까?

| 3 두가지 모두 합니다 | 1 한가지만 가끔 합니다 | 0 아니오 |

12. 음식 섭취량이 많다고 생각하십니까?

| 3 예 | 1 많이 먹는 편입니다 | 0 아니오 |

13. 버터나 마아가린 · 소세지 · 베이컨을 좋아합니까?

| 3 예 | 1 가끔 먹습니다 | 0 아니오 |

14. 직장 생활 환경에 만족하십니까?

| 3 불만이 많다 | 1 다소 불만이다 | 0 불만이 적다 |

15. 출퇴근 시간이 오래 걸리거나 힘듭니까?

| 3 예 | 1 다소 힘듭니다 | 0 아니오 |

16. 가정생활에 만족하십니까?

   3 혼자 살거나 또는 갈등이 있다   **1** 보통이다   **0** 원만하다

17. 부부관계가 원만합니까?

   3 혼자 살거나 또는 갈등이 있다   **1** 보통이다   **0** 원만하다

18. 자녀들이나 직장동료들과의 관계가 원만합니까?

   3 자녀가 없거나 불만이 많다   **1** 다소 불만   **0** 불만이 적다

19. 규칙적으로 운동하십니까?

   3 지나치게 운동함   **1** 가끔   **0** 규칙적으로 함

20. 사람 만나는 것을 좋아합니까?

   3 대인관계가 싫다   **1** 형편에 따라 다르다   **0** 사람을 만나서 즐겁다

21. 최근에 가정이나 직장에 우울한 사건이 있었습니까?

   3 예   **1** 조금 있었다   **0** 아니오

22. 최근에 인간관계나 사업상 후회나 원한이 있습니까?

   3 예   **1** 조금 있었다   **0** 아니오

23. 당신 자신을 좋아합니까?

   3 아니오   **1** 잘 모르겠다   **0** 예

24. 쉽게 흥분하여 감정에 기복이 있습니까?

   3 예   **1** 가끔 있다   **0** 아니오

25. 조그마한 실수에 자책하거나 자신의 무능에 화가 납니까?

| 3 예 | 1 그렇다 | 0 아니오 |

26. 스포츠 게임이나 일처리에 공격적입니까?

| 3 예 | 1 가끔 그렇다 | 0 아니오 |

27. 빨리 걷고, 빨리 먹고, 빨리 일하고, 빨리 화가 납니까?

| 3 예 | 1 가끔 그렇다 | 0 아니오 |

28. 혈압이 높거나 변화가 심합니까?

| 3 예 | 1 조금 높다 | 0 아니오 |

29. 비만입니까?

| 3 예 | 1 조금 비만입니다 | 0 아니오 |

30. 진통제나 호르몬제 등을 복용합니까?

| 3 예 | 1 먹은 적이 있다 | 0 아니오 |

31. 부정맥이나 가슴 두근거림이 빈번합니까?

| 3 예 | 1 조금 그런 편입니다 | 0 아니오 |

32. 가족 중 성인병으로 고생하신 분이 있습니까?

| 3 예 | 1 가끔 있습니다 | 0 아니오 |

33. 가족 중 심장질환이 있습니까?

| 3 예 | 1 잘 모르겠습니다 | 0 아니오 |

＊ ＊ ＊ 잘 읽어 보셨습니까? ＊ ＊ ＊
해당되는 번호를 전부 더해 보십시오.

0~40점	심장병의 위험이 거의 없습니다.
41~60점	즐거운 생활습관을 유지하도록 노력하십시오 심장병이나 동맥경화가 발생될 수 있습니다.
61~85점	이미 동맥경화나 협심증이 준비되어 있을 수 있습니다. 전문의와 상담을 요합니다.
86점 이상	현재 심장질환, 동맥경화, 고혈압, 심부전증, 협심증 등 심혈관 질환 이 있을 가능성이 매우 높습니다. 정밀 검사를 요합니다.

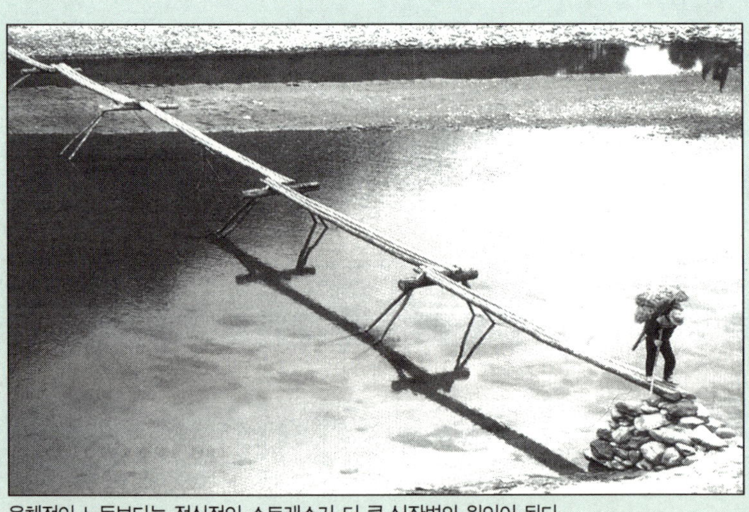

육체적인 노동보다는 정신적인 스트레스가 더 큰 심장병의 원인이 된다.

 심장병 · 협심증 · 부정맥

　심장은 인체를 살아 있도록 유지하는데 가장 큰 힘을 발휘하고 있는 중요한 기관으로서 자동차의 엔진에 해당됩니다. 심장질환은 관상동맥의 죽상변화와 심근혈류량 감소 · 고지혈증 · 신장기능장애 · 염기 및 수분의 울혈상태 · 혈액량 감소 등이 원인으로 작용하지만, 공포 분노 근심 긴장 비탄 우울증 등 정서적인 변화에 의하여 크게 좌우되며, 불규칙적인 식습관 · 수면습관과 술 · 담배 · 기호식품 등으로 인한 심혈관 기능장애가 그 원인이 될 수도 있습니다.

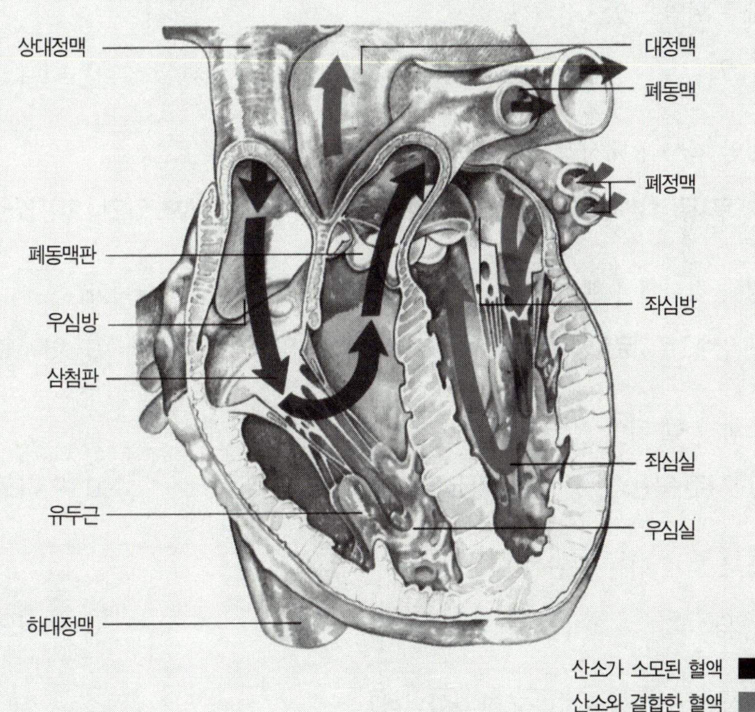

심장

위암

위암이 두려우십니까?

잘 읽어 보시고 해당되는 번호에 ○표 하십시오

위암은 식습관과 가장 밀접한 관계를 가지고 있습니다.
잘 읽어보시고 스스로 위암에
가까이 가는 일이 없는가를 살펴보세요.

1. 자주 위염을 앓으십니까?

3 예　　　　　1 가끔 있습니다　　　　　0 아니오

2. 위암 검사나 내시경 검사를 받아본 적이 있습니까?

3 무서워서 받지 못함　　1 증상이 없어 받지 않음　　0 받아보았으나 이상 없음

3. 병원 검사에서 헬리코박터 파일로리 세균이 있다고 하였습니까?

3 양성으로 치료요망 상태임　　1 조금 있다고 함　　0 아니오

4. 소화가 안 되어 자주 소화제나 제산제를 복용합니까?

3 자주 복용　　　　　1 가끔 있다　　　　　0 아니오

5. 맵고 짜게 먹는 습관이 있습니까?

3 예　　　　　1 가끔 불규칙　　　　　0 아니오

6. 자신의 성미가 급하다고 생각합니까?

3 예　　　　　1 잘 모르겠다　　　　　0 아니오

7. 식사 습관이 빠르고 뜨겁게 먹습니까?

3 예　　　　　1 형편에 따라 다르다　　　　　0 아니오

8. 폭식이나 불규칙한 식습관이 있습니까?

3 예　　　　　1 가끔 있다　　　　　0 아니오

9. 조미료·식품 첨가제·인스턴트 식품을 즐겨 먹습니까?

3 예　　　　　1 가끔 있다　　　　　0 아니오

10. 불에 구운 음식이나 훈제 식품을 좋아합니까?

3 예　　　　　1 가끔 먹는다　　　　　0 아니오

11. 술이나 담배를 하십니까?

3 많이 한다　　　　　1 형편에 따라 가끔 한다　　　　　0 안 한다

12. 우유나 야채·과일·두부 등을 좋아하십니까?

3 아니오　　　　　1 그저 그렇다　　　　　0 예

13. 매우 바빠서 위장에 신경쓸 틈이 없습니까?

3 너무 바쁘다　　　　　1 보통이다　　　　　0 위장이 편하다

14. 염장식품·안주류·포장식품을 자주 드십니까?

3 예　　　　　1 가끔 먹는다　　　　　0 안 먹는다

15. 자신은 스트레스를 많이 받는다고 생각합니까?

3 예　　　　　1 보통이다　　　　　0 아니오

16. 남은 음식이 처치 곤란해지면 먹어 치우십니까?

   3 자주 먹는 편이다   **1** 때때로 그렇다   **0** 아니오

17. 모든 음식은 냉장고에 넣어 둡니까?

   3 곧 상하지 않을 것이면 그냥 둔다   **1** 형편대로 한다   **0** 예

18. 조금이라도 이상한 음식 · 상한 음식은 절대로 먹지 않습니까?

   3 가끔 먹을 수도 있다   **1** 냄새나 맛에 이상이 없으면 먹는다   **0** 예

19. 음식 먹기 전에 방부제 첨가 여부를 확인합니까?

   3 신경 안쓴다   **1** 가끔 확인한다   **0** 반드시 확인한다

20. 공복에 위가 아프십니까?

   3 자주 아픔   **1** 가끔 아플 때도 있다   **0** 아니오

21. 많이 먹지 않아도 배가 부르십니까?

   3 늘 더부룩하다   **1** 가끔 더부룩하다   **0** 아니오

22. 때때로 설사를 하거나 속이 쓰리십니까?

   3 자주 그렇다   **1** 그럴 때도 있다   **0** 아니오

23. 상복부 복통이나 구토가 있습니까?

   3 자주 그렇다   **1** 가끔 있다   **0** 아니오

24. 체중이 점점 줄어들고 있습니까?

   3 예   **1** 부족한 상태로 늘지 않는다   **0** 변화없거나 늘고 있다

25. 가슴이 자주 쓰리고 아프다고 생각하십니까?

| 3 자주 그렇다 | 1 가끔 그렇다 | 0 아니오 |

26. 식사를 하든 안하든 배가 불편하십니까?

| 3 예 | 1 가끔 불편하다 | 0 아니오 |

27. 피를 토한 적이 있습니까?

| 3 두번 이상 경험이 있다 | 1 한번쯤 기억이 있다 | 0 없다 |

28. 항상 마음이 불편하고, 속상한 일이 많습니까?

| 3 예 | 1 때때로 그렇다 | 0 아니오 |

29. 만성 소화 불량증에 시달리고 계십니까?

| 3 예 | 1 가끔 있다 | 0 아니오 |

30. 목이나 겨드랑이에 임파선이나 덩어리가 만져집니까?

| 3 예 | 1 잘 모르겠다 | 0 아니오 |

31. 오랫동안 약물을 복용한 적이 있습니까?

| 3 예 | 1 조금 그런 편이다 | 0 아니오 |

32. 규칙적인 식사와 생활습관을 갖고 계십니까?

| 3 불규칙 | 1 무관심하다 | 0 규칙적 |

33. 부모와 형제 중 위탈·속병·속앓이 등으로 사망하신 분이 있습니까?

| 3 있다 | 1 먼 친척에 있다 | 0 없다 |

＊＊＊ 잘 읽어 보셨습니까? ＊＊＊
해당되는 번호를 전부 더해 보십시오.

0~29점	위암 가능성이 거의 없습니다.
30~55점	현재의 생활습관을 고치지 않으면 위궤양을 거쳐 위암으로 발전될 소질을 다소 갖고 있는 편입니다
56~84점	이미 위궤양이 있거나 위암에 걸릴 수 있는 단계까지 와 있을 가능성이 매우 높습니다. 생활습관 교정은 물론 가능한 빨리 전문의와 상의하세요
85점 이상	현재 위암에 걸렸을 가능성이 있습니다. 곧 전문의의 정밀 검진이 요구됩니다.

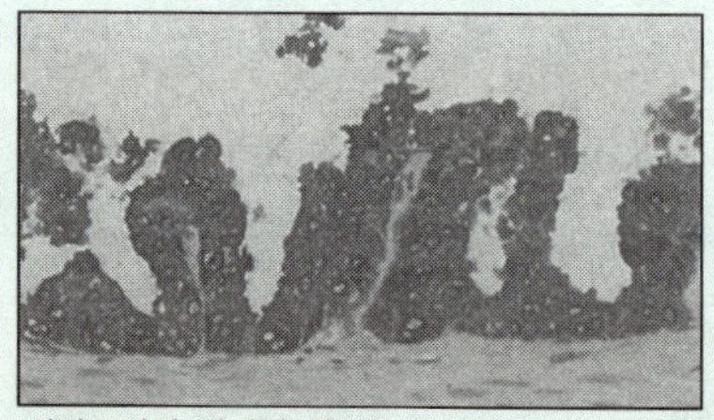

위암조직의 현미경 사진

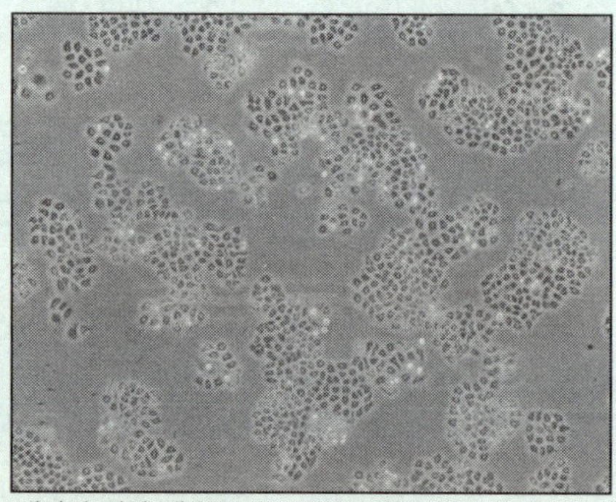

배양된 위암 세포군

우리 나라는 위암 왕국이라고 합니다. 그리고 모두 맵고, 짜고, 뜨겁게 먹는 탓이라고 말합니다. 그러나 사실 이것은 우리들의 다급한 성미와 더 큰 관계가 있는 듯합니다. 그중에서도 식사시간은 초특급으로 처리하고 있습니다. 전혀 먹기 위해 사는 것이 아니고, 오직 살기 위해 먹기 때문입니다. 그저 빨리 먹고, 다른 더 중요한 사건 속으로 얼른 들어가려 하기 때문입니다.

조급한 식사는 자연히 더 자극적이고 더 맵고, 더 짜고, 더 뜨겁고, 더 많은 조미료와 식품첨가제 음식을 먹는 결과를 낳습니다. 이런 것들이 반복되어 위장세포가 변화되고 암세포로의 변이를 부추기는 원인이 되고 있습니다. 최근에는 내시경 검사 없이도 정밀 혈액 검진을 통하여 조기 위암을 진단할 수 있게 되었습니다.

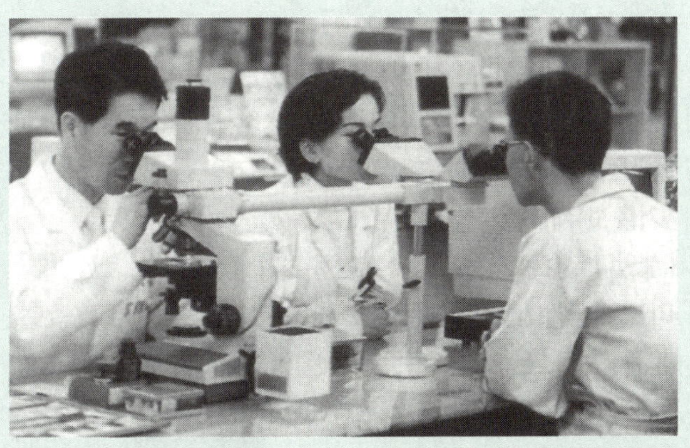

환자와 의사가 채취된 혈액을 현미경으로 들여다보며 각종 질환발생 유무를 분석하고 있다. (서울메디칼랩)

위암은 음식습관에서 온다

식습관과 인간성의 문제

세상 사람들 중에는 혹시 암에 걸리지 않을까 하는 걱정과 공포속에 살아가는 경우가 많다. 그 중에서도 위암은 한국인에게 가장 많은 악성종양으로서 한 해 동안만 해도 이것으로 죽어가는 경우가 수만명에 이르고 있어 가장 큰 걱정거리가 되고 있다. 한국, 일본 등 동아시아인에게는 위암이 가장 많다. 그런데 이들이 미국으로 이민간 후 그 후손들의 위암 발병률은 미국인과 비슷한 정도로 적어진다고 한다. 그렇다면 이러한 이유는 과연 무엇일까?

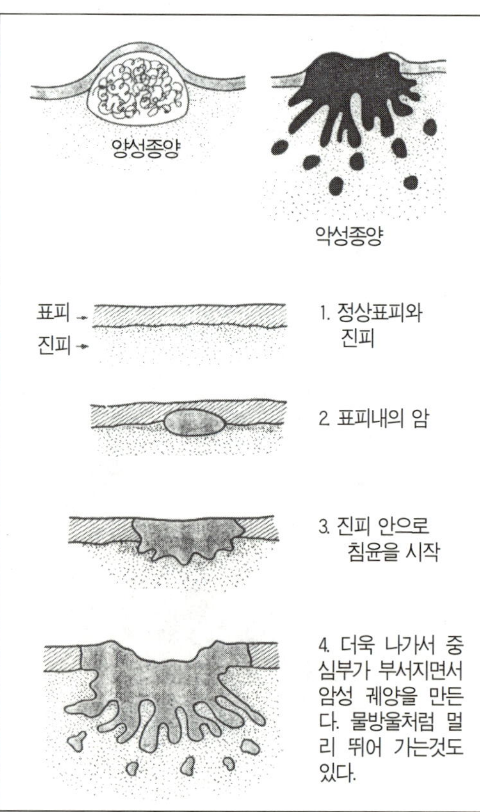

위암에 걸린 사람들의 특징을 보면 대부분 불규칙한 식습관을 갖고 있거나 자극적인 음식과 기호식품 또는 술을 지나치게 마셨던 분들이다. 이런

이하선 (耳下腺)
후두개(喉頭蓋)
구강
설하선 (舌下腺)
식도
악하선 (顎下腺)
십이지장
간장
담낭
위
췌장
상행결장(上行結腸)
공장(空腸)
맹장
횡행결장
회장(回腸)
S상결장
하행결장
직장

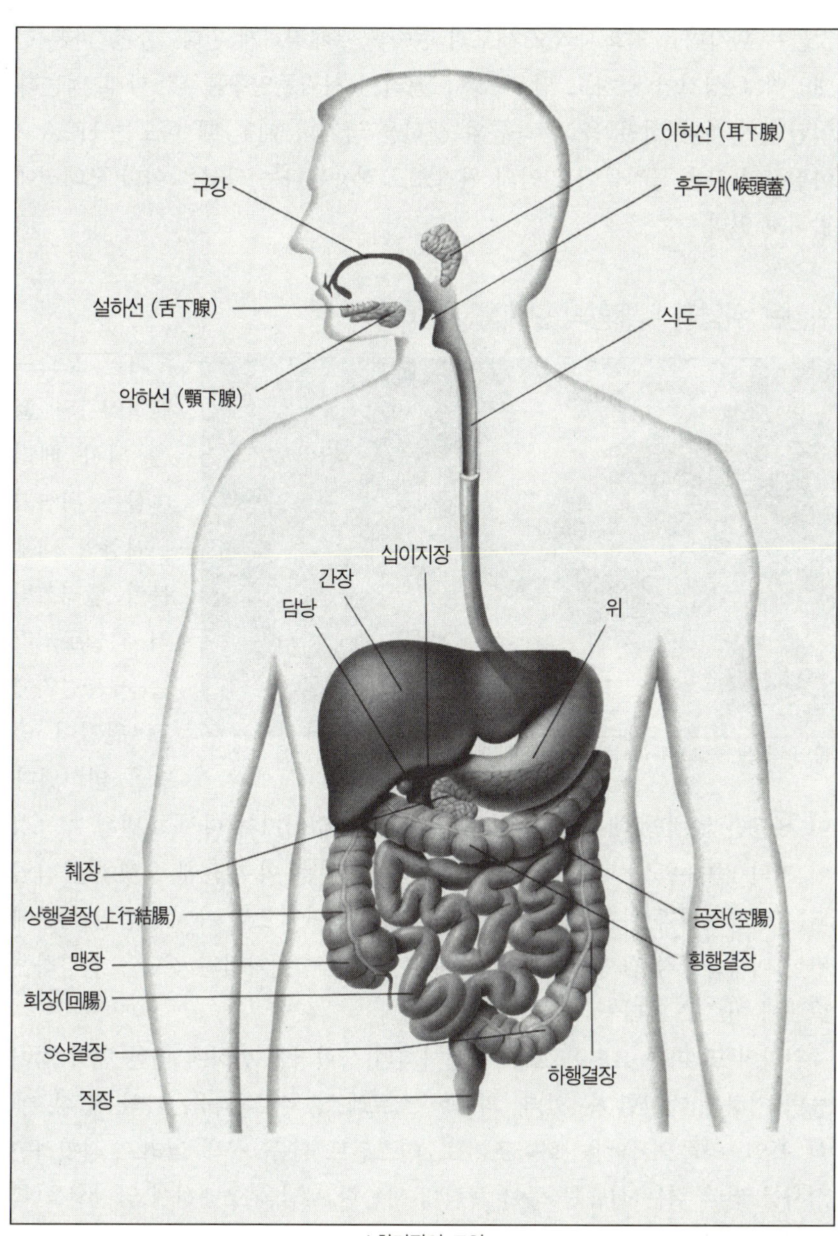

소화기관의 모양

것들은 위장벽을 약화시키고 세포의 변이를 부채질하게 된다. 한편, 바쁜 현대인이나 성질이 급하고 땀을 많이 흘리는 사람들일수록 더 짜게 먹는다. 이런 고염식과 절인 음식, 육류와 생선을 굽거나 태울 때 나오는 HCA나 아질산염 같은 물질들이 위암의 원인으로 작용된다는 사실은 이미 오래전에 밝혀져 있다.

위암은 위염과 위궤양의 단계를 거친다

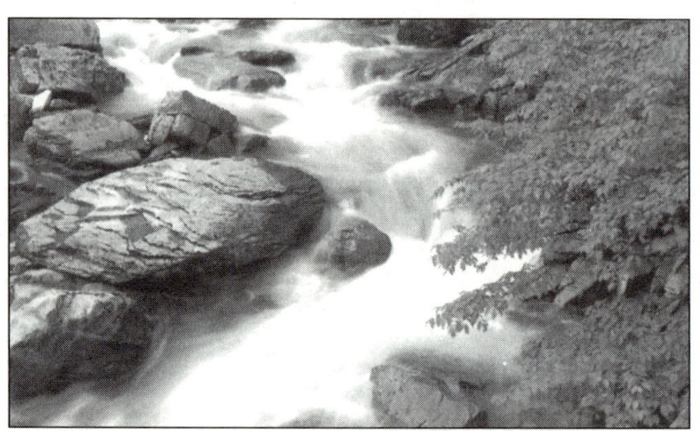

평소에 맑은 물을 자주 마시는 습관은 위암 예방을 위한 좋은 선택이 될 수 있다.

최근 오스트레일리아의 젊은 의사 베리 마살은 위염과 위궤양의 대부분이 헬리코박터 파일로리라는 세균감염에 그 원인이 있음을 밝혀냈다. 이 세균만 없애면 대부분의 위염과 위궤양이 없어지며 다시 재발될 가능성이 거의 없다는 사실이 확인되고 있다. 즉 위암은 이 세균에 오랫동안 감염되는 만성위염과 위궤양은 물론 위암의 조기진단법으로 이 세균감염 여부에 관한 미생물학적 검사와 소량의 혈액을 이용한 혈청학적인 진단을 권장하는 단계에 이르고 있다.

위암의 또 다른 요인은 소위 문명사회의 생활방식 변화에 의한 면역 방어 능력 저하를 지적할 수 있다. 과중한 스트레스, 과로, 과음, 과식, 편식, 매식, 흡연, 약물오·남용, 화학조미료, 인스턴트 식품, 공해 그리고 걸핏하면 식사를 건너 뛰는 식습관 등이 체력에 과중한 부담을 초래하여 암발생을 확산시키고 있다.

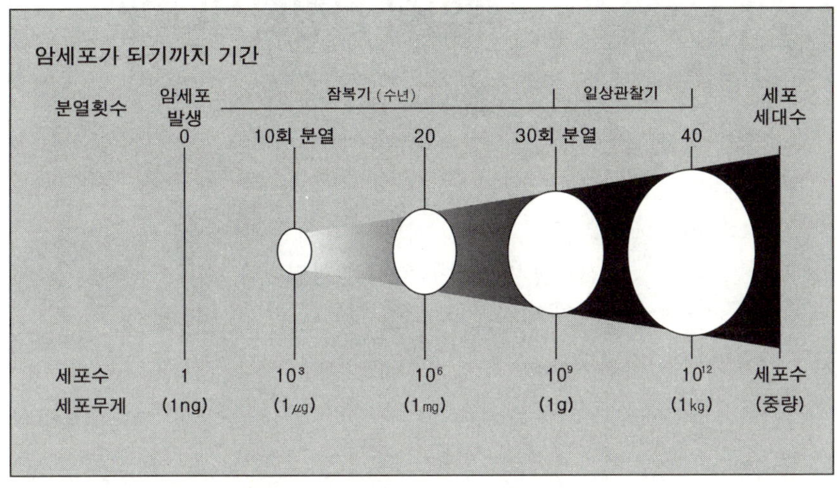

암세포는 암 특유의 물질을 분비한다

옛날에는 위암의 초기증상을 보통 위탈, 속앓이, 속병 등으로 치부하는 시절이 있었다. 처음에는 단순한 소화불량으로 시작되기 때문이다. 그러나 위암이 진행되면 식욕이 감퇴하고 팽만감, 구토증, 중압감, 연하장애 등이 반복된다. 이러한 증상이 계속되면 정기검진을 받는 것이 좋다. 위암은 조영촬영, 점막촬영, 2중조영촬영법 등이 있으며, 좀더 적극적인 방법으로 위내시경검사법이 있다.

그런데 거의 모든 암환자는 정상세포에서는 생성되지 않고 악성종양세포에서만 분비되는 암관련 종양표지항원을 내보내는 특성을 나타낸다. 그러므로 현대의학에서는 소량의 혈액만을 이용하여 이러한 암특유 미량물질을 찾아냄으로써 통증과 부작용이 없는 암의 조기진단을 용이하게 하고 있다. 이제 거의 모든 암은 조기발견만 되면 쉽게 치료되어 전혀 무리없이 자신의 수명을 다할 수 있는 첨단의학시대가 되었다.

폐암

폐암이 걱정되십니까?

잘 읽어 보시고 해당되는 번호에 ○표 하십시오

폐암은 초기 증상이 거의 없기 때문에 쉽게
진단하기 어려운 악성 종양입니다.
폐암 가까이 다가 서고 있지 않은지 알아 보세요.

1. 담배를 피우십니까?

| 3 많이 피운다 | 1 가끔 피운다 | 0 아니오 |

2. 짙은 가래가 자주 나옵니까?

| 3 많이 나옴 | 1 가끔 나온다 | 0 안 나옴 |

3. 가슴이 아프거나 울리는 기침을 자주 하십니까?

| 3 예 | 1 가끔 한다 | 0 아니오 |

4. 폐렴이나 폐결핵을 앓은 적이 있습니까?

| 3 성인이 된 후 앓았다 | 1 어릴 적에 경험이 있다 | 0 아니오 |

5. 대도시에 살고 있습니까?

| 3 예 | 1 중소 도시에 살고 있다 | 0 아니오 |

6. 공장 근처에 살고 있습니까?

| 3 예 | 1 조금 그런 편이다 | 0 아니오 |

7. 매연이나 분진이 많은 곳에서 살고 있습니까?

> 3 예   1 조금 있는 편이다   0 아니오

8. 자동차를 많이 타는 편입니까?

> 3 항상 많이 탄다   1 자주 타는 편이다   0 아니오

9. 자주 가슴이 아프거나 땅기십니까?

> 3 예   1 가끔 그렇다   0 아니오

10. 숨이 차는 일이 많습니까?

> 3 흔히 그렇다   1 조금 있다   0 아니오

11. 자주 운동을 하십니까?

> 3 아니오   1 가끔 한다   0 예

12. 집안에 담배 피우는 사람이 있습니까?

> 3 예   1 실외에서만 피운다   0 아니오

13. 폐디스토마나 다른 기생충을 앓은 적이 있습니까?

> 3 예   1 모르겠다   0 아니오

14. 방사선에 노출될 기회가 많습니까?

> 3 예   1 조금 있는 것 같다   0 거의 없다

15. 석면에 노출된 적이 있습니까?

> 3 예   1 모르겠다   0 아니오

16. 공기 좋은 곳에서 생활하고 있습니까?

| 3 나쁘다 | 1 보통이다 | 0 맑다 |

17. 기침이나 가래에 피가 섞여 나온 적이 있습니까?

| 3 가끔 | 1 한번쯤 기억이 있다 | 0 없다 |

18. 목이나 겨드랑이의 임파선이 자주 붓습니까?

| 3 예 | 1 가끔 붓는다 | 0 아니오 |

19. 늑막염에 걸린 적이 있습니까?

| 3 예 | 1 잘 모르겠다 | 0 아니오 |

20. 가슴 속이나 목에서 자주 그르렁 거리거나 쌕쌕거리는 소리가 납니까?

| 3 예 | 1 가끔 있다 | 0 아니오 |

21. 손끝이 북채처럼 둥글거나 굵게 변했습니까?

| 3 예 | 1 모르겠다 | 0 아니오 |

22. 자주 X-선 촬영을 받아 흉부 상태를 확인합니까?

| 3 거의 없다 | 1 수년전 일이다 | 0 자주 확인한다 |

23. 자주 가래 검사를 받아 본적이 있습니까?

| 3 아니오 | 1 가끔 있다 | 0 자주 그렇다 |

24. 비타민이 부족되고 있다고 생각하십니까?

| 3 예 | 1 부족한 상태로 늘지 않는다 | 0 변화없거나 늘고 있다 |

25. 주로 밀폐된 실내에서 생활합니까?

3 예　　　1 다소 그렇다　　　0 아니오

26. 먼지가 많은 작업 환경에서 일하십니까?

3 예　　　1 다소 그런 편이다　　　0 아니오

27. 원인 모를 체중감소가 있습니까?

3 예　　　1 그런 것 같다　　　0 아니오

28. 원인 모를 미열이 계속됩니까?

3 예　　　1 가끔 그렇다　　　0 아니오

29. 가슴이나 등골이 뻐근해집니까?

3 예　　　1 가끔 그런 것 같다　　　0 아니오

30. 전신이 노곤하고 감기 증상이 계속됩니까?

3 예　　　1 가끔 그렇다　　　0 아니오

31. 조금만 걸어도 가슴이 아프고 숨 쉬기 곤란해집니까?

3 예　　　1 가끔 그럴 때도 있다　　　0 아니오

32. 목이나 겨드랑이, 어깨, 등골이 따끔거리고 쑤십니까?

3 예　　　1 가끔 그렇다　　　0 아니오

33. 가족중에 폐암·후두암·구강암·식도암·췌장암·방광암 등에 걸린 사람이 있었습니까?

3 예　　　1 먼 친척중에 있다　　　0 아니오

＊ ＊ ＊ 잘 읽어 보셨습니까? ＊ ＊ ＊
해당되는 번호를 전부 더해 보십시오.

0~39점	폐암의 가능성이 거의 없는 일과성 증상입니다. 안심하시고 생활습관을 먼저 교정하십시오
40~65점	폐암으로도 이행될 수 있는 가능성을 보이고 있습니다. 자신에게 불리한 항목을 교정하고, 정기검진을 받아 보십시오
66~90점	폐암은 상당히 진행될 때까지도 확진되지 않는 경우가 많습니다. 곧 바로 전문의와 상담해 보세요
91점 이상	현재 폐암에 이미 걸려 있을 가능성이 있습니다. 즉시 정밀 진단을 요하는 경우입니다.

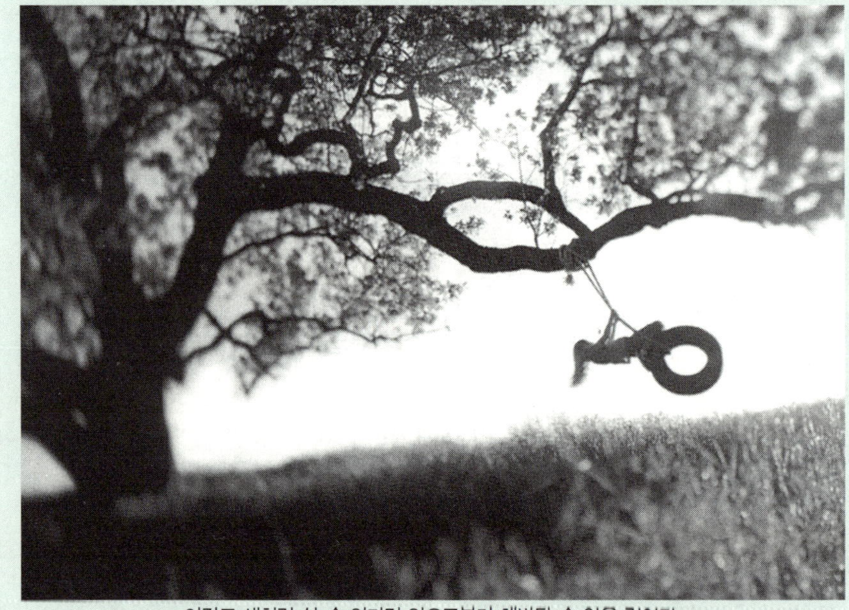

인간도 새처럼 살 수 있다면 암으로부터 해방될 수 있을 것이다.

 나쁜줄 알면서도 자초하는 폐암

폐암이나 다른 암이나 성인병 뿐만 아니라 대부분의 불행이라는 것은 어떤 길이 좋지 않은 선택인 줄 알면서도 그것으로부터 벗어나지 못하는 경우에 발생되어지는 것입니다. 물론 담배 이외에도 폐암 원인은 많습니다. 공해와 오염 공장 폐기 가스·자동차 분진·방사선 노출·석면 가루 등도 폐암의 원인이 되며, 반복되는 폐기관지염 결핵 폐디스토마 역시 폐 기관지 암을 일으킬 수 있습니다.

그러나 담배는 그런 원인들을 모두 합한 것보다 더 힘센 폐암인자일 뿐만 아니라 구강암 후두암 전립선암 방광암 췌장암 식도암 난소암 버거씨병 성기능 장애 발기부전 불임 돌연사 증후군 등의 원인이 되고 있습니다.

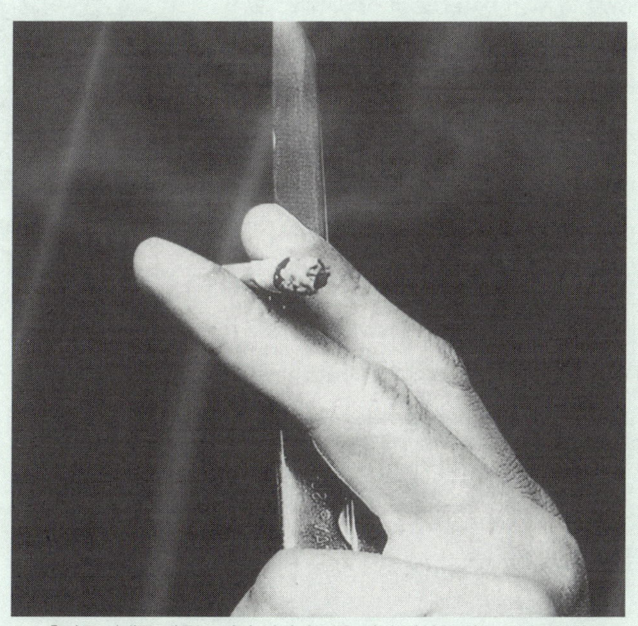

흡연은 담배를 태우는 것이 아니라 결국 자기 자신을 태우는 작업이다.

폐암은 문화인의 병이다

폐가 막히면 살길이 없다

사람은 호흡을 계속해야만 살 수 있는 존재다. 어느 하루라도 밥을 굶고 물을 안 마시고 견딜 수 있을지는 몰라도 어느 한 시간인들 호흡을 끊고 계속 삶을 유지할 수는 없는 노릇이다. 인간이 숨을 쉬는 한 공기와 함께 흡입되는 수 많은 바이러스와 세균 등은 끊임없이 호흡기 질환을 발생시켜 왔다. 그래서 한평생 감기에 한 번도 안 걸려본 사람은 없다. 그리고 감기에 자주 걸리는 사람일수록 폐는 그만큼 더 빨리 나빠진다.

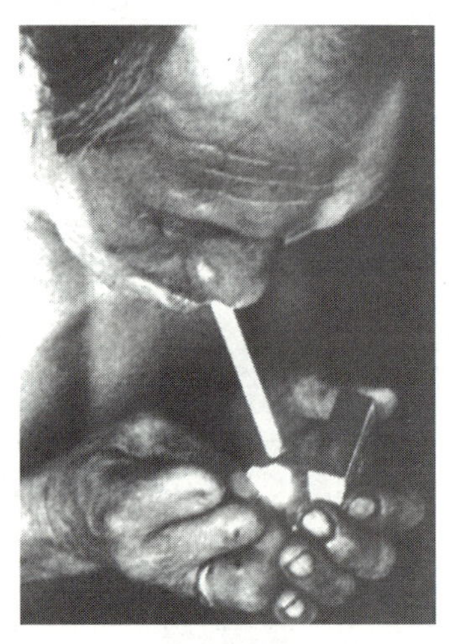

그런데 문명의 발달과 함께 호흡기는 감기나 폐의 감염증 같은 것보다는 훨씬 더 무서운 폐암의 발생이 자꾸만 늘어나고 있다. 19세기까지만 해도 세상에 폐암으로 죽는 사람은 거의 없었다고 한다. 그러나 금세기에 이르러 구미 각국에서부터 늘어나기 시작한 폐암은 선진국 남성암의 1위 자리를 차지하게 되었고, 한국 중년남성에서도 위암, 간암과 더불어 3大암으로서 그 자리를 굳혀가고 있다.

폐암은 나쁜 문화와 공해가 만든다

폐암의 원인은 누구나 다 알고 있는 것처럼 담배가 그 첫째로 군림한다.

매일 1갑씩 10년을 피운 사람은 비흡연인구에 비

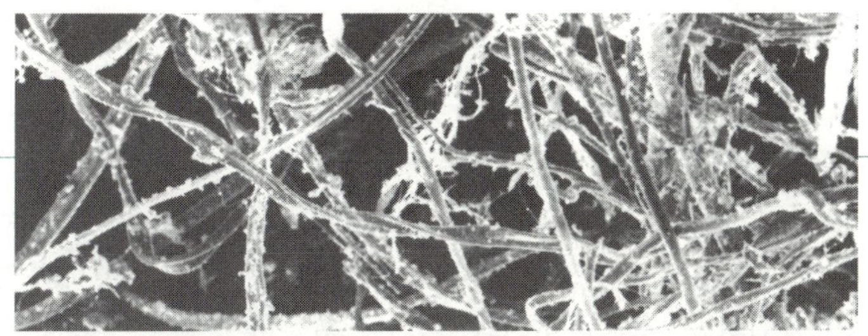

석면(확대된 사진)은 과거에 귀중한 소방단열물질로 간주되었다. 오늘날 우리는 석면이 폐암을 일으킬 수 있다는 것을 안다.

해 10배 이상, 하루 두갑 피운 사람은 거의 20배 정도로 폐암 발생빈도가 높고 담배를 끊고 5년 이상이 지나면 폐암 발생률이 급격히 떨어진다고 한다. 위암이나 간암은 술 담배를 끊고, 위염·간염에도 안 걸려야 되고 규칙적인 식습관을 가져야 예방될 수 있는 것이지만, 폐암은 단지 담배 한 가지만 안 피우면 거의 완벽하게 예방할 수 있는 데도 사람들은 계속 담배를 피워대고 있다.

담배를 10년 또는 20년 동안 연속적으로 피워온 10명 중에 몇 사람은 반드시 폐암에 걸리게 된다. 즉 어느 나라에서의 10년 또는 20년 전의 담배 소모량은 그 나라 현재의 폐암 발생량과 정비례 관계가 성립된다는 연구보고들이 이제는 정설로 인정되고 있다.

담배를 도저히 끊을 수 없는 경우에는 옛날 사람들처럼 장죽을 이용하면 그 위험성을 한층 줄일 수 있다고 한다.

폐암의 또 다른 원인으로는 문명사회의 오염공해와 공장 폐기가스, 자동차 분진, 방사선 노출 및 석면가루 흡입 등으로 인한 폐기관지 세포의 변성을 지적할 수 있다. 이것은 도시화(urbanizatin)와 함께 현대인이라면 남녀노소를 불문하고 불가항력으로 노출되는 현상이 되어가고 있다.

폐기관지염이 없으면 폐암도 없다

폐암은 폐염이나 기관지염이 잦은 경우에 더 흔하다. 그런데 이런 호흡기 염증들은 대부분 통상적인 감기에서부터 유래된다. 그런데 누구는 감기가 유행할 때마다 꼭 걸리게 되는 반면 또 누구는 감기 한 번 안 걸리고 일년을 잘 넘기기도 한다. 즉, 이것은 단순한 세균이나 바이러스 전염을 뜻하는 것이 아니고, 신체가 그것을 받아들일 수 있는 상태를 반영한 것이다. 감기에 걸리는 조건이란 면역기능이 낮아졌고 오장육부의 상호균형 관계가 어긋나 있는 상황을 나타낸 것이다. 그래서 감기는 비염, 편도선염, 인후염, 기관지염으로 뻗어 들어가서 폐염, 기관지 천식, 늑막염, 폐기종 등으로 그 합병증을 유감없이 유발하는 경우도 있다. 이것이 반복되고 만성화 되면 기관지암이나 폐암으로 발전할 가능성을 배제할 수 없으며, 더욱이 이러한 경우의 폐암은 폐렴이나 기관지염과 그 증상이 유사하여 조기에 얼른 감별진단 하기가 매우 어렵다.

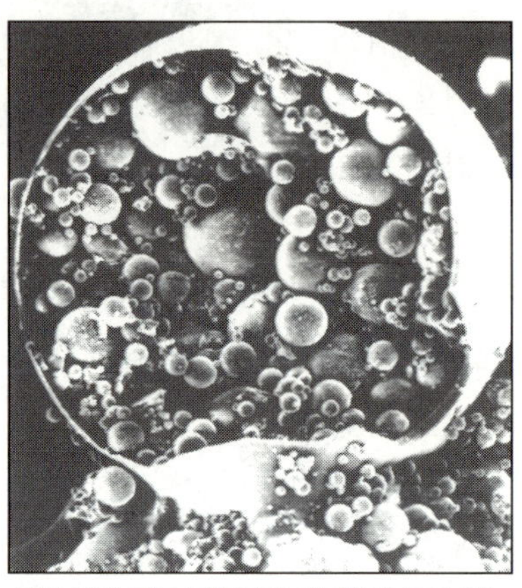

구형 안에 작은 구형들이 신기하게 뭉쳐 있는 날아다니는 재는 굴뚝에서 뿜어져 나온 것이다. 이 흔한 공기 오염물질의 크기는 직경이 0.01cm에 불과하여 숨쉴 때 도시와 산업지대에 사는 주민들의 호흡기에 들어갈 만큼 작다.

폐결핵의 합병증으로 폐암이 올 수 있다

폐결핵은 수년 전 한 때 거의 소멸되는 듯 하였으나 현대인들의 무분별한 약물남용으로 면역기능이 낮아지면서 다시 그 이환율이 높아지고 있다. 그러므로 폐결핵 역시 남들이나 걸리는 병으로 방관하며 지내다가는 돌이킬 수 없는 큰 일을 당하는 경우도 있다. 폐암의 진단은 흔히 방사선 검사로 확인된다. 담배를 즐기는 사람은 정기적인 검사를 요하며, 기관지 내시경 검사나 세포학적 검사를 통하여 더욱 확실한 진단이 가능하다. 폐암은 조기발견하여 치료하면 반드시 완치되어 자신의 수명을 다할 수 있다. 폐암의 자가진단법으로는 객담검사를 꼽을 수 있다. 감기에는 묽은 가래가 나오고, 기관지염은 노란색을 띤다. 폐결핵은 더욱 끈끈하고 짙은 녹황색 가래가 가슴 깊은 곳에서 힘들게 배출된다. 또한 폐암은 다른 암보다도 훨씬 더 잘 전이가 되므로, 흉부는 물론 횡격막이나 임파선, 뇌, 신경계 등에 빨리 퍼져나가서 여러 장기의 이상 증상을 동시에 나타내는 경우도 흔하다.

신체의 방어능력이 문제이다

호흡기에 이상이 있을 때 그것이 감기이든, 폐결핵이든, 폐암이든 간에 결국은 모두 인체 면역기능의 약화가 성립되어야만 질병이 성립되는 것이다. 면역기능의 약화는 불규칙하고 무감각한 생활로 생체의 자율조절 리듬이 상실될 때에 심화되는데, 또 그런 사람들일수록 병원 가기를 꺼려한다. 정상적인 면역방어 능력을 갖추기 위해서는 항상 즐거운 마음을 갖고 낙천적으로 생활하며 규칙적인 습관을 갖는 것이다.

생체리듬과 면역기능이 떨어질 수 있는 환절기에 자신의 건강을 확인해 보고 면역력을 키울 수 있는 방법을 찾아보는 것은 미래를 위한 훌륭한 투자가 될 수 있을 것이다.

암은 조기발견하면 반드시 치료된다

얼마전 일이다. 작가인 K씨가 새파래진 얼굴로 병원에 들어왔다. 오랫동안 목이 쉬어 고생하다가 일년전에 성대낭종 수술을 했었는데 몇 주 전부터 다시 목이 쉬고 기침이 나고 흉통이 생겼다 한다. 그러나 그는 암 같은 것은 생각하고 싶지도 않았고 또한 설마 암까지는 아니겠지 하며, 여기저기서 치료를 받았으나 호전되지 않는다고 불평하였다. 방사선검사가 수상하여 즉시 암표식자검사와 세포학적 검사를 하였더니 그에게는 폐기관지암이 시작된 것으로 나타났다. 곧바로 수술을 권유하였다. 그는 믿을 수 없어서였는지 몇몇 병원을 돌아다니며 확인하였는데 모두 암이 아니라고 했다면서 매우 불쾌하다는 전언이었다. 그 후 몇 주일이 더 지난 다음에 K씨가 M大 병원에서 폐암수술을 받았다는 연락이 왔다. 자신이 암에 걸렸음을 빨리 알게 되어서 천만다행이라 하였다. 그는 이제 삶을 다시 한 번 살게 되었다고 기뻐하며 이 사실을 언젠가는 문학작품화 하겠다고 말해 주었다.

이제 암은 조기에 발견만 하면 쉽게 치료되어, 전혀 무리없이 자신의 수명을 다할 수 있는 첨단의학의 시대가 되었다.

자궁경부암

자궁암 · 자궁경부암이 걱정되십니까?

잘 읽어 보시고 해당되는 번호에 ◯표 하십시오

흔히 자궁경부암을 자궁암이라고도 합니다.
이것은 여자만의 노력이 아닌 부부 서로의 노력으로
예방될 수 있는 것입니다.

1. 냉·대하증이 심하십니까?

3 예	1 조금 있는 편입니다	0 아니오

2. 생리중이 아닌 데도 부정기 출혈이 자주 있습니까?

3 예	1 가끔 그럴 때도 있다	0 아니오

3. 성관계 이후에 피가 비쳐 보입니까?

3 예	1 드물게 그렇다	0 아니오

4. 성기 부분이 자주 가려우십니까?

3 예	1 드물게 가렵다	0 아니오

5. 성기에 수포나 발진이 생겨난 적이 있습니까?

3 예	1 잘 모르겠다	0 아니오

6. 곰팡이나 트리코모나스 감염이 흔합니까?

3 예	1 잘 모르겠다	0 아니오

7. 어린 나이에 성 경험이 있었습니까?

| 3 예 | 1 그런 것 같다 | 0 아니오 |

8. 성병 경험이 자주 있었습니까?

| 3 예 | 1 잘 모르겠다 | 0 아니오 |

9. 난산 횟수가 많았습니까?

| 3 예 | 1 보통이다 | 0 아니오 |

10. 불결한 성 접촉이 있었습니까?

| 3 예 | 1 잘 모르겠다 | 0 아니오 |

11. 이상한 성습관이나 무절제한 성생활이 있었습니까?

| 3 예 | 1 잘 모르겠다 | 0 아니오 |

12. 성 접촉 파트너가 다수입니까?

| 3 예 | 1 그런 것 같다 | 0 아니오 |

13. 위생 관념이나 청결 습관이 좋은 편입니까?

| 3 아니오 | 1 보통이다 | 0 예 |

14. 남편이 다른 여성과의 성관계가 있습니까?

| 3 예 | 1 잘 모르겠다 | 0 아니오 |

15. 소득 수준이 높은 편입니까?

| 3 아니오 | 1 보통이다 | 0 예 |

16. 교육 정도가 높은 편입니까?

3 아니오	1 보통이다	0 예

17. 매일 목욕이나 뒷물을 하는 편입니까?

3 아니오	1 가끔 한다	0 예

18. 성관계 전에 남편의 청결 상태가 양호하다고 생각하십니까?

3 아니오	1 보통이다	0 예

19. 정기적으로 자궁암 검사를 받습니까?

3 아니오	1 오래 전에 받았었다	0 예

20. 약물이나 호르몬제를 사용한 적이 있습니까?

3 예	1 잘 모르겠다	0 아니오

21. 임신 분만 횟수가 6회 이상입니까?

3 예	1 3~5회이다	0 2회 이하

22. 바이러스나 곰팡이, 기생충 감염의 경험이 있습니까?

3 예	1 잘 모르겠다	0 없다

23. 아래가 늘 무겁거나 불편하십니까?

3 자주 그렇다	1 그런 때도 있다	0 아니오

24. 몸이나 내의에서 고약한 냄새가 납니까?

3 예	1 그럴 때도 있다	0 아니오

25. 늘 아랫배가 불편하고 소화 불량증이 있는 듯합니까?

3 예   1 가끔 있다   0 아니오

26. 소변과 대변이 시원치 않고 통증이 있습니까?

3 예   1 가끔 그렇다   0 아니오

27. 원인모를 체중 감소가 있습니까?

3 예   1 잘 모르겠다   0 아니오

28. 전신쇠약·의욕감퇴·부종·보행곤란 등이 있습니까?

3 예   1 가끔 있다   0 없다

29. 생리량이나 자궁 출혈량이 더 많아지고 있습니까?

3 예   1 그런 것 같다   0 아니오

30. 당뇨나 고혈압 등 성인병 증상이 있습니까?

3 예   1 조금 있는 것 같다   0 아니오

31. 뱃 속에 뭔가가 있어서 잡아 당기거나 쏟아지는 느낌이 있습니까?

3 예   1 가끔있다   0 아니오

32. 복강이나 사타구니에 덩어리가 만져집니까?

3 예   1 잘 모르겠다   0 아니오

33. 자궁암·자궁 경부암·난소암 등에 걸린 가족력이 있습니까?

3 예   1 먼 친적 중에 있다   0 없다

0~39점	괜히 자궁암에 걸렸다 고 새파래지는 사람들이 많습니다. 결혼한 여성의 대부분은 다소간에 염증이 있기 마련이며, 가끔 대수롭지 않은 출혈이나 불편감이 생길 수도 있는 것입니다.
40~60점	자궁암은 아니지만 질염이나 자궁 염증이 있을 것이며, 자궁 경부암에 걸릴 수 있는 가능성도 있는 상태이므로 생활개선과 습관 교정을 바라며 정기 검진을 요합니다.
61~85점	자궁암에 걸릴 수 있는 가능성이 매우 높은 편입니다. 자신에게 불리한 조건들을 즉시 개선하고 곧 전문의와 상의하여 상태가 더 악화되지 않도록 치료하십시오
86점 이상	이미 자궁암에 걸려 있을 가능성이 있습니다. 즉시 전문의와 상의 하십시오

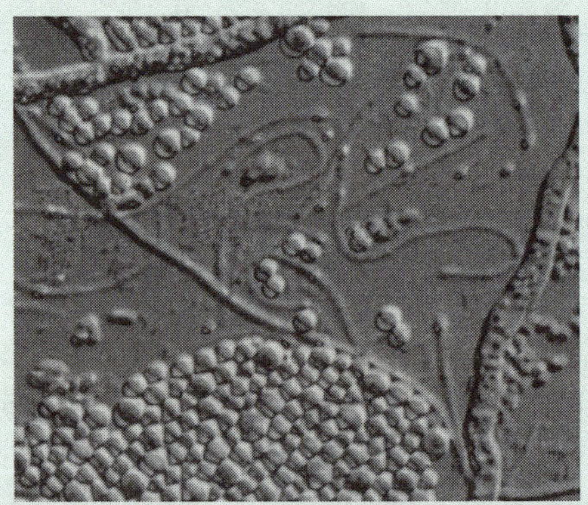

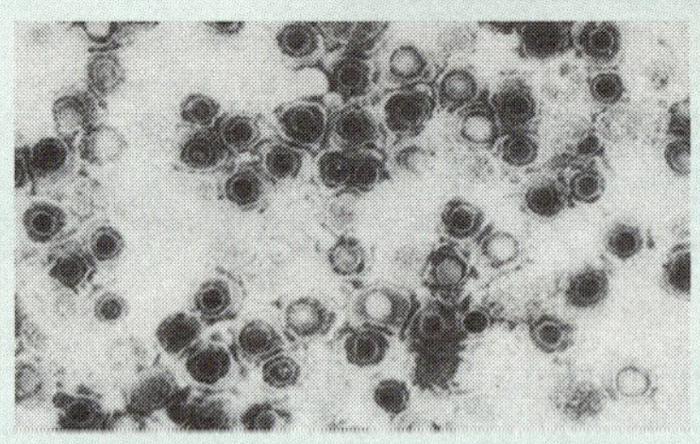

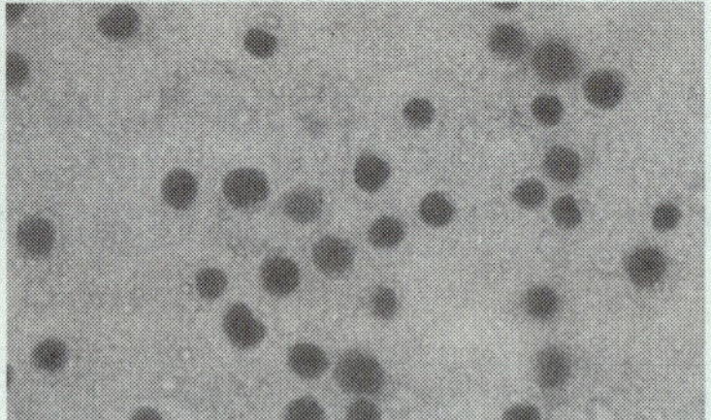

곰팡이, 헤르페스, 클라미디아 등의 반복감염은 자궁암의 원인이 된다.

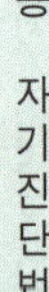

자궁암은 자궁 염증이 잦은 사람에게 찾아옵니다. 자궁염증은 성 접촉과 밀접한 관계가 있습니다. 너무 어린 나이에 성관계를 시작한 사람·성병 경력이 많은 사람·난산횟수가 많은 사람일수록 자궁암 확률이 높아집니다. 불결한 성생활과 이상한 성습관·무절제한 성생활도 그 원인이 됩니다. 성 접촉 파트너가 다수일수록 암에 더 잘 걸릴 것은 당연한 일이며, 위생관념이 낮고, 무지할수록 더 잘 걸리는 것입니다. 문란한 남편보다는 얌전한 남편과 평화롭게 사는 부인이 훨씬 적게 걸립니다. 이것은 모두 염증의 반복이 곧 암에 접근이라는 공식을 증거하는 것들입니다.

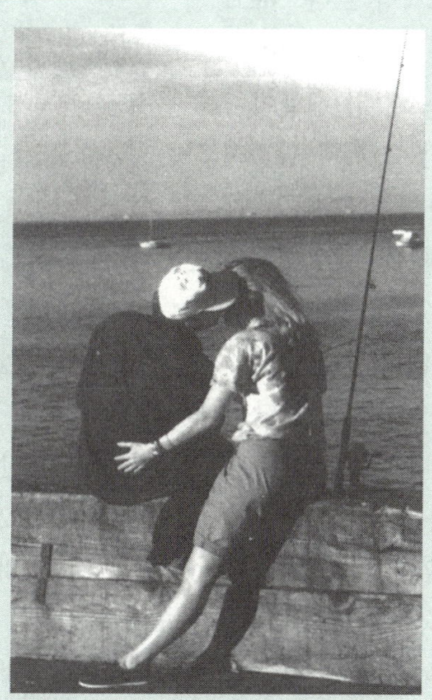

청결하고 건강한 사랑만이 진실로 아름다운 추억이 될 수 있다.

자궁경부암은
삶의 질을 표시한다

암은 무관심한 자에게 더 흔하다

여사장으로 성공한 P씨는 최근 생리가 고르지 않다고 생각되었다.

"폐경이 되려고 그러나 보다" 하고 별로 개의치 않았으나 자꾸 짜증이 나고, 화장실에 갈 때마다 소량의 출혈이 있는 것 같았다. 며칠 동안 "그러다 말겠지"하며 그냥 지내다가 문득 "살만하면 암 걸린다", "몸이 비대해지면 암 걸린다"는 사람들의 표현이 자기를 두고 하는 말 같아서 곧 전문 검진센타를 찾아갔다.

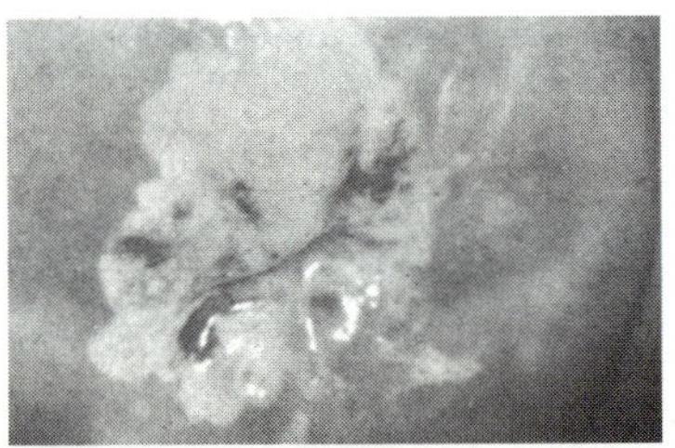

콜포스코피로 본 자궁경부.
암의 부위가 명백히 희게 보인다.

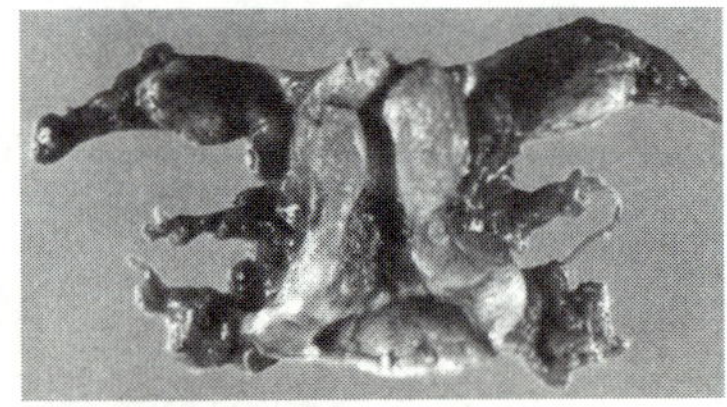

자궁암

P사장은 자궁경부암이라는 진단을 받게 되었고 전문의 선생님이 "치료 가능한 정도"라고 말했지만 마치 사형선고를 받은 것처럼 마음이 무겁고 온 세상이 까맣게 보였다. 우리 나라 여성 암 중에서 자궁경부암이 가장 많은 것은 사실이지만, 의학이 고도로 발달된 오늘의 현실에서 자궁경부암으로 사망하는 여성은 그리 많지 않다.

다만 아무리 발달된 첨단의학이라 하더라도 "그런 것은 남에게나 생기는 일"이라 생각하고 검진에 무관심하며, 자궁암이 생겼는지도 모르고 지내다가 어느날 갑자기 발견되어 신체적, 정신적, 경제적으로 크게 타격을 받게

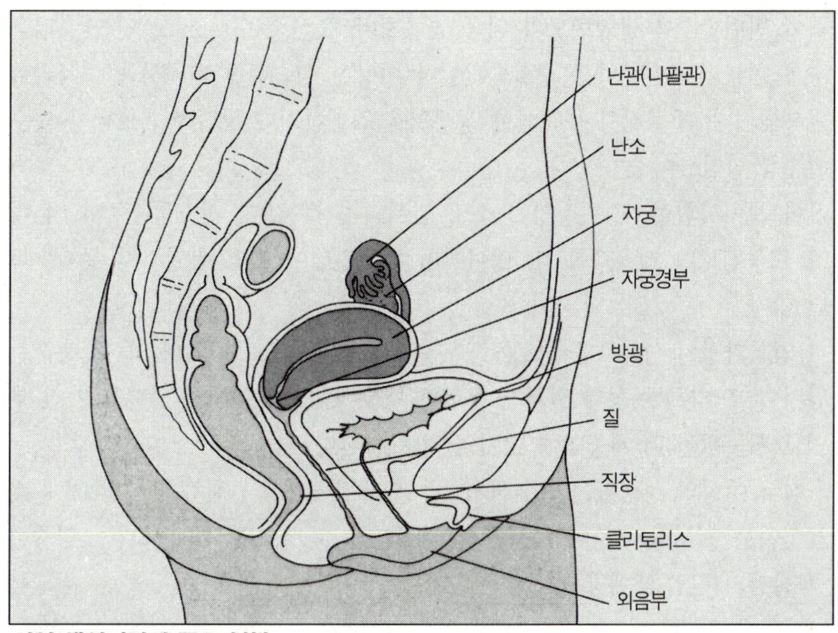

여성 생식기관의 주요 부분

남성의 생식기관은 수정할 때만 중요한 역할을 하는 데 비해 여성의 생식기관은 수정뿐만 아니라 출산을 위한 태아의 발육, 출산 후 유아의 영양공급과 같은 긴요한 기능을 한다. 여성의 몸 안에서는 새로운 생명이 자라며 질, 자궁 또는 나팔관, 난소 등 주요한 생식기관은 남자처럼 인체의 외부가 아니라 내부에 들어 있다. 그러나 여성 생식기의 부대기관인 유선과 외음부는 외부에 나와 있다. 외음부는 소전정선과 요도구 주변의 부요도선의 분비물로 적셔져 있다. 이런 분비물이 내의를 더럽히기는 하지만 그것은 정상적이며 악취나 불쾌감을 주지 않으므로 감염에 의해 생기는 분비물과 구별될 수 있다. 질은 그 안에서 정상적으로 서식하고 있는 유용한 박테리아의 활동으로 위생적인 환경을 유지할 수 있다. 이런 박테리아는 질내의 점액을 산성화시켜서 해로운 미생물의 성장을 억제한다.

된다는 사실이 참으로 안타까운 일이다.

항상 깨끗하면 자궁암이 없다

자궁경부암 역시 아직 정확한 발암인자를 확실하게 지적하기는 어려우나, 이것이 성접촉과 밀접한 관계가 있다는 사실은 이미 확인된 이론이다. 즉, 성관계를 어린나이에 일찍 시작한 사람일수록 더욱 많이 걸린다. 성병의 경력이 빈번할수록 발암빈도가 더욱 높아지며, 출산 횟수가 많고 난산이 많을수록 확률이 높다. 나쁜 생활습관이나 이상한 성습관에 의해서 만성자극이 반복되거나, 무절제와 무관심한 성생활을 점철하거나 성접촉 파트너가 다수일수록 발암률이 높아진다.

이것은 사회적·경제적인 요소도 관여되는 것 같다. 저소득층에서 더 많고 교육정도가 낮을수록 더 많아지며 위생관념이 적고 청결하지 못할수록 더 많다.

또한 가정이 평화로운 정도에도 관계가 된다는 보고도 있다. 즉, 접촉하는 남성이 또 다른 여성과 관계가 문란한 경우에 그냥 얌전한 남편을 가진 부인보다는 훨씬 더 자궁암에 많이 걸린다고 한다.

결국 여성의 성생활이 불결하거나 비위생적이거나 건전하지 못할 때에 더 높아지는 것이다. 그 이유는 여성 생식기관 및 성기관의 반복되는 염증이 곧 발암의 원인을 제공하기 때문이다.

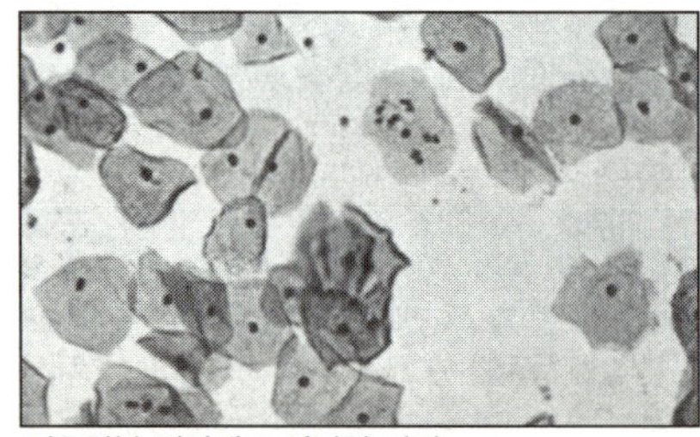

자궁경부 정상세포 현미경 사진

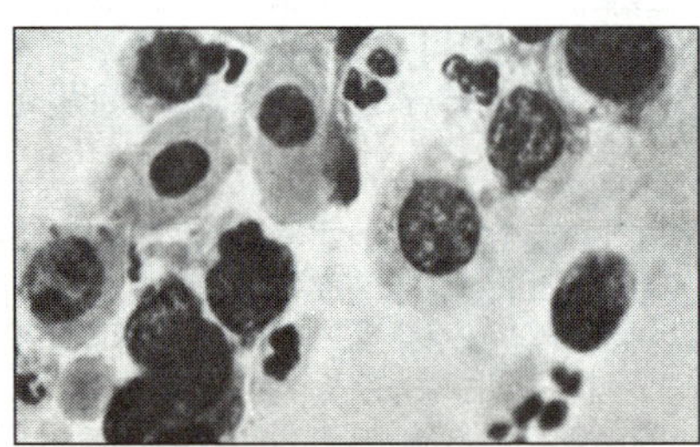

자궁경부 암세포의 현미경 사진

자궁염증이 반복 지속되면 자궁암이 된다

자궁(子宮 utrerus)은 태아의 임신을 목적으로 존재하는 생식기관이며, 질(膣 vagina)은 성접촉을 위한 성기관이다. 자궁은 자궁체부(子宮體部 uterine corpus)와 자궁경부(子宮膣部 uterine cervix)로 나눌 수 있으며, 자궁경부는 질(膣)과 연결되어 있다.

그러므로 자궁경부암은 자궁경부염증은 물론 질의 염증에도 큰 영향을 받게 된다.

여기에는 헤르페스 Ⅱ형 바이러스나 파포바 바이러스, 또는 트리코모나스와 켄디다의 반복적이고 지속적인 감염에 의한 세포

정상세포　이형중　O 기암(상피내암)

자궁경부암의 진행도

변성이 주요한 원인으로 작용하는 것으로 보인다. 자궁경부에 미생물이 감염되어 염증이 생기면 누런색 혹은 적황색의 대하가 나오며 오래되면 악취가 난다. 이 냄새는 매우 특징적이어서 사람들이 곧 이상하게 볼 수 있지만, 정작 암에 걸린 본인은 얼른 알아차리지 못하는 경우가 많다.

성관계 후에 혈성대하나 출혈이 비치는 경우도 흔하다. 이런 것들이 지속된 연후에라야 통증이 생기며, 통증이 발생되기 시작하면 환자는 급격히 쇠약해지며 잦은 출혈이 보이게 된다. 암이 전이되어 요관을 침범하게 되면 요독증 증세가 동반되어 범발적인 전신증상을 나타낼 수 있다.

자궁경부암은 쉽게 진단되고 쉽게 치료된다

최근에는 자궁경부암으로 인한 사망률이 다른 악성 종양으로 인한 것보다 현저히 저하되고 있는 추세에 있다.

그 이유는 첫째로 생활환경이 청결하게 개선되었고, 무엇보다도 개인목욕탕(화장실)의 구비율이 높아졌다는 사실이다.

둘째는 자궁경부암에 대한 관심도가 확산되어 편리한 전형검사방법인 세포진 검사 횟수가 많이 늘어났기 때문인 것 같다. 세포진 검사는 PAP Class Ⅰ부터 Ⅴ까지로 구분하는데 Class Ⅰ은 매우 깨끗한 정상임을 표시하며, Ⅱ는 다소 염증은 있으나 정상범위에 속하고, Ⅲ은 암의 전구증상인 세포변성을 의심하며, Ⅳ는 자궁경부암의 확률이 매우 높음을 나타낸다. Class Ⅴ는 암의 확진을 표시하며 그것의 전이여부는 다른 방법으로 표시한다.

자궁경부암의 병리학적 진단은 O기부터 Ⅳ기까지로 분류한다. O기는 자궁경부의 상피세포 내에 국한된 극초기 암세포군으로서 100% 치료된다. 제Ⅰ기는 자궁경부에만 국한되어 있는 경우이며, Ⅱ기는 질의 상부까지 퍼진 경우이고, Ⅲ기는 골반벽과 질의 하부까지 침범되었음을 표시하며, Ⅳ기에는 거의 치료 불가능하다.

그러므로 규칙적인 검진습관을 갖는 여성은 자궁경부암을 조기에 발견할 수 있음은 물론 암의 예방과 행복한 가정생활에도 큰 도움이 될 수 있을 것이다.

정상적이고 규칙적인 생활은 암을 예방한다

어려서부터 규칙적인 생활로 정상적인 삶의 방법을 이어온 사람에게는 암이 잘 생기지 않는다. 불규칙하고 잠 못자고 악착스런 생활을 반복하거나, 또는 건강에는 전혀 무관심하며 무절제한 생활을 점철하는 경우에 암에 걸리는 것이다.

청결하고 금실 좋은 가정생활을 하는 부부에게는 질염이나 자궁염 또는 심각한 냉증이나 대하증이 따라다니지 않는다. 그래서 염(炎)이 없으면

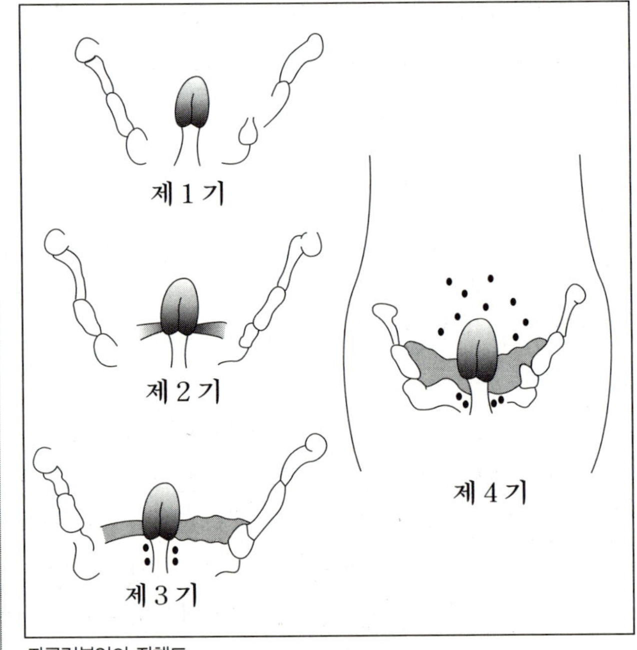

자궁경부암의 진행도

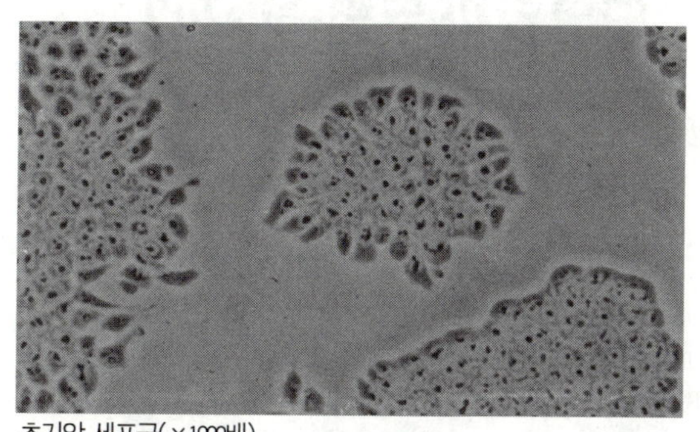
초기암 세포군(×1000배)

암(癌)도 없다.

암은 유전적 또는 전염적 소질을 가질 수 있으나, 기회와 조건이 없으면 그것은 싹트지 못한다. 인체 내에서는 하루에도 수백만 번의 세포분열이 일어나는데 이때 과도한 스트레스나 인공유해물질, 술, 담배, 화학약품, 물리적 자극 등에 반복 노출되어 생체면역환경이 나빠지면 세포분열에 변성이 생겨 암세포가 탄생되는 것이다. 정상세포로부터 변화된 증거로서, 암세포는 정상세포에서는 나타나지 않는 암특유의 형질을 발현한다. 현대의학에서는 혈액검사를 통하여 바로 이 암특유의 물질을 찾아내어 통증 없는 암진단에 이용하고 있다. 이렇게 하여 초기에 발견되는 경우의 암은 반드시 치료 가능한 것이다. 이제 암은 예방과 진단, 그리고 치료 가능한 시대가 되었다.

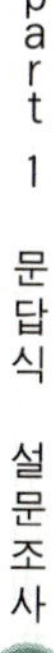

단명

단명할까 두렵습니까?

잘 읽어 보시고 해당되는 번호에 ○표 하십시오

인간의 수명은 일생동안의 생활습관과
사고방식 · 가치관 등에 따라 좌우되는 것입니다.
그러나 어느 것이라도 절대적인 기준이 될 수는 없습니다.

1. 남성입니까, 여성입니까?

| 3 남성 | 1 여성이지만 남자처럼 살아왔다 | 0 여성 |

2. 조부모님들이 장수하셨습니까?

| 3 아니오 | 1 보통이다 | 0 예 |

3. 부모님 중 한분이라도 60세 이전에 질병으로 사망하셨습니까?

| 3 예 | 1 60세 이후에 돌아가셨다 | 0 건강하심 |

4. 생활수준이 중류 이상입니까?

| 3 아니오 | 1 보통이다 | 0 예 |

5. 독자의 학력 수준이 높습니까?

| 3 아니오 | 1 보통이다 | 0 예 |

6. 대도시에서 살고 있습니까?

| 3 예 | 1 잠깐 살았다 | 0 아니오 |

7. 배우자와의 사이가 원만하고 좋습니까?

| 3 나쁘다 | 1 보통이다 | 0 예 |

8. 가족과 우애하며 살아왔습니까?

| 3 아니오 | 1 잘 모르겠다 | 0 예 |

9. 매주 3회 이상 운동을 합니까?

| 3 아니오 | 1 가끔 한다 | 0 예 |

10. 매일 6~8 시간씩 수면을 취합니까?

| 3 불면증이 있다 | 1 형편에 따라 다르다 | 0 잘 잔다 |

11. 10시간 이상 수면을 취하는 경우도 있습니까?

| 3 예 | 1 가끔 그렇다 | 0 아니오 |

12. 쉽게 화를 내거나 긴장하는 성격입니까?

| 3 예 | 1 가끔 그렇다 | 0 아니오 |

13. 거의 모든 시간을 즐겁게 보내고 있습니까?

| 3 아니오 | 1 그런 편이다 | 0 예 |

14. 매일 많은 담배를 피웁니까?

| 3 예 | 1 조금 피운다 | 0 아니오 |

15. 거의 매일 술을 마십니까?

| 3 예 | 1 가끔 마신다 | 0 아니오 |

16. 체중이 5~10kg 이상 초과되고 있습니까?

| 3 예 | 1 약간 초과된다 | 0 아니오 |

17. 체중이 3~8kg 이상 미달됩니까?

| 3 예 | 1 다소 부족한 편이다 | 0 아니오 |

18. 매년 정기 검진을 받으며 건강을 확인하고 있습니까?

| 3 아니오 | 1 오래전에 받았다 | 0 예 |

19. 독자의 혈압이 높은 편에 속합니까?

| 3 예 | 1 다소 높은 편이다 | 0 아니오 |

20. 휴식 중 맥박수가 65회/분 이상입니까?

| 3 예 | 1 가끔 그렇다 | 0 아니오 |

21. 장기적인 만성질환이 있습니까?

| 3 예 | 1 이전에 있었다 | 0 아니오 |

22. 애완동물이나 화초를 기르십니까?

| 3 아니오 | 1 가끔 그렇다 | 0 예 |

23. 음식을 폭식하는 편입니까?

| 3 예 | 1 가끔 그렇다 | 0 아니오 |

24. 일찍 자고 일찍 일어납니까?

| 3 아니오 | 1 가끔 늦게 일어난다 | 0 예 |

25. 운동 후 피로회복 시간이 길게 필요합니까?

| 3 예 | 1 가끔 그렇다 | 0 아니오 |

26. 의욕상실이나 빈혈증세가 있습니까?

| 3 예 | 1 가끔 있다 | 0 아니오 |

27. 고지혈증·고혈압증 등이 있습니까?

| 3 예 | 1 조금 있다 | 0 아니오 |

28. 남보다 질병을 자주 앓는 편에 속합니까?

| 3 예 | 1 그런 편이다 | 0 아니오 |

29. 자신의 건강과 용모를 스스로 잘 가꾸십니까?

| 3 아니오 | 1 그럴려고 생각한다 | 0 예 |

30. 책읽기·글쓰기·영화감상·음악감상을 좋아합니까?

| 3 아니오 | 1 가끔 한다 | 0 예 |

31. 스스로 잘 웃고 남을 잘 웃기기도 합니까?

| 3 아니오 | 1 가끔 그렇다 | 0 예 |

32. 식후에 꼭 이를 닦습니까?

| 3 아니오 | 1 가끔 닦는다 | 0 예 |

33. 좋지 않은 일은 잊어버리고 낙관적 미래성향입니까?

| 3 아니오 | 1 그럴 때도 있다 | 0 예 |

＊＊＊ 잘 읽어 보셨습니까? ＊＊＊
해당되는 번호를 전부 더해 보십시오.

0~35점	당신은 100세 이상이라도 장수할 수 있습니다. 더욱 적극적인 삶을 지향 하십시오
36~69점	노력만 한다면 얼마든지 장수할 수 있는 체질입니다. 신체기능은 생활습관과 심리상태의 영향을 받는 것이므로 철저한 자기 관리를 요합니다.
70~90점	다소 자기관리를 잘못한 것 같습니다. 지금부터라도 부정적인 요소를 배제하고 생활습관을 미래 지향적으로 설계·실천하도록 노력 하십시오
91점 이상	위의 설문을 통하여 독자 자신이 단명할 것이라고 나왔다 해도 걱정할 것은 없습니다. 미래라는 말 속에는 반드시 개선되어야 한다는 내용이 포함되어 있기 때문입니다.

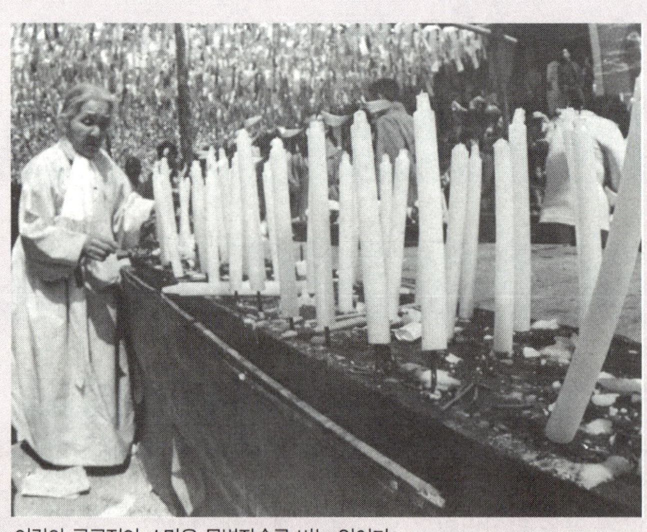

인간의 궁극적인 소망은 무병장수를 비는 일이다.

체크항목 인간의 수명

　한 인간의 신체는 수많은 장기와 조직으로 구성되어 있습니다. 이것들은 태어나면서부터 노화하는 것도 있고, 오히려 더 좋아지는 장기도 있습니다. 그러나 어떤 것이든 나이에 따라 그 기능이 떨어질 수 있는 현상은 거역할 수 없는 이치입니다. 하지만 그 속도를 조절하는 것은 각자의 노력과 관심·습관에 따라 결정되어짐으로써, 인간의 수명이란 각자가 자기 스스로 결정하는 측면을 갖고 있습니다.

　항상 즐겁게 살고 나쁜 일은 얼른 잊어버리며, 미래지향적인 삶을 갖는 것이 곧 수명을 연장하는 최선의 방법입니다.

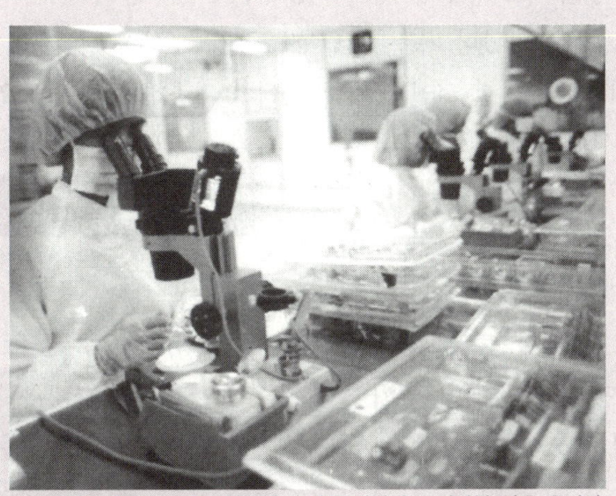

의학의 궁극적인 목표는 인간의 수명을 연장하고 건강한 삶을 유지시키는 데에 있다.

인간의 수명은 얼마나 연장될 수 있을까?

잘 먹고 잘 살면 수명이 길어질까?

부동산업으로 성공한 M사장은 오늘 동창회가 있었다. 이번 모임에는 오랜 친구인 P교수와 K상무가 결석하였다. P교수는 본래 유복하게 태어나서 남 부럽지 않게 살아왔다. 그는 지난 겨울부터 오른쪽 팔 다리가 무거운 것 같다고 하더니, 요 며칠 전엔 숟가락 들기가 거북하여 병원에 입원하였다고

한다. K는 사람이 좋아서 친구들이 그의 집에서 먹고 자는 일이 다반사였다. 그는 늘 배가 나와 있었는데, 요사이 더 배가 불러지고 눈이 아프고 뱃속이 불편해져서 종합검진을 받았더니 복수증(腹水 ascites)이 있었고, 그것은 오래된 간디스토마가 원인이었다고 한다.

그런 소식을 듣는 순간 M사장 자신도 가슴이 덜컥하였다. 얼마 전부터 본

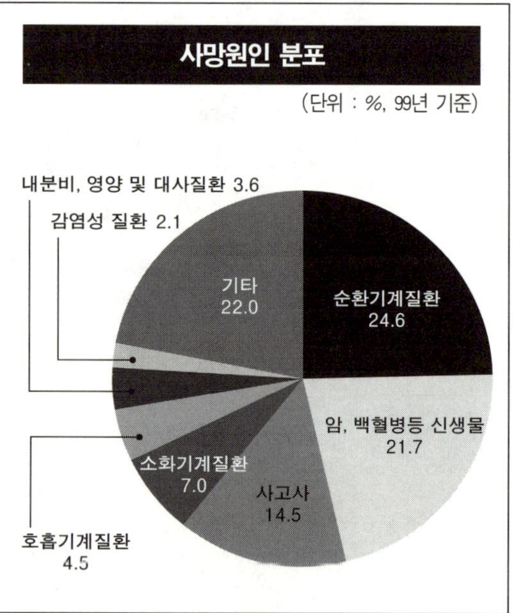

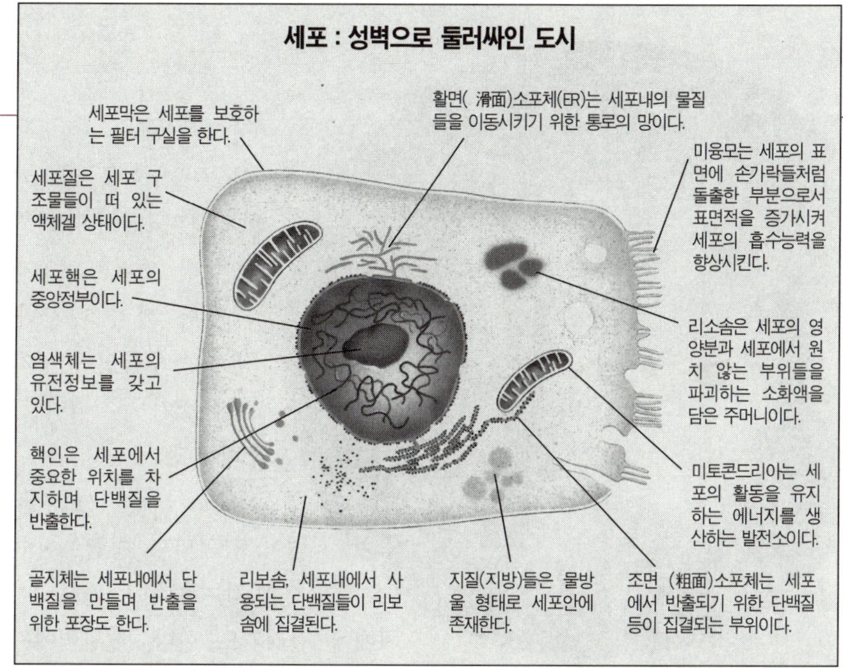

인 역시 머리가 아프고 뒷목이 뻣뻣하며 가슴이 답답하고 다리가 묵직하였다. 최근에는 기억력이 많이 감퇴되었고 왼쪽 손발이 둔해졌으며, 대소변도 시원치 않았다. 허리도 아프고 항상 노곤하였다. 얼른 병원에 가서 정밀진단을 받았더니 중풍이나 복수증에는 걸리지 않았음이 확인되었으나, 본인 역시 고지혈증과 순환기장애, 비만증, 퇴행성관절염이 있었고, 통풍과 지방간의 위험성도 있다는 사실을 알게 되었다.

그런데 이러한 병명은 수년 전 형님의 진단명과 똑같은 것들이 아닌가? 그후 형님은 뇌혈관장애와 간경화로 고생하시다가 돌아가셨는데, 나 또한 그렇게 되는 것은 아닐까? 내가 이제는 정말 나이를 먹은 것일까? 늙으면 왜 질병에 더 잘 걸리는 것일까?

무엇이 인간을 늙게 하는가?

모든 생물은 살아 있는 동안 세포분열을 계속하여야 한다. 이때 세포핵의 주축인 DNA에 비결합전자(unpaired electron), 과산화기(superoxide radical), 자유기(free radical) 등이 작용하여 이것을 반복 변형 손상시킴으

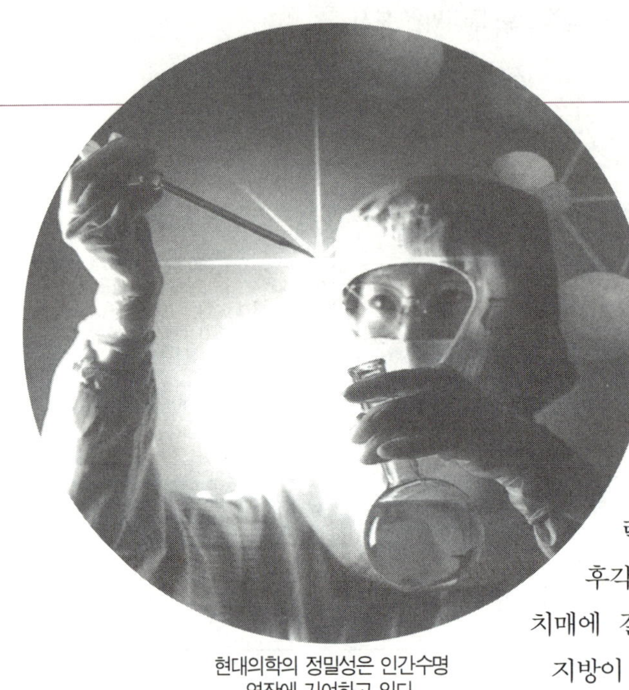
현대의학의 정밀성은 인간수명
연장에 기여하고 있다.

로 인하여 노화를 일으키게 된다. 그래서 머리카락이 더 가늘고 하얗게 되면서 빠져 나간다. 피부는 주름살이 생기고 색소가 침착되며 건조해진다.

뇌세포가 줄어서 기억력이 감퇴되고 청력, 시력, 후각, 미각, 촉각이 둔화되며 치매에 걸리기도 한다. 혈관벽에는 지방이 축척되며 딱딱해진다. 심장은 탄력성과 최대박출량이 감소되고 허파와 기관지의 탄성반발력이 약화된다. 내분비기능이 변화되고 근육, 관절, 뼈에 구멍이 생기고 얇아지고 닳아지고 찢어지기도 한다.

그렇다고 해서 이러한 노화현상이 일방적으로 그냥 계속 진행되는 것만은 아니다. 이런 것들을 제어하는 과산화억제효소(SOD : superoxide dismutase)가 있고, 세포의 원상복귀를 돕는 촉매효소(catalase) 등이 있어서 노화방지 기능을 담당하고 있다. 그러므로 이러한 회복능력들을 활발하게 발휘할 수만 있다면 120세에서 150세까지 살 수 있는 것이 인간의 자연수명이라고 한다.

어떻게 하면 자신의 수명을 다할 수 있을까?

그러나 인간들은 잘못된 사고방식과 불규칙한 일상생활, 지나친 스트레스, 흡연, 음주, 기호식품, 과식, 과로, 수면부족, 약물남용, 공해 등으로 세포의 원상회복과 수리보수능력을 잃어가고 있다.

이러한 변화는 어느날 갑자기 일어나는 것이 아니고, 또한 어떤 신체 장기가 불시에 커지거나 작아지는 구조적인 변경도 아니다. 이것은 미미한 기능적 변성의 누적현상이므로, 혈액정밀분석검사를 통하여 노화의 정도나 질병의 가능성을 알아냄으로써 수명단축 요인을 제거하고 성인병을 예방할 수 있다. 혈액분석은 단 한번 소량의 혈액만으로 여러 장기의 각종 질병을 고루 찾아낼 수 있을 뿐 아니라 간편 신속하며 부작용이나 후유증이 없고 재확인할 수 있는 장점들이 있다. 자신의 수명을 다할 수 있도록 건강을 지키는 길만이 가정의 안녕과 사업의 성공에 가장 확실한 투자가 될 것이다.

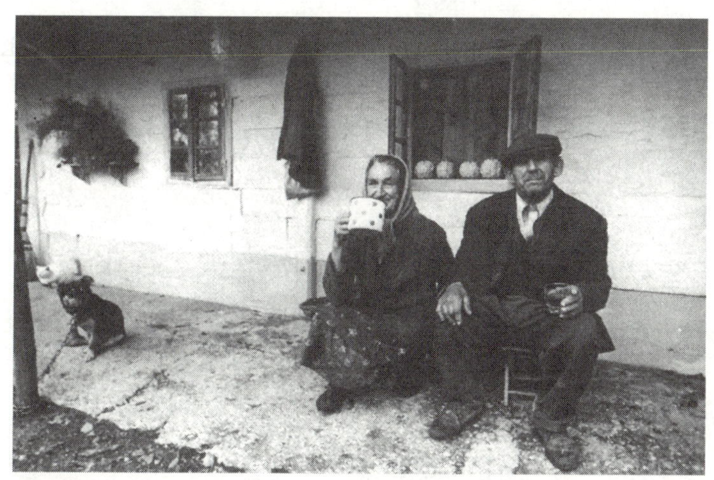

백년해로는 인간이 받을 수 있는 가장 큰 선물 중의 하나일 것이다.

컴퓨터 증후군 — 컴퓨터(벤처)증후군 이십니까?

잘 읽어 보시고 해당되는 번호에 ◯표 하십시오

최근 컴퓨터 인구의 증가로 자연적인 생체리듬이
무시되는 생활을 계속하는 경우가 많아지고 있습니다.
이것은 만성질환은 물론 암의 원인이 될 수도 있습니다.

1. 매일 장시간 컴퓨터 앞에 앉아 있습니까?

3 예　　　1 그런 편이다　　　0 아니오

2. 밤늦게 또는 자정이 넘어 퇴근하십니까?

3 예　　　1 그럴 때도 있다　　　0 아니오

3. 불규칙한 식사와 때때로 과음도 하십니까?

3 예　　　1 가끔 그렇다　　　0 아니오

4. 스트레스가 많고 계속 업무가 과중됩니까?

3 예　　　1 그런 편이다　　　0 아니오

5. 어깨 통증이나 등·허리 통증이 계속되고 있습니까?

3 예　　　1 가끔 그렇다　　　0 아니오

6. 눈의 피로가 심하고 미간을 찌푸리는 일이 많습니까?

3 예　　　1 그런 편이다　　　0 아니오

7. 소화장애 · 만성설사 · 가스 · 복통 · 변비 등이 계속됩니까?

| 3 예 | 1 그런 편이다 | 0 아니오 |

8. 최근 원인 모를 성기능 저하가 있습니까?

| 3 예 | 1 잘 모르겠다 | 0 아니오 |

9. 신경성 두통 · 편두통이나 이명현상이 있습니까?

| 3 예 | 1 그럴 때도 있다 | 0 아니오 |

10. 머리카락이 많이 빠지거나 원형탈모증이 있습니까?

| 3 예 | 1 머리카락이 많이 빠진다 | 0 아니오 |

11. 근래에 사고력과 집중력이 저하되었다고 생각하십니까?

| 3 예 | 1 그런 편이다 | 0 아니오 |

12. 잠자리에 들 때 어깨가 무겁거나 요통이 느껴집니까?

| 3 예 | 1 조금 있다 | 0 아니오 |

13. 잠을 자고 나도 잔 것 같지 않습니까?

| 3 예 | 1 그런 것 같다 | 0 아니오 |

14. 잠을 깊이 못 자고, 늘 깨어 있는 것 같습니까?

| 3 예 | 1 그럴 때도 있다 | 0 아니오 |

15. 식후나 공복에 속이 쓰리거나 아프십니까?

| 3 예 | 1 가끔 그렇다 | 0 아니오 |

16. 최근 몸무게가 갑자기 줄거나 또는 늘었습니까?

| 3 예 | 1 조금 그렇다 | 0 아니오 |

17. 이전보다 근래에 들어 자주 몸이 아픈 편입니까?

| 3 예 | 1 그런 것 같다 | 0 아니오 |

18. 몸이 피곤한 데도 잠이 잘 오지 않습니까?

| 3 예 | 1 그럴 때도 있다 | 0 아니오 |

19. 별것도 아닌 일에 울컥 화가 치밀어 오릅니까?

| 3 예 | 1 가끔 그렇다 | 0 아니오 |

20. 집으로 돌아와서도 직장일이 걱정됩니까?

| 3 예 | 1 가끔 그렇다 | 0 아니오 |

21. 마지못해 일을 해야만 한다고 생각하십니까?

| 3 예 | 1 잘 모르겠다 | 0 아니오 |

22. 농담을 들어도 웃음이 안 나옵니까?

| 3 예 | 1 가끔 그렇다 | 0 아니오 |

23. 일이 잘 풀리고 있을 때에도 일이 걱정되십니까?

| 3 예 | 1 가끔 그렇다 | 0 아니오 |

24. 사람들과 만나서 시간 보내는 것이 무의미하게 느껴집니까?

| 3 예 | 1 가끔 그렇다 | 0 아니오 |

25. 자신의 노력만큼 성과가 나타나지 않는다고 생각됩니까?

| 3 예 | 1 그런 편이다 | 0 아니오 |

26. 많이 취해야만 기분이 좋아집니까?

| 3 예 | 1 가끔 그렇다 | 0 아니오 |

27. 일을 마무리 할 때 막판에 몰아치게 됩니까?

| 3 예 | 1 가끔 그렇다 | 0 아니오 |

28. 계산·기억·사고·창의력 등 인지 능력이 저하되었습니까?

| 3 예 | 1 그런 편이다 | 0 아니오 |

29. 가끔 혈압이 높아지거나 떨어지는 듯합니까?

| 3 예 | 1 그럴 때도 있다 | 0 아니오 |

30. 흥분 상태나 무관심 상태가 반복되고 있습니까?

| 3 예 | 1 가끔 그렇다 | 0 아니오 |

31. 불규칙한 생활을 교정하려고 하지만 별 묘안이 없습니까?

| 3 예 | 1 그런 편이다 | 0 아니오 |

32. 스트레스를 해소할 만한 상대나 취미가 별로 없습니까?

| 3 예 | 1 그런 편이다 | 0 아니오 |

33. 원인 모를 우울증이 계속되고 있습니까?

| 3 예 | 1 그런 것 같다 | 0 아니오 |

✻ ✻ ✻ 잘 읽어 보셨습니까? ✻ ✻ ✻
해당되는 번호를 전부 더해 보십시오.

0~29점	벤처정신이 있고, 벤처가 체질에 맞는 듯합니다. 신체관리를 열심히 하면서 벤처에도 열중한다면 대성할 것입니다.
30~60점	다소 무리하고 있는 듯합니다. 그러나 신체관리와 정신적 관리를 재정비 한다면 벤처기업에서 견뎌낼 수도 있을 것입니다. 그러나 몸관리를 소홀히 한다면 만성질환으로 이완될 수도 있습니다.
61~84점	전형적인 벤처증후군의 증상을 보이고 있습니다. 계속되는 업무 과중으로 신체기능이 혹사된다면 중대한 신체장애를 초래할 수 있으므로 하는 일을 줄이거나 교대해 보시고, 몸 관리부터 노력하십시오
85점 이상	이미 벤처증후군을 지나 신체적 결함이나 질병 상태에 이른 듯합니다. 이런 사람은 몸이 따라주지 못하므로 결코 벤처기업에서 성공하기 어려울 것입니다. 다른 직장을 찾아보시고, 즉시 정밀 진단을 요합니다.

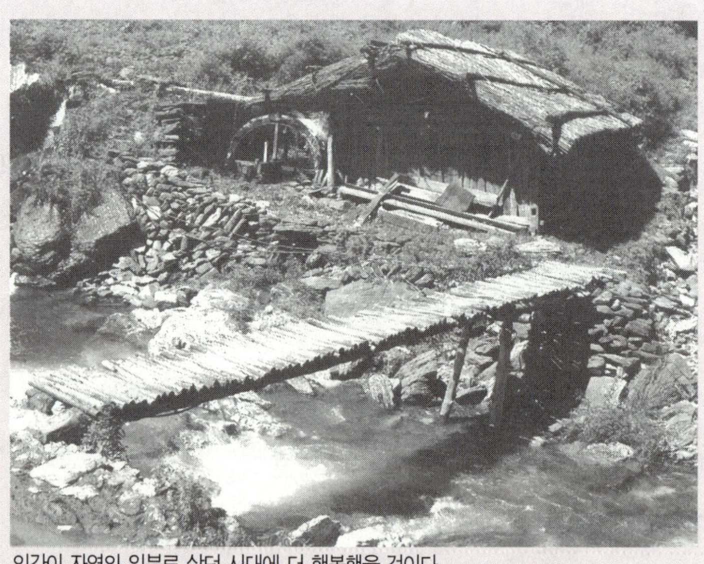

인간이 자연의 일부로 살던 시대에 더 행복했을 것이다.

모든 생물은 그 고유의 리듬을 유지하는 생체 시계를 갖고 있습니다. 하루 24시간 동안 각자가 생활하는 방식에 맞춰 체내 호르몬과 신경전달 물질의 분비량이 적절히 조절되는 것입니다. 이러한 리듬이 깨져서 체내에 각종 물질의 분비량이 너무 많아지거나 적어진 상태가 곧 피곤증이며, 질병이며, 암이 되어 나타날 수 있는 것입니다.

불규칙한 생활의 연속은 자연의 법칙을 어긋내고, 이것은 결국 신체이상으로 표시됩니다.

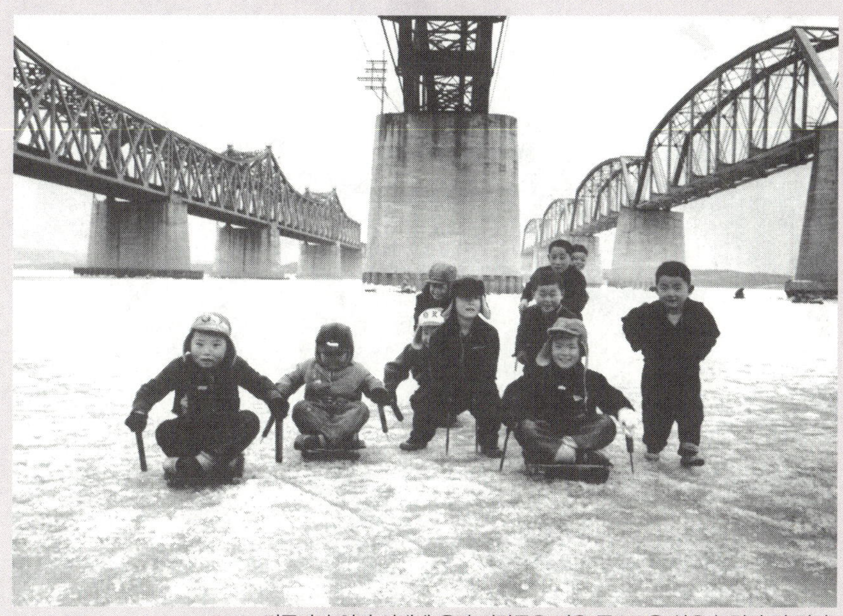

컴퓨터가 없던 시대에 우리 인간들은 더욱 풍요로운 삶을 누렸던 것 같다.

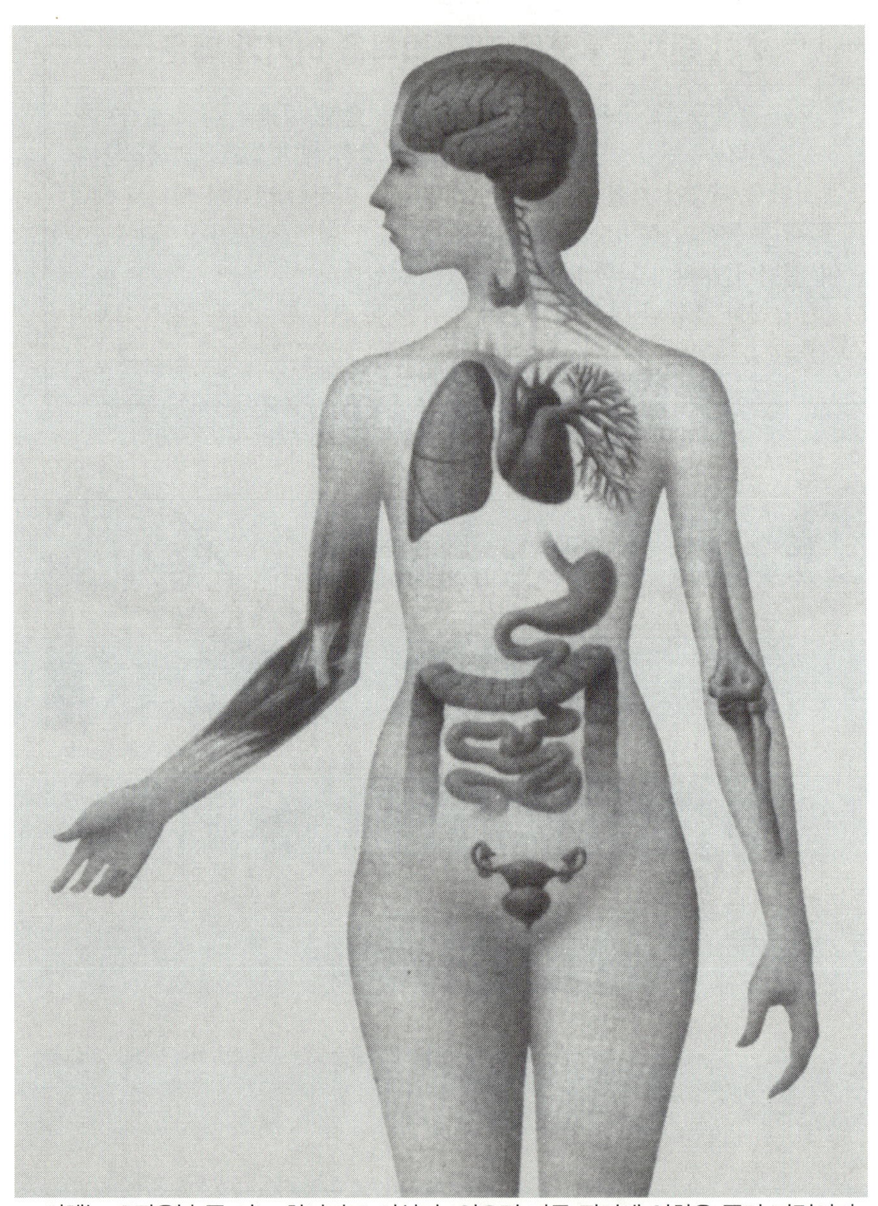

▲ 인체는 오장육부 중 어느 하나라도 이상이 있으면 다른 장기에 영향을 주기 마련이다.

전신 기능의 증상 스스로 체크법

피로·권태·불쾌감·성기능 감퇴 등은 인체 장기 어느 한 기관의 이상으로 갑자기 발생되는 현상이 아닙니다. 대수롭지 않은 경우도 있지만 큰 질병의 경고표시인 경우도 있습니다.
대부분의 경우 이런 현상은 불규칙한 생활 습관에서 비롯되며 다른 원인 질환이 상존하는 경우가 많습니다.

체크항목

- 항상 피곤합니까? (피로)
- 관절이 붓거나 아픕니까? (관절통)
- 뚱뚱합니까? (비만증)
- 체중이 빠지고 있습니까? (체중감소)
- 몸의 상태가 좋지 않습니까? (불쾌감)
- 땀을 많이 흘립니까? (발한증)
- 마음이 불안합니까? (불안신경증)
- 피부에 이상이 생겼습니까? (피부염)
- 다리가 아픕니까? (다리통증)
- 피부 가려움증이 있습니까? (가려움증)

피로

항상 피곤하십니까?

Start

불면증이 있습니까?

→ 수면 부족이나 수면 장애는 당연히 낮동안의 피로를 동반합니다. 마음을 편히 하고 푹 자고 나면 피로가 없어질 것입니다. 잠들기가 아주 어렵거나 습관적인 불면은 신체에 어떤 문제가 숨어 있다는 징후입니다. Part 3의 「불면증」편을 참조하세요.

체중이 늘거나 춥거나 피부건조나 탈모현상이 있습니까?

→ 갑상선 기능 저하증이나 뇌하수체 기능 이상을 생각해 볼 수 있습니다. 곧 전문의와 상의해 보십시오.

어지럽고 창백하거나 숨이 차고 가슴이 뜁니까?

→ 빈혈증인 듯합니다. 혈액내에 적혈구 양이 감소되면 결국 신체의 전체적인 기능도 저하돼 늘 피로감을 느낍니다. 악성 빈혈이 아닌가 의사와 상의해 보십시오

습관적인 음주를 하십니까?

→ 적은 양이라도 매일 술을 마시면 피로와 권태감이 누적됩니다. 술을 끊고 충분한 휴식을 취하십시오. 특히 알코올성 간 장애는 중년 건강의 적신호입니다.

두통과 우울증, 집중력 감퇴와 성무력증이 있습니까?

→ 우울증입니다. 이것은 심한 피로감과 의욕감퇴를 일으킵니다.

최근에 해외여행을 하셨습니까?

┄→ 힘든 일이 있었습니까?

시차로 인한 신체리듬의 부조화입니다. 시차 1시간 당 회복에 하루 이상 소요됩니다.

힘든 일이나 스트레스는 평범하지만 피로의 가장 큰 원인입니다.

업무상 문제나 가정 문제 등으로 스트레스가 쌓이면 우울해지고 흔히 하던 일조차 뜻대로 되지 않는 경우가 많습니다. 이렇게 되면 자연히 식욕이 저하되고 단잠을 잘 수 없게 되며, 또한 술을 마시거나 피로회복제 등을 상용하게 되어 더욱 신체 기능이 어긋나게 됩니다. 심한 경우에는 몸을 움직이는 것조차 싫어져서 불안 신경증에 빠지게 됩니다. 전문의와 상담해 원인을 찾아내고 조언과 처치를 받는 것이 좋습니다.

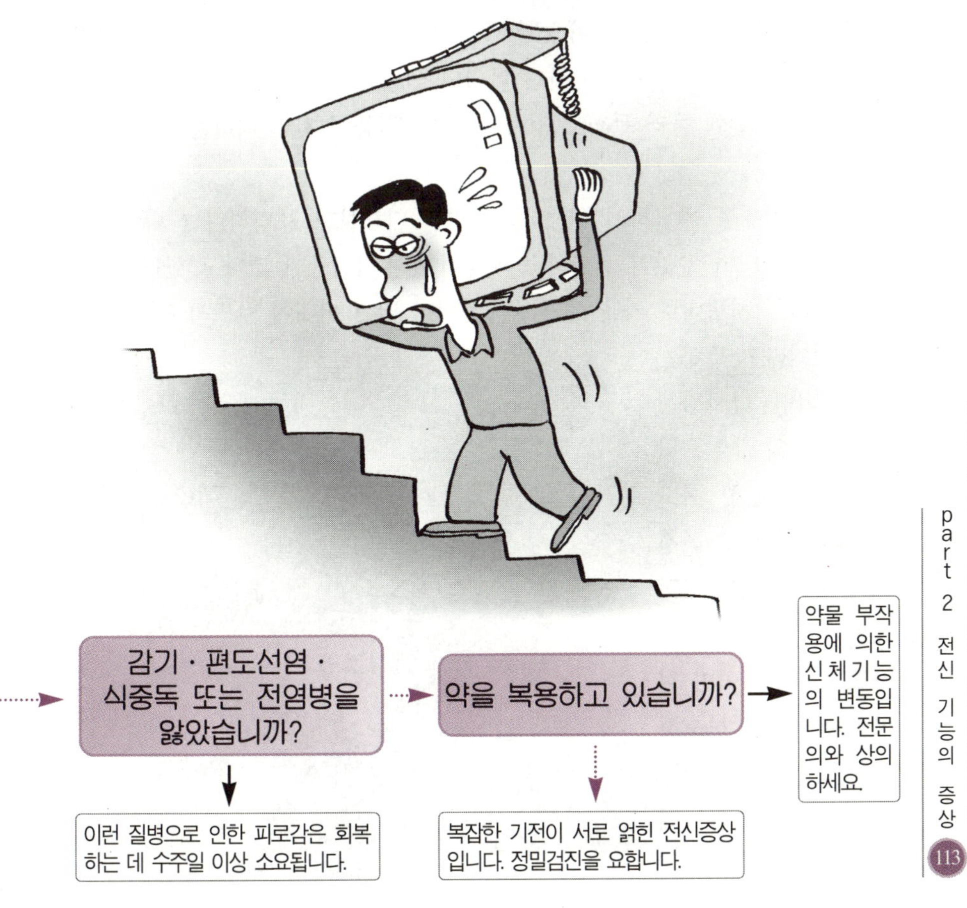

간염에는 약이 있다

약이 없다면 다른 방법이 있다는 말인가

　B초등학교 P선생님은 40이 넘은지 오래지만 아직도 미혼이다. 십수년전 그녀가 결혼하려고 혼수감을 사러 다니던 어느날 왠지 너무 피곤하다는 생각이 들어 병원에 들러 무심코 검사한 것이 '활동성 간염'이라는 진단을 받게 되었다.

　그동안 간염을 치료하기 위해 별별 짓을 다해보고 유명하다는 박사님은 모두 찾아다니며 수없이 절망하고 애통터지는 나날을 보냈다고 한다. 어떤 의사는 자기 처방대로 약을 쓰면 수개월이나 일년 이내에 반드시 간염이 떨어질 것이라고 말하는 반면, 어떤 박사님은 간염에는 약이 없으니 집에 가서 편히 쉬고 잘 먹고 잘 자고 신경 쓰지 말라는 선생님도 있으니 이제는 정말로 자포자기 상태이며 절망과 체념으로 하루하루를 때워간다는 애끓는 대사를 되뇌이었다.

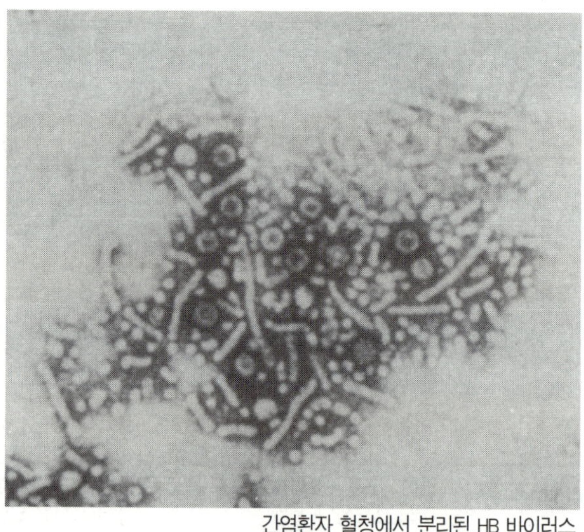

간염환자 혈청에서 분리된 HB 바이러스

간염, 그냥 지나가 버리는 수가 더 많다

간염에는 A형, B형, C형이 있고 또 D, E, F, G형도 있을 수 있다. 이런 것들 중에서 흔히 그냥 간염이라고 하는 것은 B형 간염 바이러스가 들어와서 소위 B형 간염환자로 진단되어 진성활동성 간염을 앓게 되는 경우는 전체 간염 바이러스 경험자의 절반에도 훨씬 못 미친다.

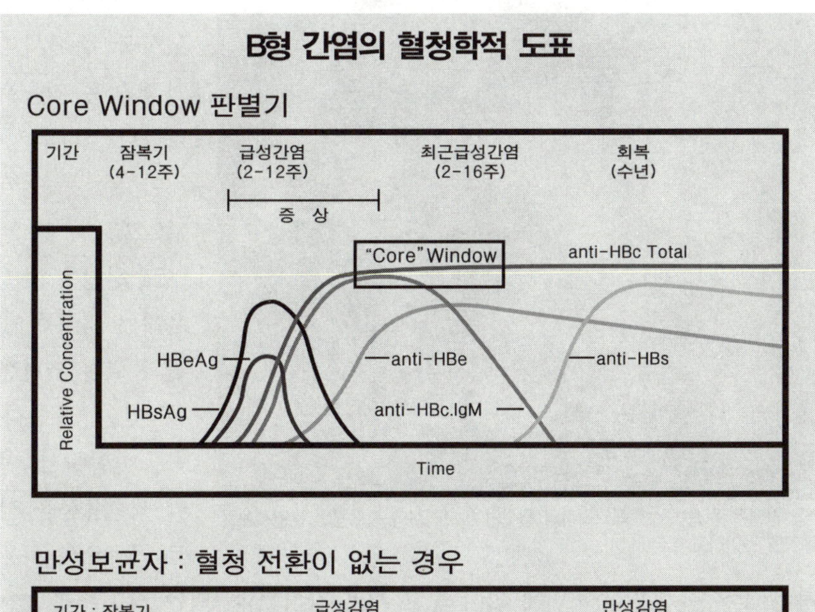

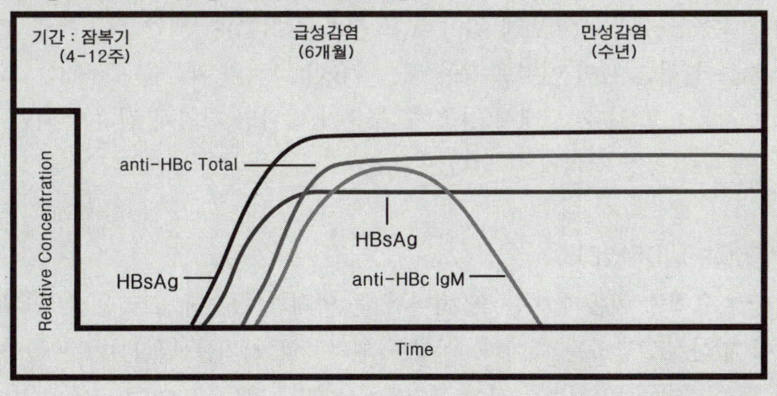

하지만 그래도 우리 나라의 B형 간염 이환율은 선진국에 비하여 10배 이상 높고 우리와 비슷한 개발도상국 중에서도 가장 높은 비율로 나타나 있다.

이것은 무슨 까닭일까?

그 원인은 아마 우리의 의식주 생활과 밀접한 관련이 있는 듯하다. 즉, 한집에서 여러 생활용품을 서로 공동으로 사용

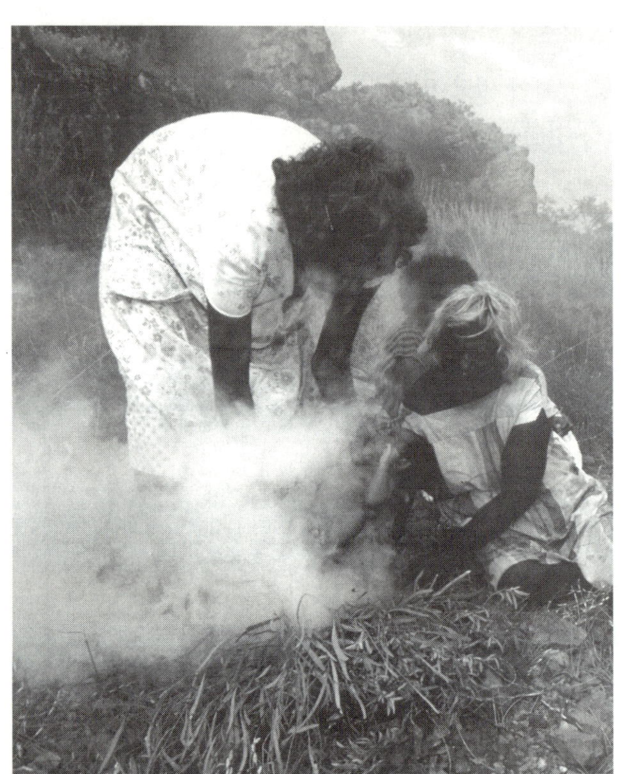

B형 간염은 원래 오스트레일리아의 원주민 아보리진의 풍토병이 문명세계로 전파된 것이라고 한다.

하며 젖은 음식을 한꺼번에 많이 놓고 서로 같이 섞어 먹는 식습관과 술잔을 서로 돌리는 것이 예절로 통용되는 악습이 그것의 확산을 부추기는 요인으로 작용하고 있다. 그래서 가족 중 누군가 하나만 간염에 걸리게 되면 온 식구에게로 몽땅 전파될 수 있다.

간염에는 약이 있다

간염 유행을 이롭게 하는 또 하나의 큰 악재가 있는데, 그것은 "간염에는 약이 없다."고 말하는 것이다. 이것은 환자들의 사기를 말살시키는 독약이 될 뿐 아니라, 간염치료를 아예 포기하게 하거나, 모든 약과 치료에 대한 불

신을 이용하여 이상한 단방약이나 대체요법들이 유행하도록 빌미를 제공하고 있다.

"간염은 약으로 낫지 않는다, 병원에서 간염은 못 고친다, 약 먹으면 간이 더 나빠진다…"고 하며 별별 희한한 요법들이 우후죽순격으로 수없이 나타나고 있다.

이것은 간염을 더욱 악화시키고 간에 오히려 부담이 되는 것들을 먹도록 방관하는 처사이며, 나아가 간염을 더 확산시키고 간경화를 유발시키는 꼴이 될 수도 있다.

간염에는 약이 없는 것이 아니고 간염에는 약이 있다. 우선 간염 예방주사를 맞고 항체가 생기면 확실하게 간염에 안 걸린다. 최근 서구에서는 이것을 간염의 치료약으로도 사용하려는 시도가 되고 있다. 간염을 앓게 된다고 할지라도 그 정도와 신체상태를 정밀하게 검진하여, 첨단 치료제를 꾸준히 사용하면 간장세포가 재생되어 곧 완치되는 경우도 적지 않다.

그렇다. 간염에는 약이 있고, 간염은 치료된다.

앞서 말한 P선생님 역시 정기적인 검진을 받으면서 꾸준히 치료약을 투여한 결과 간염이 완치되었다. 간염항체가 생겨났고 더 밝고 예뻐져서 모 대학 교수님과 결혼하게 되었다.

모든 간염 환자들은 간염은 치료된다는 확신을 가져야 한다. 희망을 갖고 앞으로 나아가야만 고개를 넘어갈 수 있다. 그 고개 너머에는 간염항체가 솟아나고 있기 때문이다.

관절통

관절이 붓거나 아픕니까?

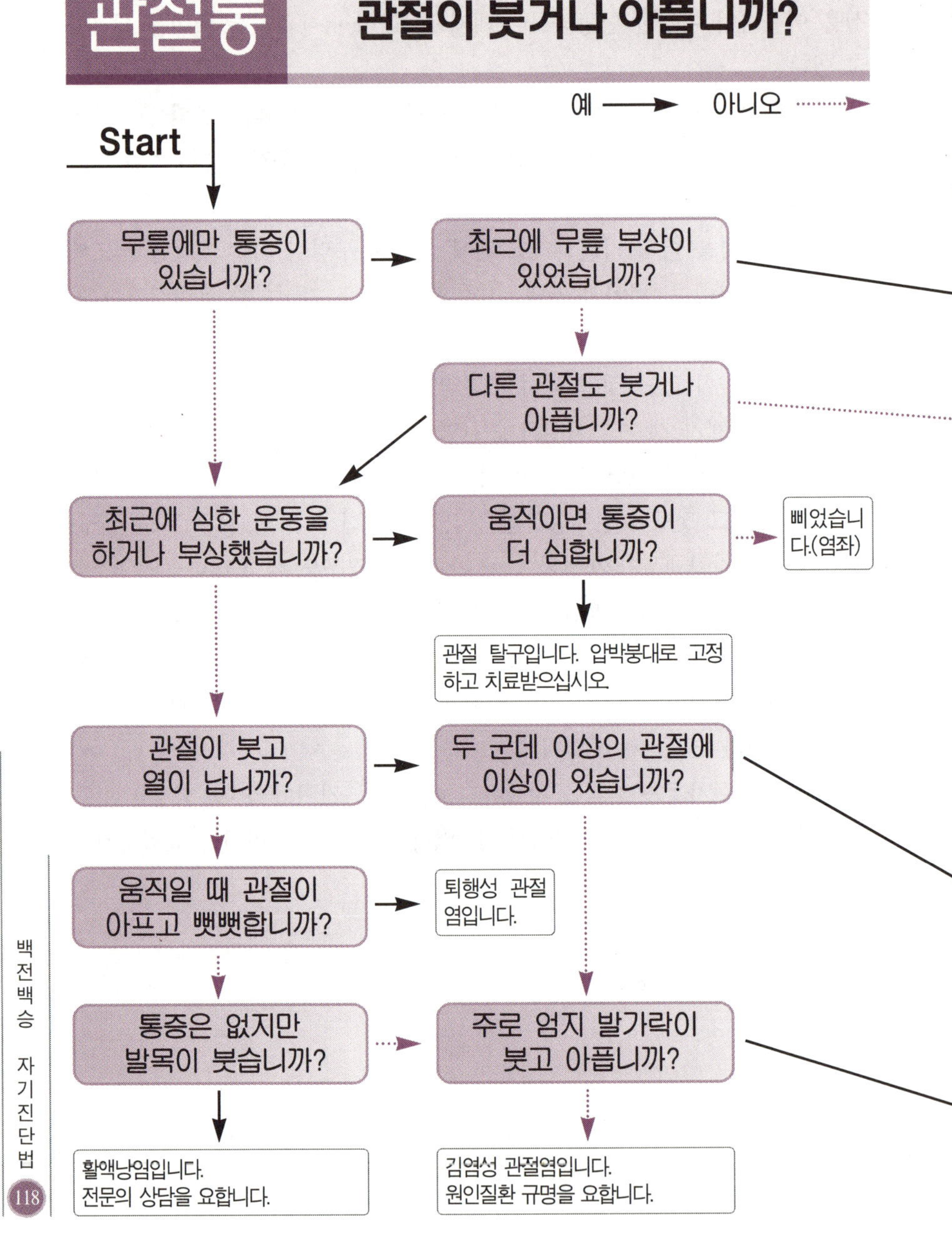

통풍은 단백질의 대사산물인 요산이 요소질소로 분해하지 못하고 누적되는 요산과다 증상입니다. 그 요산물질이 주로 엄지 발가락 관절 사이에 축적됩니다. 단백질을 줄이고 약물치료를 병행할 필요성이 있는 대사성 질환입니다.

무릎이 변형됐거나 움직일 수 없습니까?
→ 골절과 탈구 또는 근육과 인대, 연골 등의 손상입니다. 우선 압박 고정하고 곧 병원으로 가십시오

→ 무릎 주변의 연골·인대·근육 등에 손상이 있습니다.

무릎이 붓고 화끈거리고 만지면 더 아픕니까?
→ 반응성 또는 감염성 관절염입니다. 가성류마티스 관절염이나 드물게는 통풍일 가능성도 있습니다.

무릎을 구부릴 때 더 아픕니까?
→ 무릎의 활액낭염입니다.

무릎이 후들후들 떨립니까?

거의 언제나 통증이 있습니까?
→ 무릎 반월판과 인대의 손상입니다.

수개월 또는 수년 동안 아픕니까?
→ 퇴행성 관절염입니다.
→ 특발성 관절염입니다. 전문의의 진찰을 요합니다.

감염증이나 인후통·발열 등이 있었습니까?
→ 감염이 원인이 되어 시작되는 반응성 관절염입니다. 혈청검사 및 원인질환 규명을 요합니다.
→ 만성 류마티스 관절염입니다. 이것은 면역기능 이상에 의한 전신증상과 연관되므로 전문적인 치료를 필요로 합니다.

통풍일 가능성이 높습니다. 체내에 요산이 축적되는 증상입니다. 특히 엄지발가락이나 엄지손가락, 발목 등이 아프면 그 가능성이 높습니다. 신체의 전신적인 조절과 식이요법 등이 요구됩니다. 전문의와 상의하십시오.

비만증

뚱뚱합니까?

예 ——→   아니오 ·······▶

Start

어려서부터 뚱뚱했습니까? ——→ 양친 모두 뚱뚱합니까?

담배를 끊고 난 후 체중이 더 늘어났습니까? ——→ 금연 후 일시적으로 체중이 증가될 수 있습니다. 이것은 생리적인 원인도 있지만, 대부분의 경우 흡연 대신 다른 것을 더 먹기 때문입니다. 담배를 피우고 싶은 생각이 날 때마다 맑은 물을 마신다면 아주 효과적으로 체중을 줄일 수 있습니다.

정신적으로 불안한 중에 체중이 늘었습니까? ——→ 정신적인 스트레스가 생기면 오히려 충동적으로 더 먹게 되는 경우가 흔합니다. 다른 취미를 찾아 보십시오.

바쁜 생활에서 여유있는 스타일로 업무가 바뀌었습니까? ——→ 신체의 에너지 소모량이 줄면서 체중이 증가한 것입니다.

특별한 원인도 없이 춥고 피부가 건조합니까? ·······▶ 약을 복용하고 있습니까?

갑상선 기능 저하증이나 뇌하수체 호르몬 기능 계통에 이상이 있을 가능성이 높습니다. 전문의와 상의하세요

특정약품, 부신피질호르몬제나 항히스타민제·천식약·관절염약 등은 악성 체중 승가의 원인이 됩니다. 즉시 전문의와 상의하십시오

성인 남성의 신체 지방량은 16%, 여성은 23% 이내인 것이 좋습니다. 그 이상인 경우에는 고혈압 당뇨병 관절염 지방간 등 성인병의 원인이 됩니다. 자기 배를 잡아보아서 두께가 3㎝ 이상이면 위험성이 높다는 징조입니다.

비만은 가족적인 성향이 있습니다. 식습관 역시 어려서부터 가정의 영향을 받을 수 있습니다. 또한 먹는 양이 많지 않아도 에너지 소비 속도가 느려서 비만이 되는 체질이 있습니다.

좋지 못한 식습관으로 필요 이상의 식사가 연속돼 체중이 증가하고 있습니다.

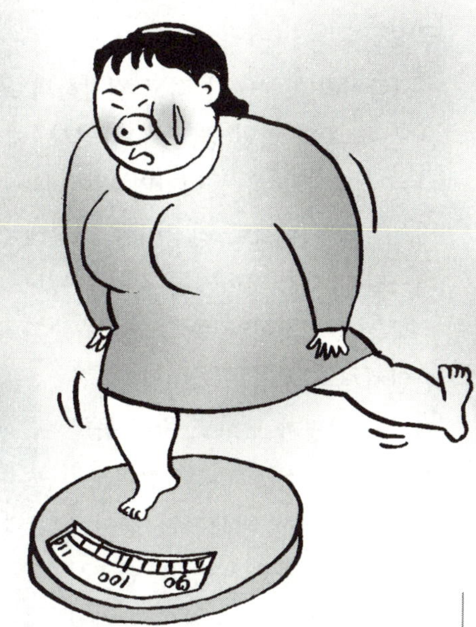

40세 이상입니까?

나이가 들면 운동량이 줄고 에너지 소비 속도가 느려져 체중이 증가합니다. 적절한 운동과 식사요법이 요구됩니다.

현재 많이 먹는 것이 비만의 원인입니다.

물만 마셔도 살이 찐다?

무병장수는 만인의 소원

사람이라면 누구나 젊고 건강하게 오래 살기를 원한다. 그래서 어떤 사람은 몸에 좋다 하면 곰 쓸개나 백사, 해구신, 곰발바닥 또는 이상하고 구역질 나는 것도 큰돈을 들여가며 먹어댄다. 진짜인지 가짜인지 구분할 겨를도 없다. 그러나 실제로 건강이란 그렇게 야단법석을 떨며 서둘러 댄다고 해서 어느날 갑자기 좋아지는 것이 아니다.

젊음과 건강이란 좋은 생활습관과 올바른 미래관이 하루 하루 축적되어 탄탄하게 지켜지는 것이다. 마찬가지로 질병과 노화도 좋지 못한 생활습관과 잘못된 건강상식, 그리고 불건전한 미래관이 쌓이고 악화되면서 결국 수명을 단축시키는 것이다. 그 중에서도 가장 나쁜 것은 자기 자신의 노화에 대한 무관심이다.

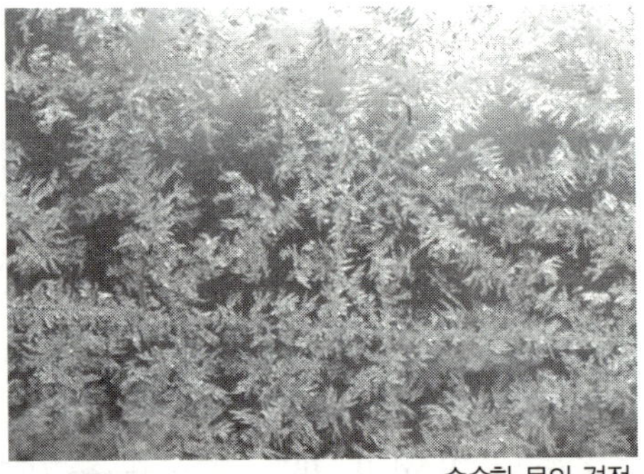

순수한 물의 결정

몸이 노화될수록 수분 함량이 줄어든다

현대인의 노화를 불러 일으키는 가장 큰 원인 중에 하나는 수분의 절대부족을 들 수 있다. 이것은 주로 식사를 거르기 때문에 발생된다. 무엇보다도 일찍 자고 일찍 일어나 아침식사를 꼭 챙겨 먹는 생활습관을 만들어 가야

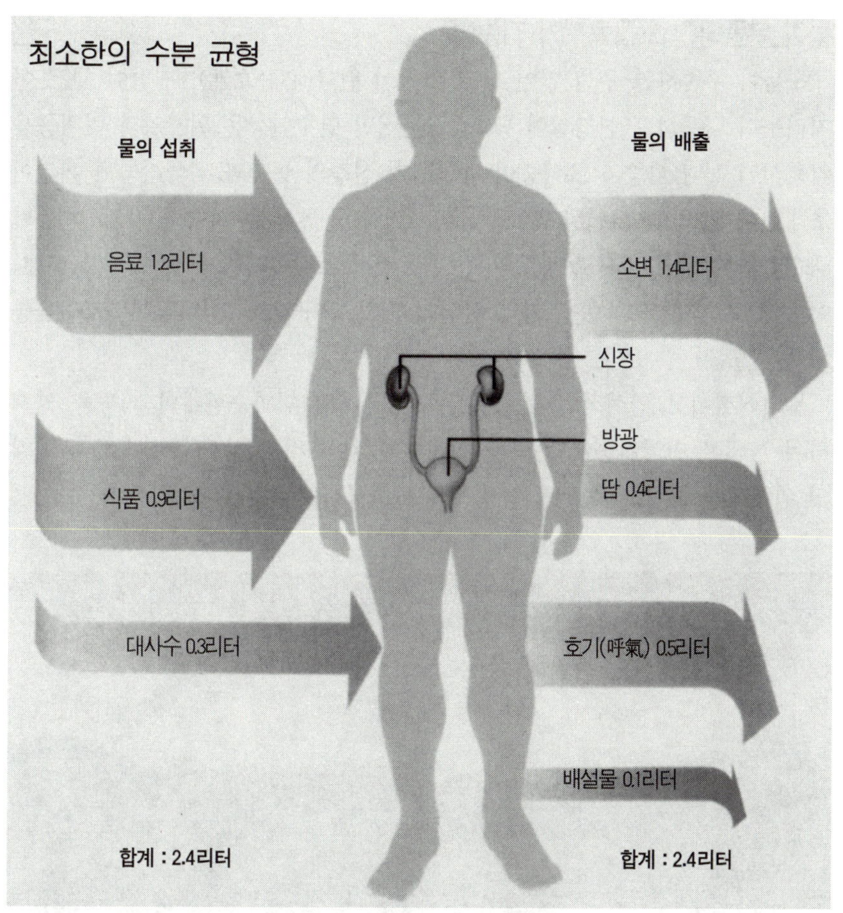

하루중 최소한도의 수분 입출량

한다. 그리고 근무 중에도 자주 맑은 물을 마셔야 한다.

　우리의 몸은 최소한 60% 이상이 물로 되어 있다. 젊고 건강하고 예쁠수록 체수분 함량 비율이 높고, 늙고 약하고 열 나고 병이 깊을수록 체수분 함량 비율이 적어진다. 거의 모든 세포 내에는 물이 가장 많으며 모든 영양물질은 물에 녹아 운반되고, 모든 찌꺼기도 물에 녹아야 배출된다. 물의 부족은 수없이 많은 다른 형태의 건강 이상을 초래한다.

물이 부족하면 오장육부가 괴롭다

　수분이 부족하면 우선 열이 나고 가슴이 뛴다(心計亢進). 진땀이 나고 어지러우며 나른하고 신경질이 난다. 습관적인 탈수현상은 위궤양과 변비증을 악화시키고, 담석증과 요석증이 촉발되며 신장의 농축과 희석기능에 혼란이 초래된다. 소변이 시원치 않고 탁하고 거품이 생기며, 정력도 약해진다. 혈액순환에 이상이 생기고 피부와 점막의 건조가 가속되며 구강과 비강(鼻腔)이 마르고 팽창돼 잦은 코피의 원인이 되고 안구건조증이나 피부 가려움증의 원인도 될 수 있다.

　무의식적이고 만성적인 탈수현상은 혈관계와 임파순환계의 기능을 억제하여 심대한 면역기능에 손상을 초래하며 뇌 용적의 감소를 가속하여 치매의 위험성을 높이고, 혈액을 농축시켜 노화를 촉진하는 원인이 된다.

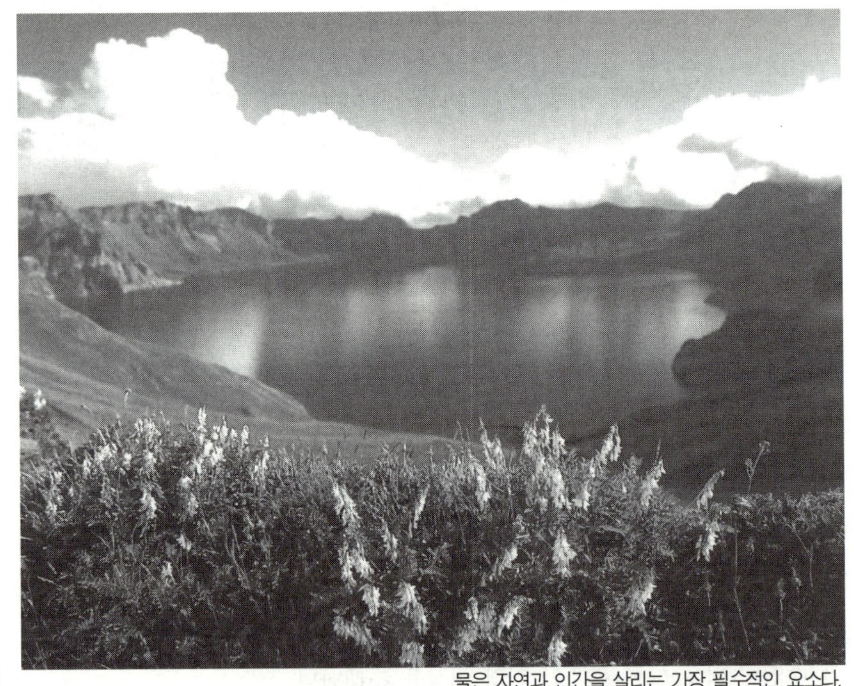

물은 자연과 인간을 살리는 가장 필수적인 요소다.

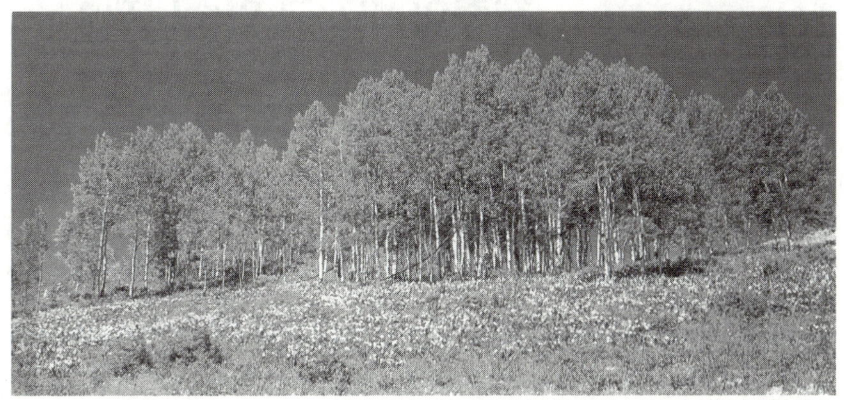

물이 보이지 않는 곳에서도 물은 역시 생명의 근원이 되고 있다.

물을 자주 마시면 체중이 빠진다

물을 많이 마셔도 카페인 섭취량이 너무 많으면 이뇨작용이 항진되어 결국 물이 부족한 것과 같은 현상이 온다. 무분별하게 사우나를 좋아하는 경우도 마찬가지다. 사람들은 물을 마시면 살이 더 찌거나 더 많이 붓는다고 생각하는 경우도 있다. 그러나 실제로는 전혀 다르다. 대부분의 경우엔 맑은 물을 자주 마시는 사람만이 물찬 제비처럼 늘씬날씬해지고 예뻐지는 법이다.

이처럼 삶에 절대적으로 필수불가결한 수분의 과부족현상은 CT나 MRI 또는 어떤 거창한 기계로 검사할 수 있는 것이 아니다.

사람들은 가끔 유행따라 화려한 검사를 해보면서도 실제적으로 가장 중요한 수분량 검사에는 관심이 없다. 신체 수분량은 간단한 혈액검사와 체성분 분석 검사 등으로 쉽게 진단될 수 있다.

체중감소 — 체중이 빠지고 있습니까?

 신경성 식욕 부진증

정신·신경장애에 의한 거식증은 자신의 체중 증가에 대한 걱정 때문에 무조건 식사를 거부하거나 식사량을 줄이는 정신장애 증상입니다. 이 병에 걸리면 자신이 뚱뚱하다고 믿고, 실제로는 체중이 감소했음에도 몸무게가 줄지 않았다고 고민하고 불평합니다. 또 실제로는 체중이 줄면 면역체계의 혼란과 호르몬 대사의 이상을 초래하여 죽을 수도 있습니다.

갑상선기능항진증입니다. 정밀 혈액검사와 치료를 요합니다.

당뇨병으로 생각됩니다. 췌장호르몬인 인슐린의 부족으로 발생합니다. 혈액·소변검사가 필요합니다.

식사량이 하루의 칼로리 요구량에 비해 부족하기 때문에 체중이 감소되는 것으로 보입니다.

잠을 잘 자야 밥맛이 있고 맛있게 먹어야 체중이 유지됩니다. 늦게 자고 늦게 일어나서 억지로 밥을 먹거나 하루에 두끼만 먹거나 기호식품을 좋아하다 보면 입맛이 떨어져 체중이 줄어듭니다. 또 신체 전반적인 기능이 약화될 수 있습니다.

체중감소의 징조

체중을 줄이려고 노력하지도 않는데 체중이 준다면 진지하게 생각해 볼 필요가 있습니다. 특히 어떤 질병의 가능성이 있을 때는 더욱 응급을 요합니다. 체중을 일부러 측정하지 않아도 체중감소를 의심할 수 있는 징후가 있습니다.

1. 사람들로부터 말랐다는 말을 자주 들을 때
2. 볼이 홀쭉해졌을 때
3. 옷의 허리가 느슨해질 때
4. 속옷이 헐렁하게 느껴질 때
5. 딱 맞던 옷이 편안할 때
6. 근육이 물렁하다고 느낄 때

콜레스테롤은 정말
성인병의 주범일까?

요새 성인병은 위·아래도 모른다

성인병이란 글자 그대로 성인들에게 많이 생기는 병이다. 그런데 요즘은 성인병이 어린이나 젊은이들에게도 생긴다. 어찌하다 세상이 이렇게 되었을까?

옛날에는 먹을 것이 부족하여 살기 힘들었으나 요새 사람들은 먹을 것을 너무 많이 탐하여 성인병의 포로가 되고 있다. 그런 것들 중에서도 특히 콜레스테롤은 성인병을 일으키는 가장 유명한 악당으로 이름 나 있다. 실제로 체내에 이것이 너무 많아지면 비만, 동맥경화, 고혈압, 뇌혈관장애(중풍)를 일으키며 지방간이나 당뇨병 등을 심화시키기도 한다.

그렇다면 콜레스테롤이란 정말 이렇게 나쁘기만 한 것일까? 그러나 알고보면 콜레스테롤은 인체에 절대적으로 필수불가결한 3大 영양소 중의 하나이다. 이것이 너무 적어지면 우선 체중이 감소되고 지구력이 떨어지며 피부와 모발이 나빠진다. 이것은 성호르몬 생성을 위한 가장 중요한 기저물질이므로 낮아지면 성기능이 감퇴되고 조기폐경과 갱년기 장애를 격화시키게 된다.

고기를 먹는다고 콜레스테롤이 올라가는 것은 아니다

어떤 사람들은 육류 등 고지방식을 대단히 즐겨 하여도 혈중 콜레스테롤 수치가 정상이며 아무 걱정 없이 생활힌다. 반면 다른 이떤 사림들은 육류나 지방성분을 거의 먹지 않는 데도 혈중 콜레스테롤 수치가 높아서 뇌·심

혈관장애와 다른 성인병의 후유증이 촉
발되는 경우가 있다. 왜 그럴까?

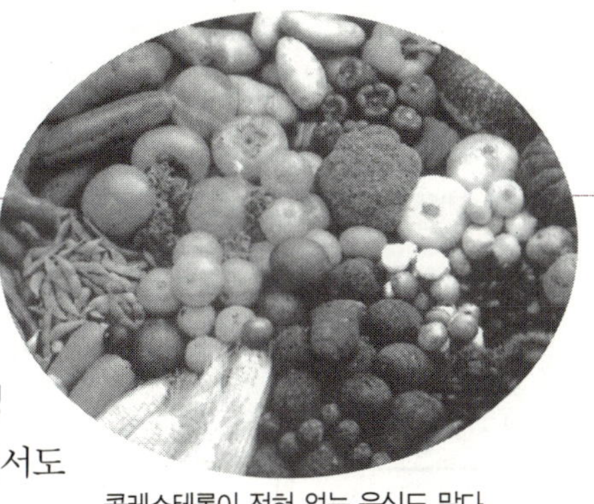

콜레스테롤이 전혀 없는 음식도 많다.

혈중 콜레스테롤의 70% 정도는 내인성
이며 나머지 30%만 외인성이다. 이중에서도
동물성지방을 섭취하여 인체 콜레스테롤이
만들어지는 것은 단지 10% 이하인 것으로 밝혀졌다.

즉, 체지방량의 증감은 식사보다는 체내에서 만들어지는 원발성 고지혈증
에 더 큰 영향을 받는다는 사실이다. 또한 이것은 신증후군이나 폐쇄성 황
달, 갑상선 기능저하 등에서도 증가하며, 호르몬제나 경구 피임약, 진통제,
알코올, 카페인 섭취에서도 증가할 수 있다. 콜레스테롤은 혈중 농도의 절대
수치의 증감만이 중요한 것이 아니고, 좋은 것(HDL)과 나쁜 것(LDL)의
비율에 따라서 질병양상이 전혀 달라질 수 있다.

육류는 채소와 함께 먹어야 한다

위장내에서 지방분이 흡수되는 것은 지방성분 함량에 비례하는 것이 아니
고 무엇과 함께 먹었는가에 따라 크게 달라진다. 비록 고지방 육류를 많이
먹을지라도 채소나 과일과 함께 즐거운 마음으로 식사하는 경우에는 신체에
좋은 쪽으로 작용될 수 있다. 그러나 이것을 술이나 곡식류, 고칼로리식과
같이 먹으면 신체에 나쁜 쪽으로 작용하게 된다.

세계적인 장수민족의 식단에는 콜레스테롤 함량이 결코 적지 않고 오히려
평균 수명이 낮은 민족일수록 이것의 섭취량이 부족하다는 보고가 있다.

그런데도 검진을 한다는 것이 콜레스테롤만을 검사하고 이것의 해석을 침
소봉대하여 정신적인 부담을 과중시키며, 무슨 큰 병에라도 걸린 것으로 알
고 큰 병원에 가서 거창한 검사를 수두룩하게 해보는 경우가 많다. 고지혈
증 뿐 아니라 대부분의 성인병은 무슨 CT나 MRI 같은 거창한 기계속으로
들어가봐야 알 수 있는 것이 아니고 정밀 혈액분석 검사로 자세한 내용을
확인해 봐야 알 수 있다.

불쾌감 — 몸의 상태가 좋지 않습니까?

Start

계속 불안하고 초조합니까?

불안감은 정신과 신체에 복잡한 문제를 야기해 스트레스가 되어 상태를 나쁘게 합니다. 전문의와 상의하십시오 Part 2의 「불안신경증」편을 참조하세요.

지금 체중이 줄었습니까?

여러 가지 만성질환의 가능성이 있습니다. Part 2의 「체중 감소」편을 참조하세요

체온이 상승했습니까?

막연하게 몸의 상태가 좋지 않고 발열감이 있을 때는 바이러스 감염증인 경우가 많습니다. Part 4의 「발열」편을 참조하세요

피곤하고 허전함을 느낍니까?

피곤하면 당연히 몸의 상태가 나빠집니다. Part 2의 「피로」편을 참조하세요

약을 복용하고 있습니까?

약의 오용이나 남용은 신체의 자율조절 리듬을 무너지게 하여 몸을 나쁘게 만듭니다. 전문의와 상의하세요.

복잡한 다발성 원인에 의한 전신증싱인 것 같습니다. 자세한 혈액검진과 체성분 분석 검사를 요합니다.

두통이나 통증, 구토 같은 특별한 증상은 없을지라도 왠지 모르게 몸의 상태가 나쁠 때가 있습니다.

- 가벼운 전염병이 있을 때
- 오장육부 기능에 부조화가 있을 때
- 생활방식이 불건전한 경우
- 체내 어떤 물질이 너무 많아졌거나 또는 적어졌을 경우
- 영양 상태가 고르지 않을 경우에 이러한 증상이 나타납니다.

이러한 증상은 또 큰 질병의 전주곡일 가능성도 있습니다.

수주일 이상 불쾌감이 계속될 때는 전문의와 상담하세요.

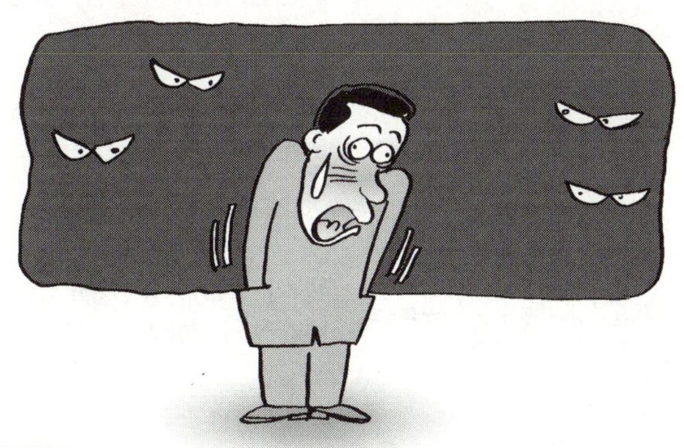

혈액검사

혈액은 체내에 필요한 물질이나 불필요한 물질을 운반하는 수송체계입니다. 산소와 영양분, 생체물질들을 조직에 공급해주고 노폐물을 운반해 갑니다. 혈액은 혈구와 혈장으로 나누어 볼 수 있는데, 혈구는 적혈구·백혈구·혈소판으로 구성돼 있고 혈장에는 수없이 많은 생명유지 물질들이 녹아 있습니다.

최근에는 혈액을 이용해 수많은 질병, 특히 성인병이나 암 등을 극초기에도 진단할 수 있는 미량물질 측정법이 개발되어 신체의 여러 질병을 고통과 후유증 없이 감별진단할 수 있게 되었습니다.

체크! 체크!

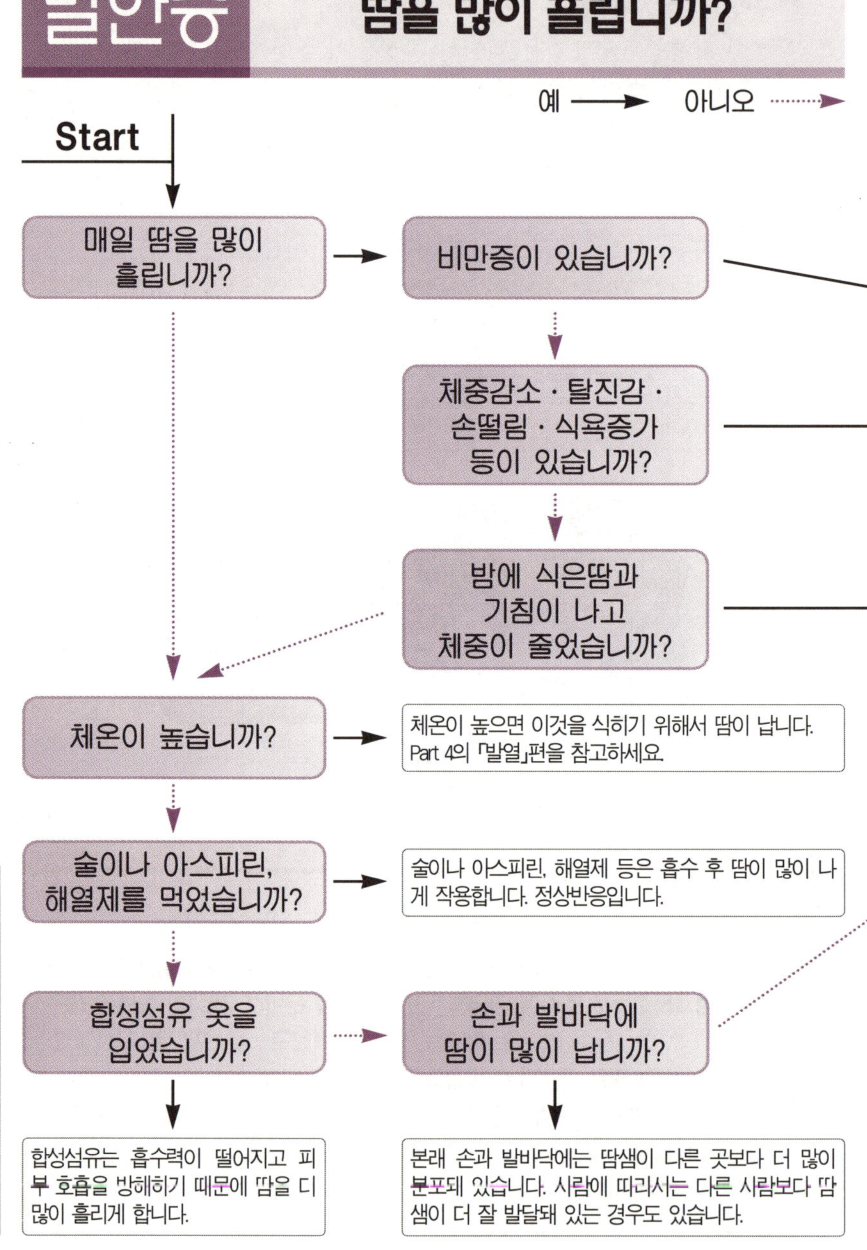
발한증
땀을 많이 흘립니까?
예 → 아니오 →
Start
매일 땀을 많이 흘립니까?
비만증이 있습니까?
체중감소 · 탈진감 · 손떨림 · 식욕증가 등이 있습니까?
밤에 식은땀과 기침이 나고 체중이 줄었습니까?
체온이 높습니까?
체온이 높으면 이것을 식히기 위해서 땀이 납니다. Part 4의 「발열」편을 참고하세요.
술이나 아스피린, 해열제를 먹었습니까?
술이나 아스피린, 해열제 등은 흡수 후 땀이 많이 나게 작용합니다. 정상반응입니다.
합성섬유 옷을 입었습니까?
손과 발바닥에 땀이 많이 납니까?
합성섬유는 흡수력이 떨어지고 피부 호흡을 방해하기 때문에 땀을 더 많이 흘리게 합니다.
본래 손과 발바닥에는 땀샘이 다른 곳보다 더 많이 분포돼 있습니다. 사람에 따라서는 다른 사람보다 땀샘이 더 잘 발달돼 있는 경우도 있습니다.

사람은 자신도 모르는 사이 하루에 2천cc 정도의 땀을 발산합니다. 땀은 체온을 조절해 더위나 격렬한 운동에 대한 신체냉각기능을 합니다. 그러나 평소에 비해 과도하게 땀을 흘리는 경우에는 신체에 이상이 발생한 징후이므로 전문의의 진찰을 요합니다.

비만은 신체의 동작에 부담을 주므로 정상적인 생활에서도 땀을 많이 흘릴 수 있습니다.

갑상선기능 항진증입니다. 또는 다른 대사성 질환일 수도 있습니다. 정밀검진을 요합니다.

폐결핵일 가능성이 높으며 다른 만성 감염성 질환일 가능성도 있습니다. 정확한 원인 규명과 조속한 치료를 요하는 상태입니다.

불안하거나 흥분될 때 땀이 납니까?

젊습니까?

정신적인 스트레스가 발한의 원인입니다.

원인불명의 발한증입니다. 전문의와 상담을 요합니다.

젊을수록 보조 땀샘인 아포크린선이 발달돼 더 많은 땀을 흘리게 됩니다.

보너스 정보

체취

땀은 보통 특별한 냄새가 거의 없습니다. 그러나 땀을 많이 흘린 후 그대로 방치하면 그것이 곧 체취가 됩니다. 이것은 피부에 사는 세균의 작용에 의한 현상입니다. 특히 아포크린선에서 분비되는 지방분과 단백질이 많을수록 더 특별한 세균증식이 용이해져 체취가 생깁니다.

체크! 체크!

불안 신경증 마음이 불안합니까?

예 → 아니오 ⋯→

Start

거의 항상 불안을 느낍니까?

금연 · 금주 · 약물복용 금지 등을 하였습니까?

이혼 · 실직 · 전직 등 큰 사건이 있었습니까?

허탈감과 좌절감 등을 경험하면서 생긴 스트레스로 인해 불안감에 빠져 있는 것 같습니다. 이런 때일수록 규칙적인 식사와 수면습관을 갖고 과음을 삼가하십시오.

체중감소와 발열, 손떨림이 있습니까?

갑상선 기능항진증일 가능성이 높습니다. 혈액검사 등 정밀진단을 필요로 합니다.

성생활과 관련된 고민이 있습니까?

성생활에 관계되는 불안은 누구에게나 조금씩 있는 것입니다. 나이가 들면서 성기능 감퇴를 고민하는 경우가 많습니다. 좋은 친구가 있으면 털어놓고 이야기해 보십시오.

사회생활중 면접이나 파티, 모임, 결제시에 불안감이 커집니까?

불안은 특정 대상이나 특정상황에서만 생깁니까?

누구든지 사회생활중에 낯선 일을 만나면 불안할 수 있습니다. 그러나 이런 불안은 시간과 경험이 차차 해소해줄 것입니다. 이런 것 때문에 일과 사람을 기피할 정도라면 전문의와 상담하십시오.

다른 복잡한 원인에 의한 불안신경증입니다.

응급(패닉)발작증

극도의 불안신경증으로 호흡곤란과 심계항진, 발한증과 함께 발작을 일으킵니다. 이것은 심장발작과 거의 유사하므로 응급을 요합니다. 응급 처치로는 옷을 헐렁하게 풀어주고 다리를 펴 높여주며 공기를 환기시킵니다.

급성 금단증상입니다. 술, 담배, 신경안정제, 수면제 등을 갑자기 끊게 되면 불안감에 빠질 수 있습니다. 심하면 의사와 상의하세요.

강박신경증 또는 공포증이 있는 듯합니다. 공포증은 특정대상과 상황에 반응하는, 이유없는 불안감입니다. 폐쇄공포증·고공공포증·귀신공포증·세균공포증 등 그 종류는 매우 다양합니다. 강박신경증은 어떤 특정한 행동을 하지 않고서는 견딜 수 없는 특별한 불안감입니다.

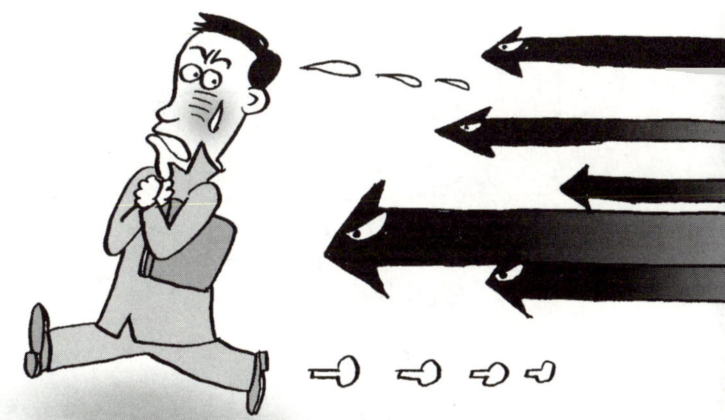

스트레스가 유발하는 질병

어떤 사람은 스트레스로 가득한 생활을 해도 전혀 영향을 받지 않는가 하면, 작은 변화에도 대응하지 못하고 불안과 우울증 또는 공포증에 빠지는 사람도 있습니다. 스트레스는 다음과 같은 질병을 유발할 수 있습니다.

1. 불안신경증	6. 위·십이지장궤양	10. 우울증
2. 궤양성 대장염	7. 정서장애	11. 변비, 설사
3. 천식	8. 말더듬	12. 단순 포진
4. 습진, 건선	9. 구강 궤양	13. 탈모증
5. 성기능 장애		

피부염 — 피부에 이상이 생겼습니까?

Start

붉은 발진이 있습니까? → 체온이 높습니까? → 수두, 풍진, 홍역, 다른 바이러스성 감염증이나 그 후유증입니다.

종기나 부스럼이 생겼습니까? → 곰팡이에 의한 백선·버짐이나 기생충에 의한 옴 등에 감염됐거나 벌레에 물렸을 가능성이 높습니다.

얼굴·가슴·배 등에 뾰루지나 피하결절이 있습니까? → 여드름입니다. 피지와 세균염증으로 모낭이 막혀 염증이 심해졌기 때문입니다.

입 주위에 수포가 생겼습니까? → 단순포진(헤르페스)입니다. 감기·과로·햇빛·추위·스트레스가 원인입니다.

스트레스나 술, 향신료 등으로 얼굴이 붉어집니까? → '주독코' 입니다. 코와 볼이 쉽게 붉어지는 현상으로 개인에 따라 그 정도가 다릅니다.

오래된 사마귀가 있거나 변성이 있습니까? ┄┄► 검푸르고 납작한 반점이 있습니까?

중년 이후에는 사마귀가 잘 생기지 않습니다. 검은 사마귀는 악성흑색종(암)으로 변화될 수 있습니다.

피부색소 침착증입니다. 화장품이나 곰팡이가 원인으로 작용될 수 있습니다.

체크항목! 피부는 인체의 가장 큰 기관

　피부는 거대하고도 놀라운 조직체계이며 내부 장기의 상태를 반영하는 오장육부의 유세장입니다. 인체 피부 1㎠에는 3백만 개의 세포가 있습니다. 그 속에는 1백 개의 땀샘과 12개의 지방선, 9개의 모발, 97㎝의 혈관, 2천 7백 개의 감각세포, 3백만 종 이상의 미생물이 살고 있습니다. 미생물 중에는 세균과 곰팡이, 진드기 등이 있는데 이것은 씻어도 전부 떨어져 나가지 않습니다. 그중 어떤 곰팡이는 무좀을 일으키기도 합니다. 무좀은 비누로 씻고 잘 헹구고 잘 말리고 건조하게 유지하면 치유됩니다. 사람은 하루에 2천cc 정도의 땀을 발산해 피부를 식힙니다. 중년이 되면 피부가 얇아지고 땀샘과 지방선이 위축되고 혈관과 감각세포도 줄어듭니다. 피부노화 예방의 최선책은 세끼 식사를 잘 하고 편식을 금하며 청결을 생활화하는 것입니다.

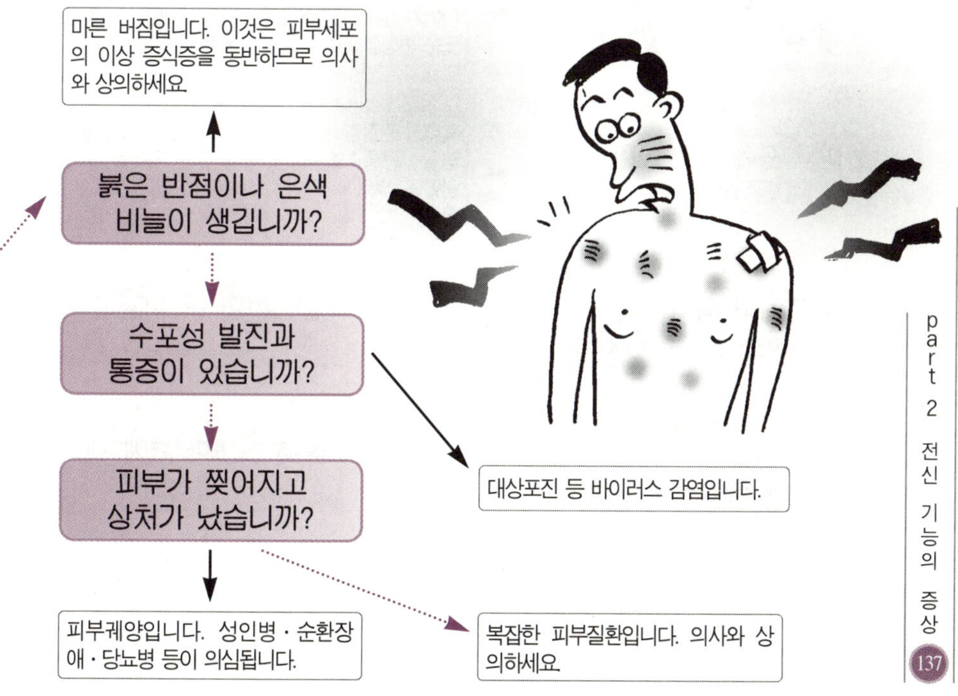

다리통증 — 다리가 아프십니까?

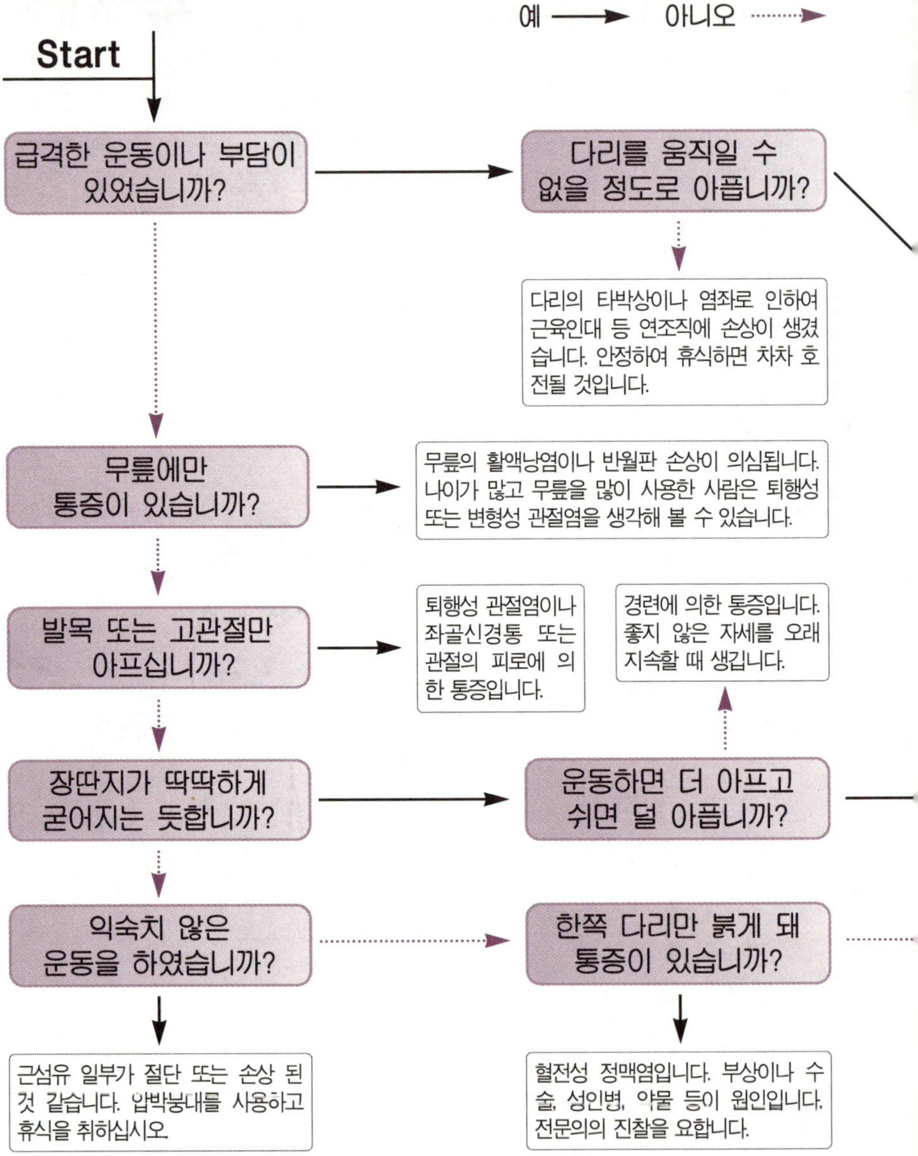

인체에 필요한 3대 영양소인 탄수화물 지방 단백질은 너무 적으면 영양실조에 걸립니다. 그러나 탄수화물이 많아지면 당뇨병, 지방이 많아지면 동맥경화, 그리고 단백질이 너무 많으면 통풍에 걸립니다.

남들이 몸에 좋다고 하는 생선은 물론이고 콩이나 두부, 심지어 미역이나 시금치까지도 악화 요인이 되며 보약이나 영양제는 더 나쁩니다. 요산과 원인 질환에 의한 후유증 진단을 위해 혈액검사가 필요합니다. 통풍은 중풍과는 전혀 상관이 없는 것입니다.

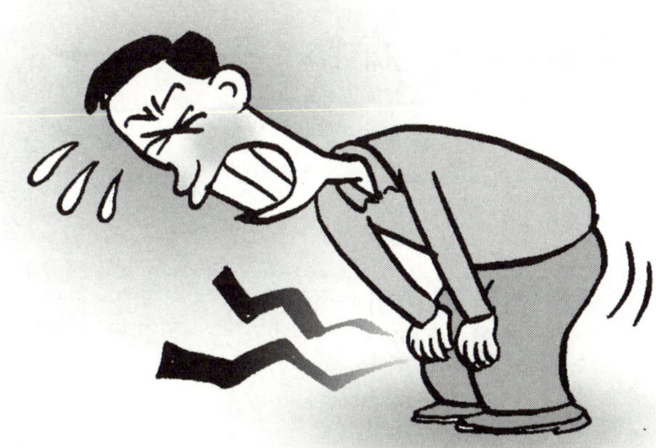

골절이나 탈구 또는 연골 인대, 근육인대 등에 손상이 있습니다. 외부에서 볼 때 형태가 달라졌으면 응급 상태입니다.
곧 병원으로 가 보십시오.

혈관이 좁아져서 근육내의 혈액순환에 이상이 생긴 것 같습니다. 원래는 운동량이 많을수록 혈액량도 따라서 증가돼야 하나 혈관이 좁아져서 미처 혈액 공급이 따르지 못해 통증이 발생됩니다. 성인병의 일종으로 간주될 수 있습니다. 전문의와 상담 및 정밀 혈액검진을 필요로 합니다.

장딴지가
붓고 아픕니까?

발가락이
특히 아픕니까?

피부 깊숙한 곳에 혈전이 생겨 정맥이 막히는 정맥혈전증입니다. 상처나 질병으로 오래 누워 있었다면 발병 가능성이 높습니다. 장기적인 치료를 요합니다.

다발성 근막염 또는 관절염입니다. 의사와 상의하세요.

통풍일 가능성이 높습니다. 박스 기사를 참고하세요.

체크! 체크!

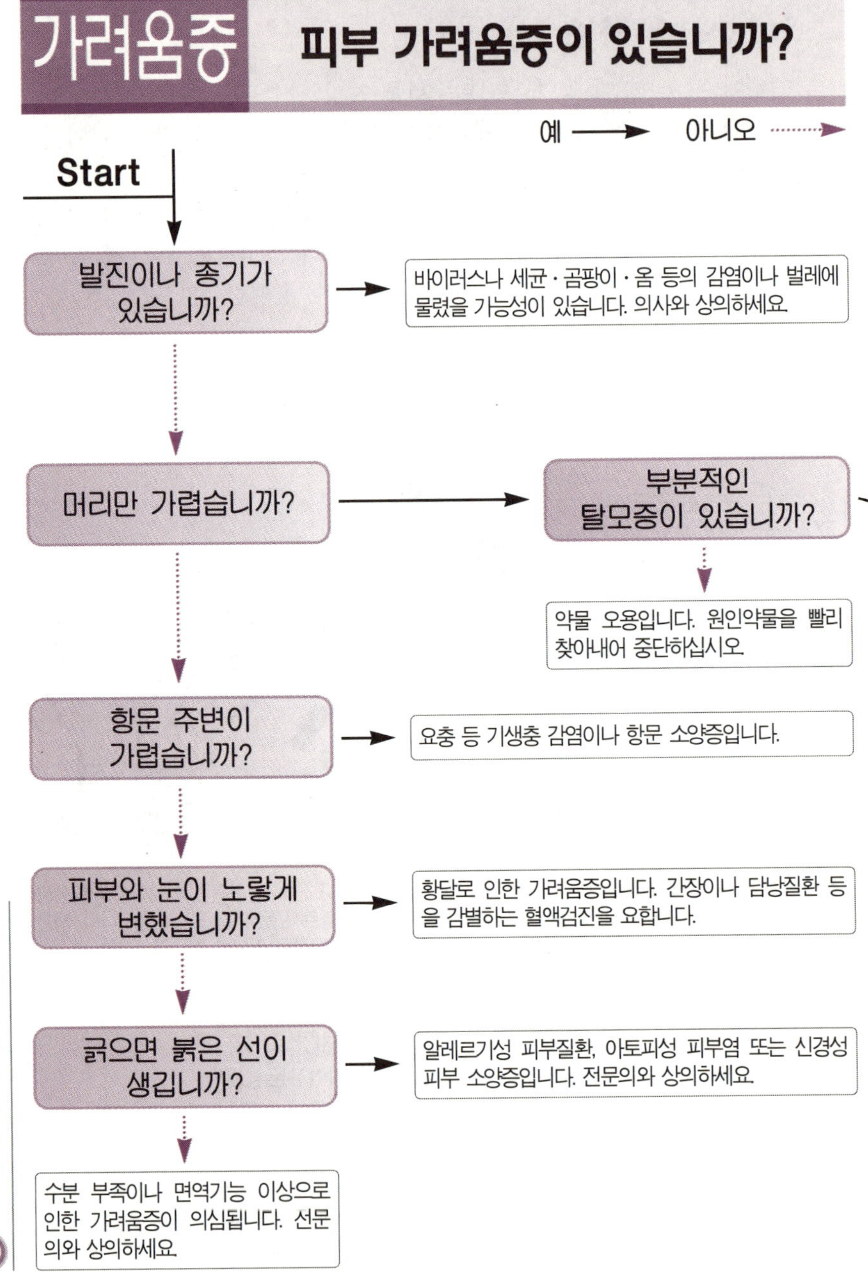
가려움증

피부 가려움증이 있습니까?

예 →   아니오 ┈┈▶

Start

발진이나 종기가
있습니까?

바이러스나 세균·곰팡이·옴 등의 감염이나 벌레에
물렸을 가능성이 있습니다. 의사와 상의하세요

머리만 가렵습니까?

부분적인
탈모증이 있습니까?

약물 오용입니다. 원인약물을 빨리
찾아내어 중단하십시오

항문 주변이
가렵습니까?

요충 등 기생충 감염이나 항문 소양증입니다.

피부와 눈이 노랗게
변했습니까?

황달로 인한 가려움증입니다. 간장이나 담낭질환 등
을 감별하는 혈액검진을 요합니다.

긁으면 붉은 선이
생깁니까?

알레르기성 피부질환, 아토피성 피부염 또는 신경성
피부 소양증입니다. 전문의와 상의하세요

수분 부족이나 면역기능 이상으로
인한 가려움증이 의심됩니다. 선문
의와 상의하세요

백전백승 자기진단법

진균(곰팡이)감염증입니다. 빨리 치료할수록 좋습니다. 가족에게 전파될 가능성이 있습니다.

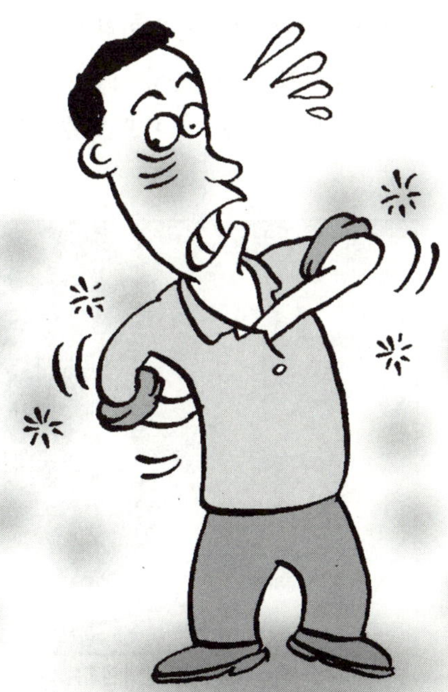

중년들이여,
떨쳐 일어나 힘을 내라!

20세기초(1922) 대영제국의 고고학자 하워드 카터 경(Sir, Howard Carter 1873~1936)은 이집트 왕가의 계곡에서 요절한 파라오 투탕카멘 왕묘를 발굴하고 있었다. 발굴 첫날 입구 회랑 틈에서 파피루스 문서 한 장이 발견되었다. 중요한 경고 서한이 아닐까하여 심중히 판독하였다.

요새 어르신네들은 서기들을 자기 집 종인양 이리 와라, 저리 가라, 괴롭게 하네.
요새 젊은 것들은 서기에게 자기 집 여자인양 이랬다 저랬다 말대꾸 하네.
요새 서기들은 길 잃은 철새인양 이쪽으로 가도 저쪽으로 가도 살 길이 없네.

이미 수천년 전 이집트 왕국의 중년간부(서기)들도 세대 차이 때문에 세상 살이가 쉽지 않았음을 이 삼행율시(三行律詩)를 통해서 잘 엿볼 수 있다.

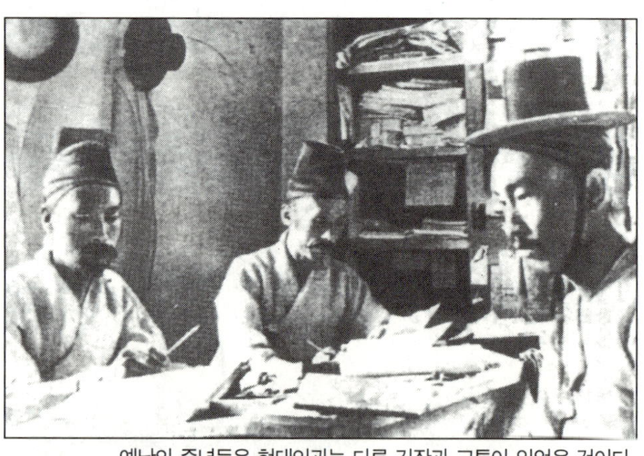

옛날의 중년들은 현대인과는 다른 긴장과 고통이 있었을 것이다.

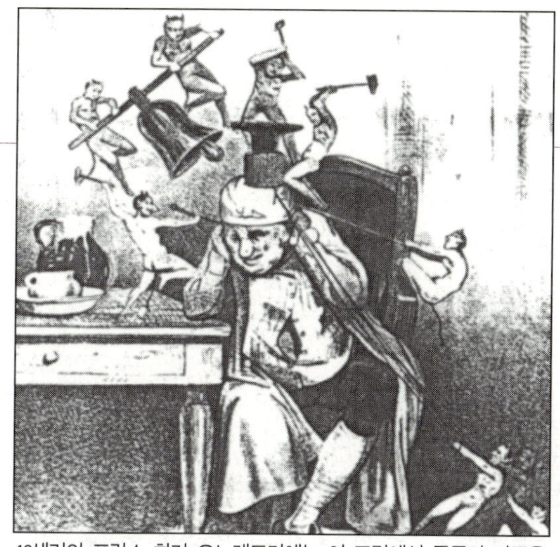

19세기의 프랑스 화가 오노레도미에는 이 그림에서 두통의 괴로움을 묘사하고 있다.

지금 우리 한국 중년들도 매우 고달프다. 언제부터인가 우리 중년들도 어느 쪽으로 가야 살길이 있을지 어리둥절 하기만 하다. 조기퇴직이다, 명예퇴직이다, 황당한 퇴직이다 하는 것들이 유행하고 있는 이 시대에 농경사회와 산업사회의 수직적 사고방식을 신봉하는 소위 윗분들의 눈치를 살펴야만 살아남을 수 있는, 그야말로 희생타가 되고 있다.

그런 순간에도 하루가 다르게 변모하는 정보화사회의 컴퓨터 세대들은 우리들이 쓰고 있는 구버전(old version) 앞에 좀더 능률적이고 산뜻한 신버전(new version)을 들이밀며 우리를 압박해 오고 있다. 그래서 언제부터인지 업그레이드(up-grade)해야 한다는 말은 상급자를 따라 하는 것이 아니고 오히려 아랫 사람들의 방식을 배워야 하는 것으로 되어버렸다.

약한자여, 그대 이름은 중년이라!

그래서일까?

우리나라 4~50대의 사망지수는 세계 어느 나라와 비교해도 단연, 그 유병률과 사망률이 높다고 한다. 우리 중년들은 너무 힘들어서 많이 병들고 그래서 죽어간다는 말이다. 살아 있는 이들도 괴롭긴 매 한가지다. 위를 보면 조퇴, 명퇴, 황퇴가 두렵고, 아래를 보면 새로운 정보와 신사고방식으로 무장하여 염치나 체면 같은 건 따질 것도 없이 그냥 밀어붙이는 디지털(digital) 신세대 용병들이 무섭고 역겨워 맥이 빠진다. 시시각각 좁혀지는 틈바구니에서 살자니 고생이요, 죽자니 처자식이라, 죽지 못해 사는 격이다. 앞세대 만큼 돈도 없고 권위도 없다. 불황을 버텨 나갈 여력도 없다. 신세대 만큼

발빠른 정보운전능력이나 몰염치나 체력도 부족하다.

어떻게 살아나갈 수 있을까?

중년들이여, 일어나 힘을 내라! 우리는 어떻게든 꼭 살아가야 한다.

항상 머리 아프고 나른하고 진땀난다

중년들에게 두통과 권태는 필수과목인가 보다. 중간이라는 지정학적인 장애가 그것을 피하지 못하게 한다. 하루 업무가 끝났다고 해서 일과가 아주 끝난 것은 아니다. 또다시 약속과 접대, 단합대회와 회식 등이 우리를 기다리고 있다. 여기에서도 신버전세대는 그들 방식에 따라 하고 싶은 말은 다 하고, 술잔도 받기 싫으면 그만이다. 가운데 끼인 우리는 이것저것 다 챙기고 완충하며, 윗분들의 안전 귀가를 배웅해야 하고, 마지막으로 계산까지 해내야 한다. 그래야 겨우 집에 돌아갈 수 있다. 이때는 이미 인사불성으로 녹아 떨어져 버린다. 자식이고 아내고 사랑해 볼 겨를도 없고, 건강을 돌볼 틈은 아예 처음부터 없었다.

그리곤 아직 잠을 잔 것 같지도 않은 새벽에 또다시 출근길로 떠밀린다. 눈 크게 떠볼 틈도 없이 아침도 굶고, 차는 어떻게 타고 왔는지, 정신을 차려 보면 다시 업무에 빠져 있다. 그래서 아득바득 하루가 지속된다. 바로 이것이 두통과 만성피로의 원인이다. 이런 생활의 나열 속에서 어떻게 머리가 맑아지고 몸이 가뿐한 날이 올 수 있을까?

수많은 생명과학의 석학들이 하나 같이 주장하는 장수의 비결은 너무도 평범하다. 많이 자고, 과음 과식하지 말고, 세끼니를 잘 챙겨 먹고, 규칙적이고 낙관적인 생활을 하라는 것 등이다. 진리는 항상 너무나도 간단 명료한 것이다. 그것을 잘 알지만 지킬 수가 없다. 그것이 문제다.

통증이란 체내에 무엇인가 너무 많거나 적다는 외침이다

일찍이 의성(醫聖) 히포크라테스(Hippocrates 460~377BC)가 말했다. "질병이란 신체내에 무엇인가 너무 많아지거나 너무 적어진 현상"이라고.

동양의학의 성전 〈황제내경(黃帝內經)〉에서도 "병(病)이란 음양의 조화(陰陽調和)가 깨어진 상태"라 했다. 음(陰)이란 부족한 것이요, 양(陽)이란 과다한 상태라고도 표현될 수 있을 것이다.

사람이 아프다는 것은 인체내에 필수불가결한 산소나 수분 에너지 영양분 면역물질 같은 것들이 부족하거나, 또는 이산화탄소 노폐물 독성물질 대사 산물 여분의 양분과 찌꺼기 등이 불필요하게 너무 많이 쌓여 있거나, 빠져 나가지 못하기 때문인 것이다.

마찬가지로 두통 역시 뇌와 그 주변 구조 속에서 반드시 필요로 하는 산소나 전해질 포도당 신경전달물질 혈액 등의 공급이 불충분할 때 통증이 발생된다. 또한 뇌 구조 속에서 빨리 배출되어야 하는 이산화탄소나 대사 노폐물, 기름기 등이 필요없이 축적되거나, 지주막하출혈 세균감염 압력 긴장 복잡한 정보 등의 누적에 의해서 두통이 가속된다. 어쨌든 두통에는 반드시 원인이 있고, 그 원인을 찾아야 할텐데 사람들은 너무 쉽게 두통약을 쓰려고 덤빈다.

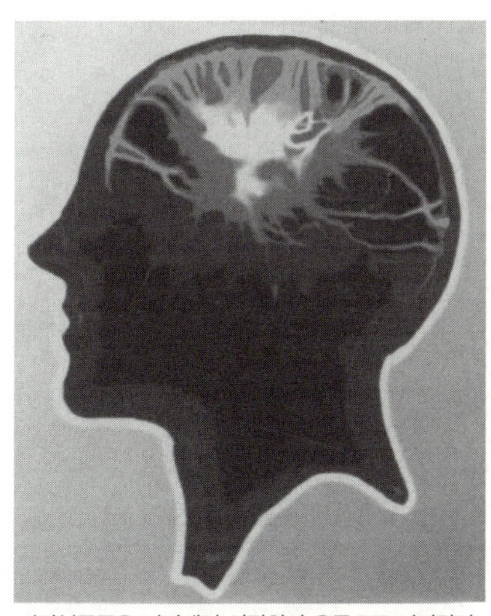
긴장성두통은 머리에서 시작하여 온몸으로 퍼져간다.

두통은 또 다른 통증을 부른다

얼마전의 일이다.

40대의 권 박사는 젊은 시절에 실리콘벨리에 유학하여 반도체 공업에 없어서는 안될 박판시스템 공학을 전공하고 S-그룹 연구실에 수년간 근무하고 있었다. 그의 부인도 언론학 박사였고, 또 미인이었다. 친구들은 그를 부러워하며 소식을 묻곤 하였다. 그가 부장에서 이사로 진급하고 몇개월이 지난 후, 언제부터인지 나른하고 두통이 심하게 되어 진통제와 각성제를 사용하고 있었다. 그러나 얼마되지 않아 몇가지 약물을 써 봐도 별 도움이 안 되고 두통은 더 심해졌다. 가슴이 두근 거리고 때로는 조이는 듯 아프며 어지러웠다. 소화기능 장애로 배가 아프고 성기능장애도 생겼다.

CT도 해 보고 MRI도 해 보았으나 아무런 병명도 찾을 수 없었다. 그는 우울증에 빠져 결국 휴가를 내어 우리 병원에 왔다. 친구 좋다는 것이 무엇인지, 그는 이것저것 두서없이 푸념하고 윗사람들 흉도 보며 한참을 정신없이 계속 떠들어대다가 갑자기 "어이, ?! 머리가 안 아프네!"하고 자신에게 묻는 말처럼 벌떡 일어나 두 손으로 머리를 만져댔다. 우리는 서로 쳐다보며 한참이나 웃었다. "야, 이제 머리가 하나도 안 아프다" 그는 신기한 듯 거울을 보며 자기 머리를 이리저리 돌려 보았다. 한참을 정신없이 떠들어대는 무의식 상태에서 긴장이 완전히 해소됨은 물론 과호흡이 조장되어 결국 뇌속에 충분한 산소를 공급하게 된 것이었다. 그렇게 쉽게 없어질 두통이 그동안 무엇 때문에 그를 괴롭게 하고 있었을까? 그의 두통은 다른 중년들의 그것과 마찬가지로 긴장성두통이었고, 근육수축성두통이었으며 신경성두통이었고, 결국 혼합성두통이었다.

원인을 알면 치료는 간단하다

권 박사가 부장일 때는 자신의 전공에만 몰두할 수 있었다. 그런데 이사로 진급하여 여러 부서로 업무영역이 넓어지다보니 모르는 것이 많아 오히려 신세대 후배들에게 물어봐야 하는 경우도 있었다. 또한 이사로 진급하다가 더이상 올라가지 못하면 명퇴인지 황퇴인지를 당할 수도 있었다.

숨쉴 틈도 없는 그 상황에서 그는 계속 스트레스와 긴장으로 호흡량이 감소되었고, 따라서 뇌혈관 속에 용존산소량이 부족하게 되어 뇌의 신체조절능력이 떨어지게 되었다. 이런 때는 당연히 심장기능이고 소화기능이고 성기능이고 더 좋아질 수는 없는 노릇이다. 이런 것들은 또다시 두통을 더욱 부채질하는 악순환을 만들었다.

하지만 그런 것들은 사실 큰 병도 아니고 더군다나 수십 수백만원씩 써가며 별별 거창한 검사를 다해 보고 야단 법석을 떨 일은 더욱 아니었다.

그는 어쨌든 그 날 자기 두통의 원인을 알게 되었고, 미래에 관해서는 편안한 예측을 갖기로 작심하였다. 신체의 기능이란 의식적인 것보다는 무의식 세계에 의해서 훨씬 더 큰 영향과 지배를 받는다는 사실을 묵과하지 말고, 중년답게 이제는 체념도 선택할 줄 알아야 된다는 약속을 했다. 그에게는 아무런 약도 처방되지 않았고 그는 간단한 호흡요법과 지압을 배워 돌아갔다. 성인에게서 두통의 가장 흔한 원인은 결국 산소부족 증상이다. 산소부족은 심장통증도 유발하는데, 뇌와 심장이 산소를 가장 많이 필요로 하기 때문이다. 두통은 이비인후과 이상에서도 발생될 수 있다.

나이가 들면 점액 분비량이 감소한다

코의 점막은 공기중에 산재하는 수백만 마리의 세균에 대항하는 제일 방어선이다. 세균과는 다른 먼지나 꽃가루 등은 점막과 반응하여 화학물질을 형성하게 되고 이때 재채기가 유발되는데, 이것은 160Km/h 의 엄청난 속

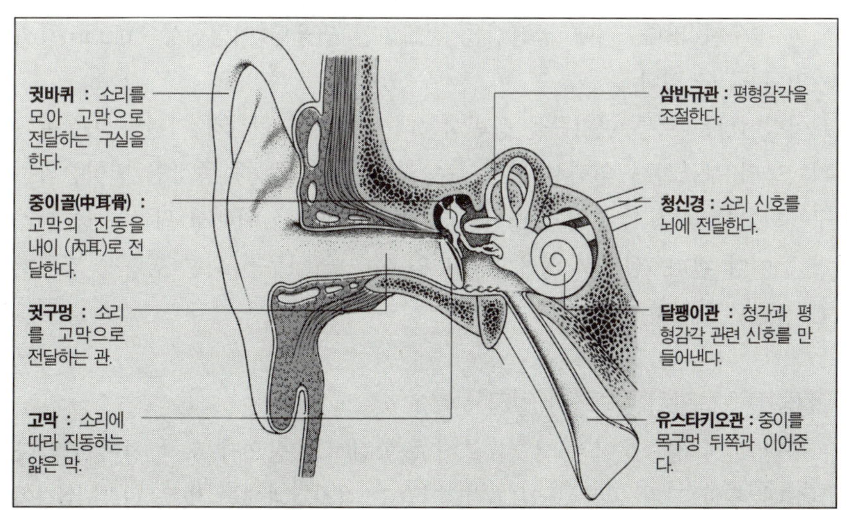

도로 분사된다. 콧속이 마르면 세균침입이 쉬워지고 더 자주 코피가 터지게
된다. 잦은 코피는 비강 혈관 파열이나 혈액 응고기전의 이상과 혈관염 등
으로 인하여 발생되며, 노인에서는 고혈압과 동맥경화 등이 원인일 때도 있
다. 만성 비출혈은 그 원인을 규명해야 완벽한 지혈이 가능하겠지만, 우선
소독솜으로 코를 깊숙이 막고 얼음 주머니로 코를 감싸 누르면 쉽게 지혈이
된다. 습관성 코피가 있는 사람은 함부로 코를 건드리거나 세게 풀지 말고
과격한 운동이나 뜨거운 욕탕에 들어가지 말아야 한다.

항상 귀 속이 가렵다

귀도 코처럼 본래 후벼내도록 되어 있는 것이 아니다. 세상에서 가장 청
각이 뛰어난 개들은 일생동안 귀 후비는 일이 없다. 귀속에는 원래 적당량
의 피지(皮脂)가 쌓여있고, 본래 살고 있는 정상세균총(定常細菌總)이 있어
서 그 속으로 들어올 수 있는 다른 병균과 곰팡이를 막아내도록 장치되어
있는데, 이것을 후벼내어 모두 없애고 치워버리면 소독능력이 없어지고 다
른 세균과 곰팡이가 들어가 살게 된다. 그 다음부터는 더욱 가려워 못 참고
자꾸 후비게 되어 외이도(外耳道)는 물론이고 내이(內耳)까지 염증이 파급
되는 경우가 많다. 이때 청신경을 건드리면 귀울림(이명현상: tinnitus)의
원인이 될 수 있다.

이명현상은 보통 현기증을 동반하는데 이것은 평형감각 기관의 이상이나
뇌기능의 부조화에 의해서 발생되는 것이며, 혈액부족 증상인 빈혈증과는
구분되어야 한다. 청신경과 평형감각 기관의 안전을 위해서 귀는 가능한 가
만 두어야 한다. 심하지 않은 외이도염은 그냥 놔두면 다른 염증성 질환처
럼 저절로 없어져 버린다.

인체에는 자연치유능력이 있다

수년 전에 천주교 신부님 한 분이 종합검진을 받으러 오신 적이 있었다.
사십대 후반 같지 않은 동안(童顔)이었고 검진결과에는 별로 나쁜 소견이

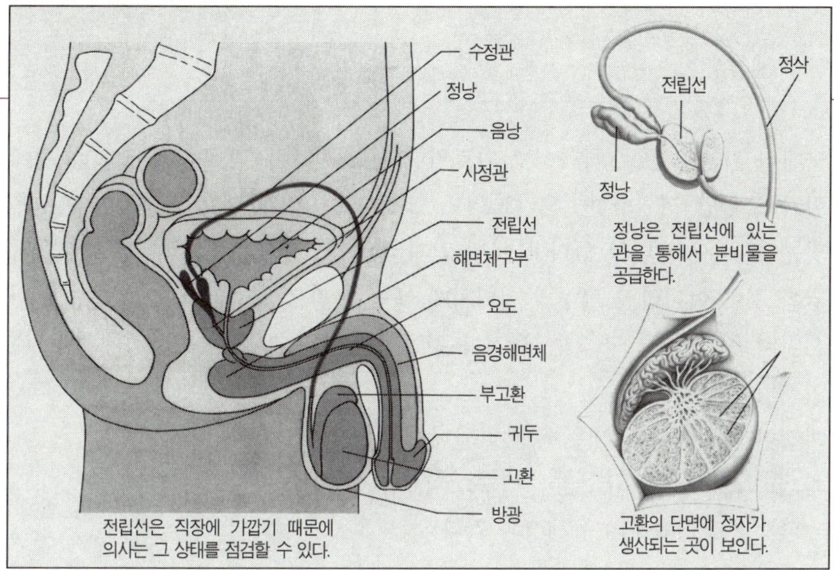

없었다. 다만 이전에 폐결핵과 위궤양을 잠깐 앓고난 흔적이 있었고 상기도
와 비뇨기관 계통에 다소의 염증이 있을 뿐이었다. 종합검진 전문의로서 성
심껏 검사결과를 설명해 드렸었는데, 신부님은 매우 난감해하며 무거운 표
정을 지으셨다. 이유인즉, 자신은 그런 병에 걸린 적도 없고 걸릴 이유는 더
욱 없다는 것이다. 성직자로서 비뇨기 염증이 있다는 설명에 모욕을 느꼈던
모양이다. 그래서 그런 것과는 전혀 별개의 상황이라는 질병 원리를 이해시
켜 드리는 데 매우 힘들었던 기억이 있다.

  방광염이나 요도염 등은 감기나 위염처럼 특별한 사건이 없이도 흔히 걸
릴 수 있다. 특히 전립선염은 불결한 성접촉에 의해서 걸릴 수도 있지만 그
보다는 평범한 방광염 등이 전이되어 발생되기도 하고, 감기나 편도선염, 치
주염 등의 후유증에 의해서 발생되는 경우가 더욱 많다. 그리고 대개의 경
우에는 자신도 모르게 걸렸다가 스스로 치유되어 버린다.

  신체 내에 발생되는 염증들은 그것이 전립선염이든 폐결핵이든 간염이든
위궤양이든 장염이든 대부분의 바이러스성 또는 세균성 감염에 의한 질병에
는 환자(host)가 알지 못하는 사이에 자연히 치유되어 버리는 경우가 더 많
다. 그러나 어떤 이유로든 의사로부터 전립선염이나 요도염이라는 진단을
한 번 받기만 하면 대부분의 남성들은 매우 역겨워하며, 그것이 수년 또는

수개월 가는 것으로 착각하고 괴로워한다. 소변 보는 도중에나 성접촉 중에 뭔가 조금만 꺼림칙한 것을 느껴도 그것이 재발되었다고 걱정하며 병원을 찾는다. 의사가 별일 없다고 해도 믿지 않는다. 사실 매독이나 임질처럼 특별한 것이 아니라면 그렇게 지나치게 예민할 필요성이 없다. 그보다는 전립선염의 원인이 될 수 있는 감기나 편도선염, 피부염에 안 걸리도록 하는 것이 훨씬 효과적이다.

놀랍고도 거대한 시스템 – 피부조직

피부는 오장육부의 유세장과 같다.

인체 피부 1㎠ 내에는 300만 개의 세포가 있다. 그 속에는 100만 개의 땀샘과 12개의 지방선, 9개의 모발, 97㎝의 혈관, 2700개의 감각세포, 300만

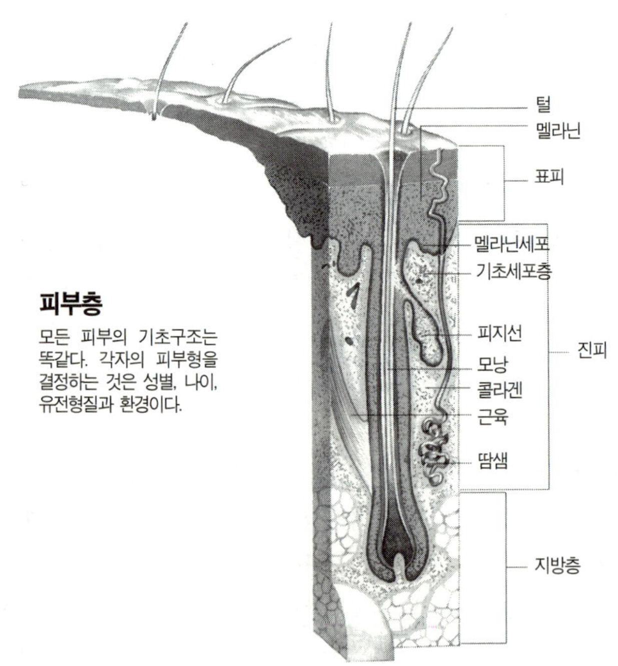

피부층

모든 피부의 기초구조는 똑같다. 각자의 피부형을 결정하는 것은 성별, 나이, 유전형질과 환경이다.

개 이상의 미생물이 살고 있다. 미생물 중에는 세균과 곰팡이, 진드기 등이 있는데 이것은 씻어도 전부 떨어져 나가지는 않는다.

피부 미생물들은 대개 이롭게 작용하지만 해로운 것도 있다. 그 중 어떤 곰팡이는 무좀을 일으킨다. 현대인처럼 일년내내 양말을 신는 생활은 발가락 무좀과

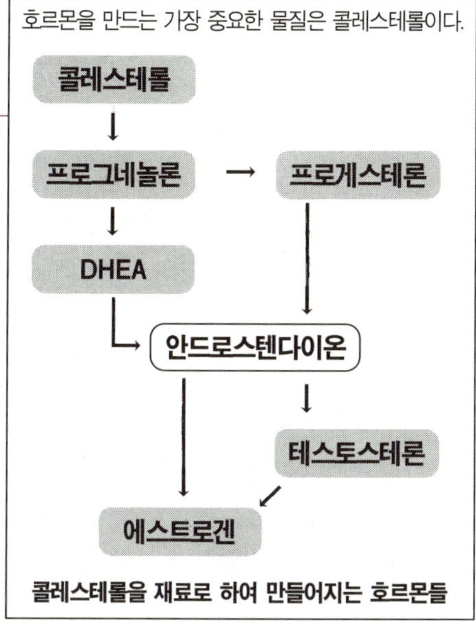

콜레스테롤을 재료로 하여 만들어지는 호르몬들

공생하고 있는 수가 많다. 그런데 누군가가 무좀을 비누로 씻으면 더 악화된다는 헛소문을 낸 것 같다. 사실은 절대 그렇지 않다. 비누로 깨끗이 닦아내고 비눗기가 남지 않도록 잘 헹구고 잘 말리는 것이 가장 좋은 방법이다.

땀이 증발하여 피부를 냉각시키는데 사람은 하루에 2리터 정도의 수분을 피부로부터 발산시킨다. 땀샘과 지방선의 기능이 너무 약하거나 지나친 경우에도 모두 가려움증을 느낀다. 이때는 중조를 냉수나 얼음물로 10배 희석하여 바르면 가려움증이 없어진다. 이것은 발진이나 수두, 벌 쏘인 데, 벌레 물린 데, 옻 등으로 인한 가려움증에도 효과가 있고 항문 소양증에도 좋다.

중년이 되면 피부가 얇아지고 땀샘과 지방선이 위축되며 혈관과 감각세포도 줄어든다. 그래서 주름살이 생기고 나이들어 보인다고 말한다. 피부노화를 막기 위해서는 규칙적인 세끼 식사가 필수적이며 편식은 절대 금물이다. 피지선은 피부노화를 막는 가장 중요한 요소이므로 콜레스테롤 수치에 너무 예민하지 말고 적당한 기름기 섭취를 유지해야 한다.

콜레스테롤이 있다? 없다?

요새 우리 나라 사람들은 콜레스테롤에 너무 과민반응을 한다. 이것을 무슨 독약인줄 안다. 그러나 이것은 사실 인체에 절대적으로 필요한 3大 영양

소 중의 하나이므로 너무 많아도 안 되지만 적어서는 더욱 불행한 일이 생긴다.

콜레스테롤은 있거나 없을 수 있는 것이 아니고 혈중농도가 높거나 낮다고 말해야 된다. 이것이 너무 높으면 동맥경화나 혈전증을 유발하여 심장병이나 뇌혈관 장애를 일으킬 수 있지만, 너무 적으면 체중이 감소하고 쉽게 피로를 느끼며 지구력이 떨어지고 피부와 모발이 나빠진다. 우리 중년에서는 콜레스테롤이 너무 적으면 성기능 감퇴의 한 원인이 될 수 있다. 너무 두려워 하지 말고 삼겹살이나 우유 계란 생선 해물 등을 적당히 섭취하는 것이 건강한 가정생활에 보탬이 된다.

그런데도 검진한다는 것이 콜레스테롤만 검사하고 이것이 조금만 높으면 곧 무슨 큰 병에 걸려 죽을 줄로 알고 음식을 까다롭게 가려 먹는다. 그런데 실상은 고지혈증으로 인한 혈관 이상은 중년기보다는 노년기에 흔히 발생되는 것이고, 중년기에는 체중이 크게 늘지 않는 한 기름진 음식을 어느 날 많이 먹었다고 해서 금방 심장에 지장이 오는 것은 아니다.

당뇨병의 원인은 당분 섭취 때문이 아니다

당뇨병도 마찬가지다. 음식을 달게 먹는다고 당뇨병에 걸리는 것은 아니다. 췌장에서 분비되는 호르몬인 인슐린의 양이 부족할 때 혈중에 당분이 축적되고 소변까지 흘러 넘치는 것이다. 당뇨병을 비롯한 대부분의 성인병은 유전적인 형질이 관여될 수 있으나, 그것이 발현될 수 있는 기회를 만들어 주지 않으면 질병으로 표현되지 못하는 것이다. 그 기회라는 것 중에는 지나친 음주와 흡연, 비만 등이 으뜸으로 작용한다.

당뇨병이 발생되면 대부분 다른 합병증이 동반된다. 합병증이 있는지 없는지도 모르고 당뇨병에만 매달려 있다가 어이없이 수명이 단축되어 버리는 경우가 의외로 많다. 그러므로 성인병이 있는 사람은 전문의와 수시로 상의해 보는 것이 좋다. 중년 남성에서 성인병의 부작용으로 가장 안타까운 것 중의 하나의 성기능 무력증이다.

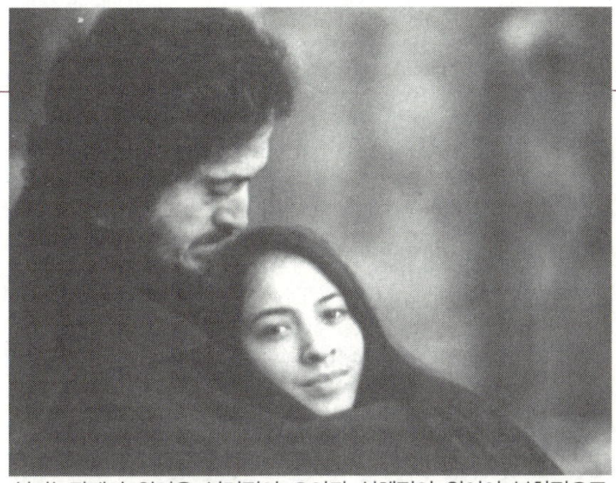
성기능장애의 원인은 심리적인 요인과 신체적인 원인이 복합적으로 작용한다.

잠자리가 즐겁지 않은 중년 남성

성기능 장애는 거의 모든 성인병이 그 원인으로 작용한다.

그런데 아무런 성인병의 증거도 없이 성적인 욕구만 감멸되어버리는 경우도 흔하다.

성무력증이 오면 대부분의 사람들은 남성 호르몬의 부족에 의한 것으로 착각한다. 더군다나 호르몬이라는 자체를 잘못 이해하고 있다. 우리 병원은 강남대로 중앙에 있어서 소위 수준이 높다는 서울 강남의 유식층 인텔리들이 찾아 오는데, 그들 역시 호르몬이란 성관계 동안 배출되는 것으로 잘못 알고 있는 경우가 많다. 그것은 정액이며, 성호르몬은 그렇게 체외로 분비될 수 없고 다른 수많은 호르몬들과 마찬가지로 이것 역시 피 속을 흐르면서 신체의 기능을 조절하는 것이다. 중년기에 남성호르몬이 조금 더 높아지거나 낮아진다고 해서 성기능의 왕성한 정도가 크게 변하는 것은 아니다. 즉 그것이 정상이거나 오히려 높은 데도 성무력증이 오는 경우도 많다. 최근 미국 킨제이연구재단에서 각국의 사십대 이후 남성 수천 명을 대상으로 성기능 실태를 조사하였는데 응답자의 절반 이상이 성무력증을 경험하였다는 보고가 있었다. 이러한 증상이 있는 남자들은 대개 혼자서 고민한다. 그러나 전문의와 솔직하게 상의해 보면 고치지 못할 성기능 장애는 거의 없다.

사소한 실수로도 성기능 장애가 올 수 있다

음대 교수인 L씨는 아무런 일도 없이 어느날 갑자기 발기부전임을 알게 되었다. 그는 기분도 좋았고 지난 번 건강진단 결과도 정상이었다. 그는 거의 매일 자전거도 타고, 담배도 피우지 않고 술도 마시지 않는다. 그래도 그러한 증상은 점점 심해졌다. 그는 자신의 정력에 의심을 갖기 시작했고, 이제는 자기 부인이 매력적으로 보이지 않기 때문인가 하고 스스로를 의심하기도 하였다. 그는 결혼생활이 위험한 지경에 이르자 전문의를 찾았다. 그는 자전거를 타고 공원에 자주 나가서 흔히 평행봉을 하는데 어느 날 철봉 위에 올라 갔을 때 약간 찌릿한 느낌을 받은 기억이 있었다. 별일도 아닌 것 같았던 그 순간에 회음부 혈관이 손상되어 발기시에 혈액이 빠져 나가지 못하도록 지탱하는 능력에 이상이 생겼던 것이다. L씨는 간단한 처치로 그것을 복구하고 정상기능을 되찾았다.

성무력증이 있으면 다른 신체질환도 있다

성인병의 후유증과 심리적인 원인에 의한 성기능 장애보다는 다른 신체적 질병에 의한 발기부전 환자가 월등히 많다. 가장 흔한 원인은 혈관성 질환과 약물남용에 있다. 남성의 발기는 자율신경계에 의해서 조종되는데 많은 종류의 약들은 자율신경계의 수용체들이 기능을 못 하도록 감싸버린다. 그런 약품들은 집과 직장의 서랍에서 흔히 발견되는 두통약 제산제 혈압약 신경안정제 살빼는 약 알레르기약 소염제 스테로이드 그리고 술 담배 카페인이다. 이런 것들은 얼른 내버리고 쓰지 않으면 그만이다. 양약뿐만 아니라 한약 역시 잘못 복용하면 발기부전뿐 아니라 우울증이나 수면장애 등을 초래하며, 변비나 위경련 복통 등이 생기고 피부가 나빠지며, 심하면 간장기능 장애를 유발하여 만성피로증에 빠지게 된다.

피곤하면 전부 간이 나쁜 탓인가?

간 나쁜 사람은 만성 피로와 권태감이 생긴다. 간염은 좀더 젊은 시절에 잘 거리고, 중년 남성에겐 오히려 지방간이나 알콜성 간중독증이 많다.

술은 간세포를 손상시키고 그 자리에 대신 지방세포를 갖다 채워 놓는다. 이렇게 되면 당연히 간장기능이 떨어지고 해독기능이 저하되어 체내에 독성 물질이 누적되고 만성 피곤증이 생긴다. 이것은 간경화나 간암으로도 발전

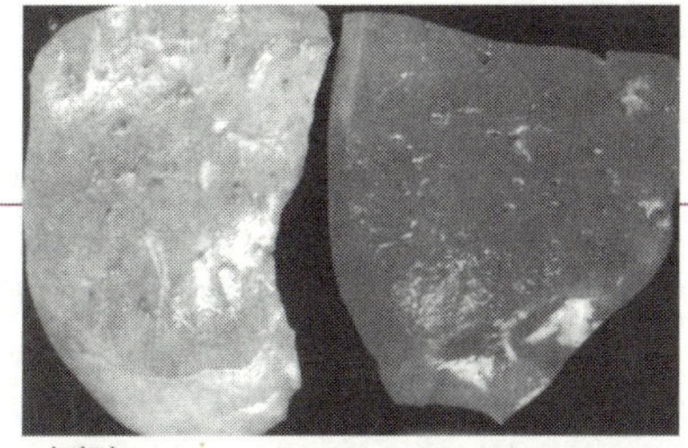

지방간.
오른쪽이 정상간, 왼쪽 지방간은 기름기가 보인다.

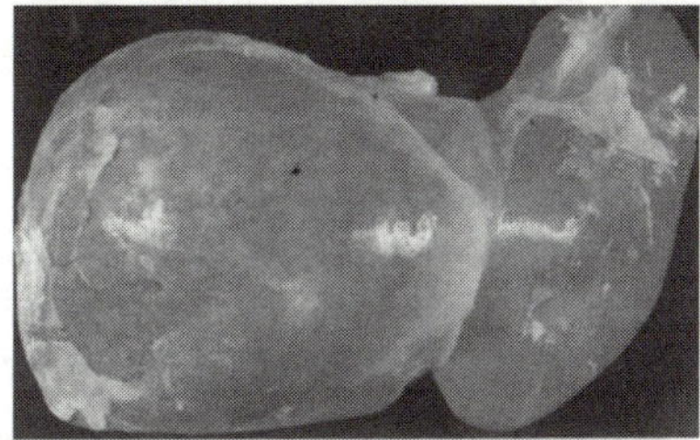

알콜성 간염

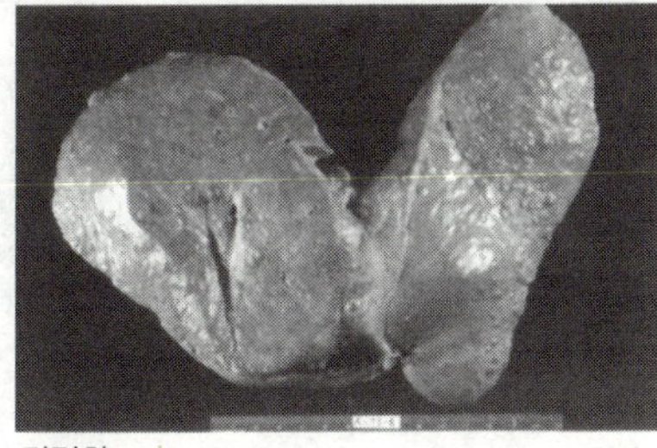

간경화

될 수 있다.

중년남성 중에는 무분별하게 생선회를 즐기는 경우가 많다. 이때 간디스토마에 걸릴 수 있는데, 현재 우리 나라에서 가장 많은 기생충은 다름 아닌 바로 간디스토마증이다. 이것에 걸리면 매우 피곤하고 소화불량 복통 복부팽만 황달 설사 변비 위장출혈 시력장애 야맹증 등이 나타날 수 있다. 심하면 간경화나 담석증이 되고 복수가 차며 간암의 원인이 될 수 있다. 그러나 실상 피곤한 사람들이 모두 다 간이 나쁜 것은 아니다. 간이 좋아도, 다른 장기의 이상으로 얼마든지 더 피곤할 수도 있다. 신장기능 이상이나 탈수증, 영양불균형, 면역기능저하, 빈혈증이나 우울증이 있어도 많이 피곤하다. 그리고 에어컨이나 온풍기가 작동하는 밀폐된 공간에 너무 오래 있어도 만성 피로가 찾아온다.

에어컨과 온풍기는 건강의 방해꾼이다

밀폐된 공간에서 에어컨과 온풍기를 오래 돌리면 실내의 산소 함량이 감소되며 노폐가스 함량이 증가되고, 공기가 건조하게 되어 점막과 피부에 손상을 준다. 레지오넬라 같은 세균감염의 원인이 될 수도 있다. 신체 내에서는 본래 뇌속의 온도가 가장 높은 것인데, 에어컨 환경에 오래 있으면 머리와 얼굴의 온도가 먼저 내려가서 체온조절 중추에 이상이 발생된다. 이로 인하여 오히려 미열이 생기고 가슴이 두근거리며 구토증이 생긴다. 어깨통과 요통, 관절통이 심해지고 신체가 뻑뻑해지는 감각을 느끼며, 오장육부의 기능이 떨어져서 식욕을 잃고 변비나 위경련을 유발시킬 수도 있다. 자신도 모르게 에어컨 환경내에 너무 오래 있다 보면 타성에 젖어 무감각하게 되고 몸은 여기저기 아픈 것 같고, 날마다 이런 것이 연속되다보면 건강염려증이 생기게 된다.

건강 염려증은 면역기능을 약화시킨다

현대의 중년 남성 중에는 너무도 몸을 아끼고 끔찍하게 건강을 지키려고 노력하면서 이 병원 저 병원으로 쇼핑(hospital shopping)을 다니는 사람도 더러 있다. 이와는 반대로 건강에 무관심하여 미래는 고려하지 않고 무절제한 생활로 일관하는 사람도 있다. 이렇게 불규칙하고 무감각한 생활로 건강이 악화된 사람일수록 종합검진 받기를 꺼려한다. 아주 무서운 질병이 발견될까 두려워 검진을 회피한다. 중년 남성들에게 찾아오는 질병들은 그것이 성인병이든 면역기능 저하에 의한 것이든 악성

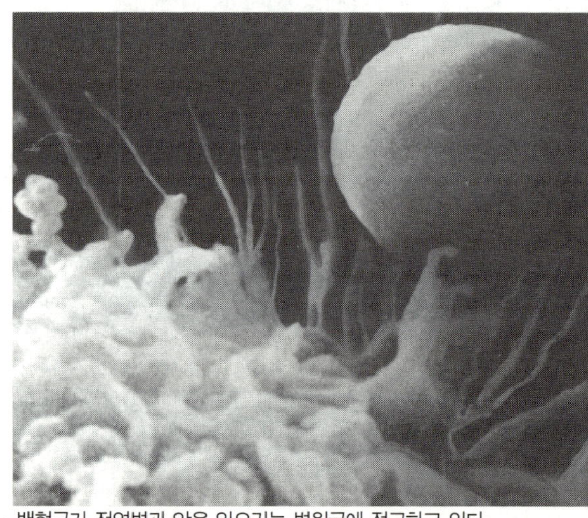
백혈구가 전염병과 암을 일으키는 병원균에 접근하고 있다.

종양(암)이든 간에 초기에 발견만 되면 모두 치료 가능한 것들이다. 질병에 대한 지나친 무관심이나 지나친 건강염려증은 양쪽 다 신체의 면역기능을 약화시키는 결과를 낳는다.

사람의 신체내에서는 일분 동안에도 수만 번 이상의 세포분열이 일어나고, 이때 '불량세포'가 간혹 발생되는데 이것이 바로 '암세포'라고 하는 것이다. 인체 내에서는 아마도 하루에 수천 수만 개의 암세포가 생겨날 것이다. 하지만 체내에는 면역감시체계(immune surveilance system)가 있어서 이

런 것들을 찾아내서 곧바로 죽여 없애게 된다. 면역기능이 약화되어 암세포를 재빨리 제거하지 못하면, 이것은 정상세포보다 더 빠른 속도로 증식되어 결국 암환자가 되고 마는 것이다.

건강을 알면 사업에도 성공한다

사십대부터는 면역기능이 낮아질 수 있는 시기이다. 이것을 방지할 수 있는 방법은 규칙적인 생활과 즐거운 마음이다.

혹시 잘못 알고 있는 건강상식을 맹목적으로 믿다가 더 나쁜 방향으로 떠밀려가지 말고, 활기 있고 낙천적으로 살아가면 그것이 보약이고 면역증강제이다. 특별한 원인이나 병명도 없이 막연한 불편감이 계속되는 경우에서는 면역기능의 저하를 확인해 볼 필요가 있다.

면역이란 한 국가의 국력과 같은 것이어서 얼른 파악하기는 어려운 대상이다. 면역기능의 변동상황은 CT나 MRI 또는 다른 거창한 기계로 진단될 수 있는 것이 아니고, 오직 정밀한 혈액분석 검사로만이 진단 가능한 것이다. 암을 비롯하여 중년기에 발생되는 대부분의 질병은 소량의 혈액을 세밀하게 분석함으로써 초기에 발결할 수 있다.

올바른 검사를 받고 자세하고 친절한 설명을 속시원하게 들을 수 있다면 그것은 곧 생활에 활력을 주는 것은 물론 대인관계에도 자신감을 얻게 되어 직장생활과 사업의 성공에도 큰 보탬을 주는 좋은 계기가 될 수 있을 것이다. 사천년 전 파라오의 서기들은 어느 쪽으로 가야할지 몰랐었지만, 이제 우리는 어떻게 살아가야 하는지를 알아야 한다. 중년들이여, 떨쳐 일어나 힘을 내라!

인생은 참으로 살아볼 만하며 사랑할 만한 가치가 있는 것이다.

A life is worthy to live and love!

세상은 실로 우리들의 것이 아닌가!

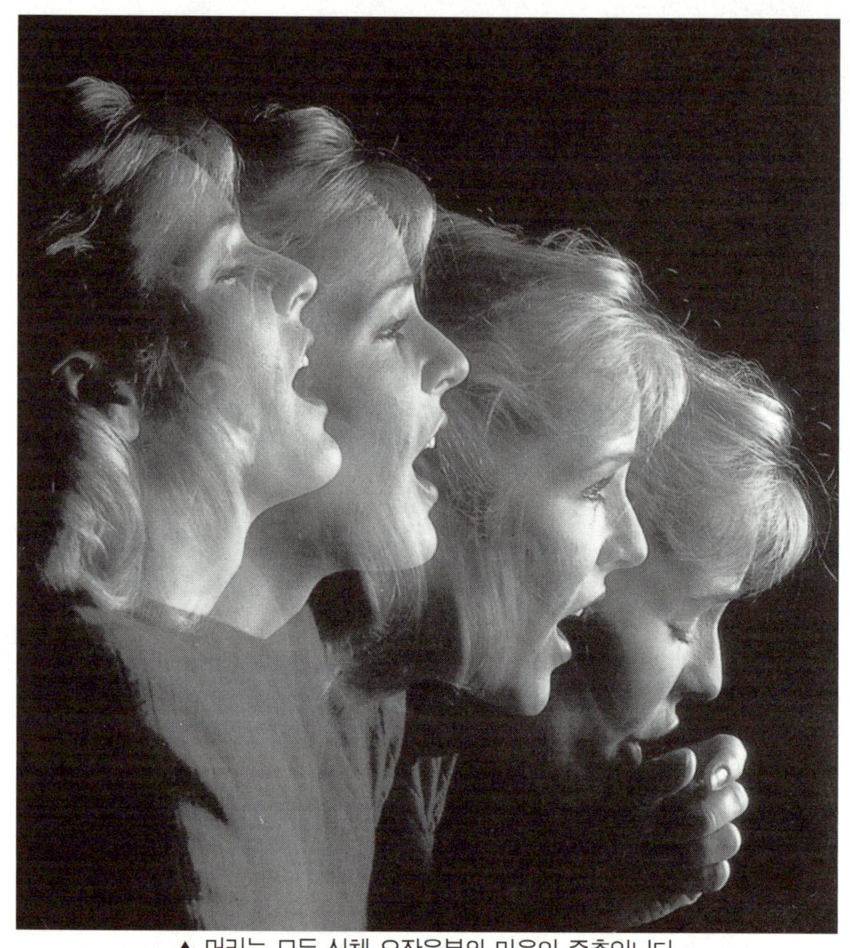

▲ 머리는 모든 신체 오장육부와 마음의 중추입니다.

머리와 목의 증상 스스로 체크법

머리는 인체의 주인입니다. 머리에는 인간의 희노애락을 받아들이고 표현하는 이목구비(耳目口鼻)가 있으며 오장육부로 통하는 입구이기도 합니다. 이곳에 어떤 작은 이상이라도 발생하면 신체 전체에 영향이 미칩니다. 두피와 머리카락은 신체의 가장 중요한 보호장치입니다.

머리에는 12개의 중추신경이 분포하여 만물의 영장으로서 역할을 수행하게 합니다.

목은 생명을 직접 관장하는 식도 기도 신경 척수 혈관 림프관 등이 지나가는 인체의 가장 큰 길목에 해당됩니다.

체크항목

- 자주 머리가 아프십니까? (두통)
- 기억력이 좋지 않으십니까? (건망증)
- 뒷목이 뻣뻣하거나 아프십니까? (목의 통증)
- 어지럽고 눈이 도는 것 같습니까? (현기증)
- 머리카락에 이상이 있습니까? (탈모증)
- 눈이 뻑뻑하고 아프십니까? (안구통)
- 얼굴에 통증이 있습니까? (얼굴 통증)
- 혀나 입속에 통증이 있습니까? (구강통)
- 목소리에 변화가 있습니까? (목쉼)
- 잠이 오지 않습니까? (불면증)

체크! 체크!

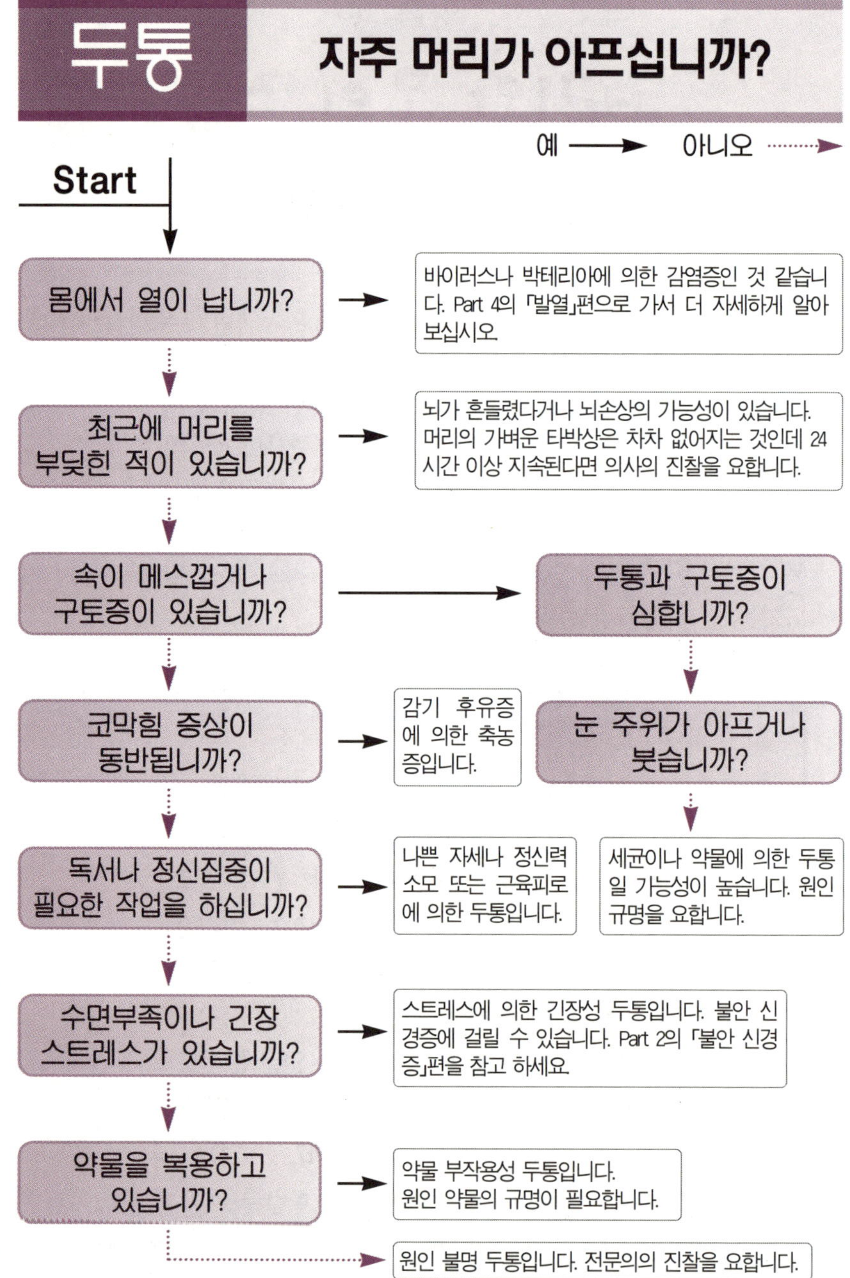
두통

자주 머리가 아프십니까?

예 →   아니오 ┈┈►

Start

몸에서 열이 납니까?

바이러스나 박테리아에 의한 감염증인 것 같습니다. Part 4의 「발열」편으로 가서 더 자세하게 알아보십시오.

최근에 머리를 부딪힌 적이 있습니까?

뇌가 흔들렸다거나 뇌손상의 가능성이 있습니다. 머리의 가벼운 타박상은 차차 없어지는 것인데 24시간 이상 지속된다면 의사의 진찰을 요합니다.

속이 메스껍거나 구토증이 있습니까?

두통과 구토증이 심합니까?

코막힘 증상이 동반됩니까?

감기 후유증에 의한 축농증입니다.

눈 주위가 아프거나 붓습니까?

독서나 정신집중이 필요한 작업을 하십니까?

나쁜 자세나 정신력 소모 또는 근육피로에 의한 두통입니다.

세균이나 약물에 의한 두통일 가능성이 높습니다. 원인 규명을 요합니다.

수면부족이나 긴장 스트레스가 있습니까?

스트레스에 의한 긴장성 두통입니다. 불안 신경증에 걸릴 수 있습니다. Part 2의 「불안 신경증」편을 참고 하세요

약물을 복용하고 있습니까?

약물 부작용성 두통입니다. 원인 약물의 규명이 필요합니다.

원인 불명 두통입니다. 전문의의 진찰을 요합니다.

두통은 일상생활 중에 흔히 경험하는 증상입니다. 대수롭지 않은 원인으로 인한 일과성적인 현상일 수도 있지만, 이것이 오래 지속되거나 머리속에 열이 나거나 욱신거리는 경우에는 정확한 원인 규명이 필요합니다. 스트레스 과음 과식 흡연 등을 피하고 실내 환기를 필요로 합니다.

두통의 가장 큰 원인은 뇌의 산소부족입니다.

복통이 1시간 이상 지속됩니까? → 급성 위장병에 의한 두통입니다. 한끼를 굶어보아도 복통이 계속되면 의사와 상의하십시오.

물체가 희미하게 보입니까? → 녹내장이나 부비동염(축농증)일 가능성이 높습니다. 녹내장은 눈의 압력 상승을 가져와 두통을 유발합니다. 부비동염은 Part 3의 「얼굴 통증」편을 참고하세요.

한쪽 머리의 두통이 더 심하고 욱신거립니까? → 중년 이후에 흔히 발생하는 자가면역성질환인 측두동맥염입니다. 혈액검사를 요합니다.

두통 전에 시력저하가 먼저 있습니까? → 재발성 편두통입니다. 과음 흡연 편식 기호식품 스트레스 등이 원인입니다. 미래에 보탬이 될 수 있는 즐거운 일을 찾아보십시오

원인 불명의 복잡한 두통입니다. 전문의와 상의하십시오

건망증

기억력이 좋지 않으십니까?

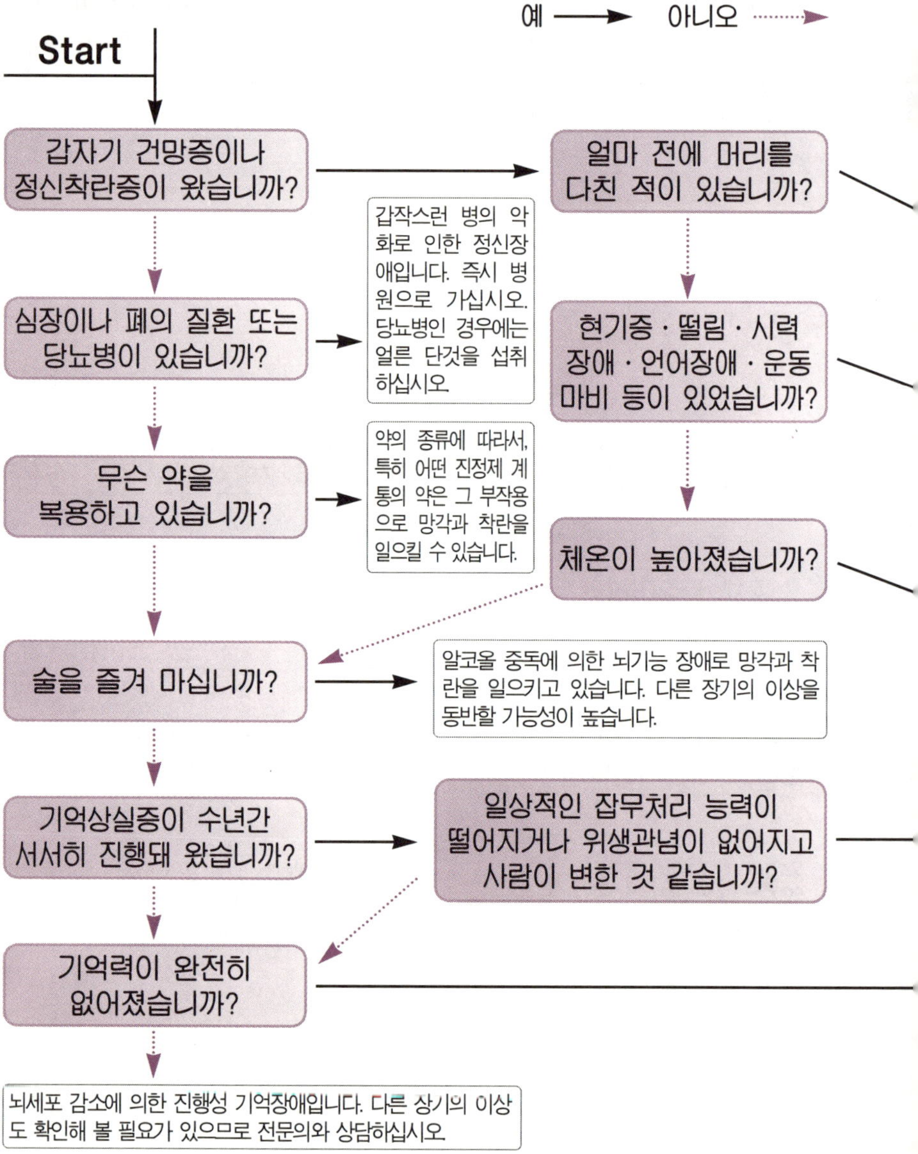

어느 정도의 건망증이나 착란은 누구라도 경험하는 일입니다. 그러나 갑자기 착란이 일어나거나 망각과 착란의 정도가 심하고, 일상생활에 지장을 초래하는 수준이라면 어떤 질병이 생겼을 가능성이 높습니다.

심한 흥분 또는 자가당착에 빠져 있거나 현실 불가능한 것을 말하는 사람이 있으면 즉시 의사와 상의하십시오.

뇌좌상이나 좀더 심한 뇌손상을 입었을 가능성이 있습니다. 머리 부상 직후의 착란증은 심각하지 않을 수도 있으나, 부상당한 지 며칠 후부터 착란증이 심해졌다면 두개강내 출혈을 의심할 수 있습니다. 전문의와 상의 하십시오.

지금 현재 증상이 완화되고 있습니까?

일시적인 허혈성 뇌경련인 듯합니다. 현재 증상보다는 그 원인 질환이 더 중요한 문제이므로 전문의와 상담이 필요합니다.

뇌출혈로 인한 정신기능 장애입니다. 즉시 병원으로 가서 확실한 진찰을 요합니다.

고열로 인한 기억력 장애 또는 정신착란증입니다. 즉시 열을 내리십시오.Part 4의 「발열」편을 참고하십시오.

치매인 것 같습니다. 나이가 많을수록 가능성이 높아집니다. 감염 당뇨병 뇌출혈 심장질환 체온저하 등이 그 원인이 되기도 합니다.

현실도피를 위한 히스테리인 듯합니다. 잊어버리고 싶은 일이 생겼을 경우 그것이 계기가 되어 이런 발작이 일어날 수 있습니다.

체크! 체크!

목의 통증 뒷목이 뻣뻣하거나 아프십니까?

예 → 아니오 ⋯→

Start

최근에 목에 충격을 받은 적이 있습니까?

→ 대소변 조절에 이상이 있거나 손발의 동작시에 통증이 더 심해집니까?

심한 두통이나 구역질, 졸리는 증상이나 햇빛이 거북합니까?

→ 뇌와 척수를 감싸고 있는 수막에 염증이 발생한 것입니다(뇌수막염). 바이러스나 세균이 그 원인이며 혈관이 손상돼 두개강내에 출혈이 있을 가능성도 있습니다. 정밀 검사를 요합니다.

통증이 심해지면서 어깨로 뻗칩니까?

→ 목의 추간판(목디스크) 탈출증에 의한 통증입니다. 척추 사이의 추간판 일부가 어긋나서 신경을 압박하는 상태입니다. 전문의와 상담하십시오.

최근 수개월 사이에 통증과 결림이 심해졌습니까?

→ 목의 변형성 또는 퇴행성 관절염에 의한 통증일 가능성이 높습니다. 오랜 세월 마모되어 나타나는 목뼈 관절염으로 나이가 많을수록 심해집니다.
목받침을 사용하여 고정하면 신경압박을 감소시켜 통증을 줄일 수 있습니다.

만성질환 등으로 장기간 누워서 지내십니까?

→ 목의 척추뼈가 약해진 부분(골다공증)을 지속적으로 압박하여 통증이 심해진 듯합니다.
원인 치료를 요합니다.

특발성 경추 관절통입니다.
전문의와 상의하십시오.

고협압이나 고지혈증 등 성인병이 있을 때에도 목이 뻣뻣하고 아플 수 있지만, 통증의 원인이나 종류에 상관없이 12시간 이상을 안정하여도 회복될 기미가 없을 때, 호흡장애 소화장애 배설장애가 동반되고 손발에 마비가 오거나 통증이 있을 경우에는 응급치료를 요합니다.

목의 척추(경추) 손상에 의한 운동신경과 자율신경 이상입니다. 절대 움직이지 말고 곧 응급실로 옮기는 것이 좋습니다.

잘못된 수면습관이나 무리한 동작으로 근육에 부담이 생겼거나, 강한 충격에 의한 목의 근육과 인대의 좌상입니다. 압박붕대나 벨트로 목을 고정시키고 해열 진통제를 사용하면 호전될 수 있습니다.

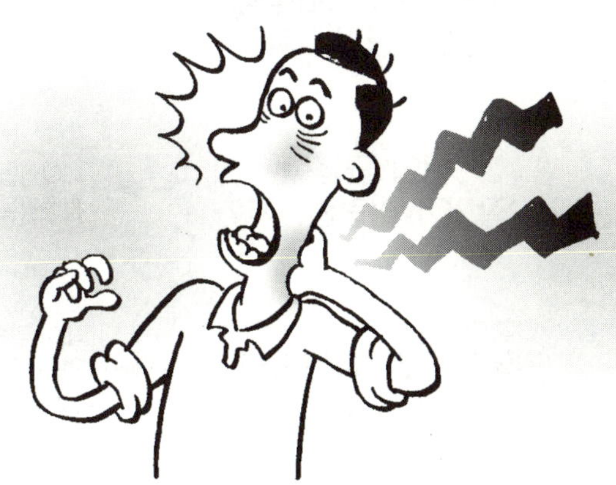

보너스 정보

목과 등의 통증 예방법

1. 항상 등의 근육을 바로 펴서 앉습니다.
2. 의자는 딱딱하고 등받이와 수직을 이루는 것이 좋습니다.
3. 발을 평평하게 하고 무릎은 직각으로 굽히도록 합니다.
4. 섰을 때는 머리·몸체·발이 일직선이 되도록 합니다.
5. 잠잘 때는 딱딱한 매트를 사용합니다.
6. 너무 높지 않고 다소 딱딱한 베개를 사용합니다.
7. 무거운 것을 들어올릴 때는 가능한 한 몸에 가까이 하여 등을 똑바로 세우고 무릎을 수직으로 하며 발의 근육을 사용합니다.
8. 통증이 있을 때는 딱딱한 매트 위에 반듯이 누워서 쉽니다.

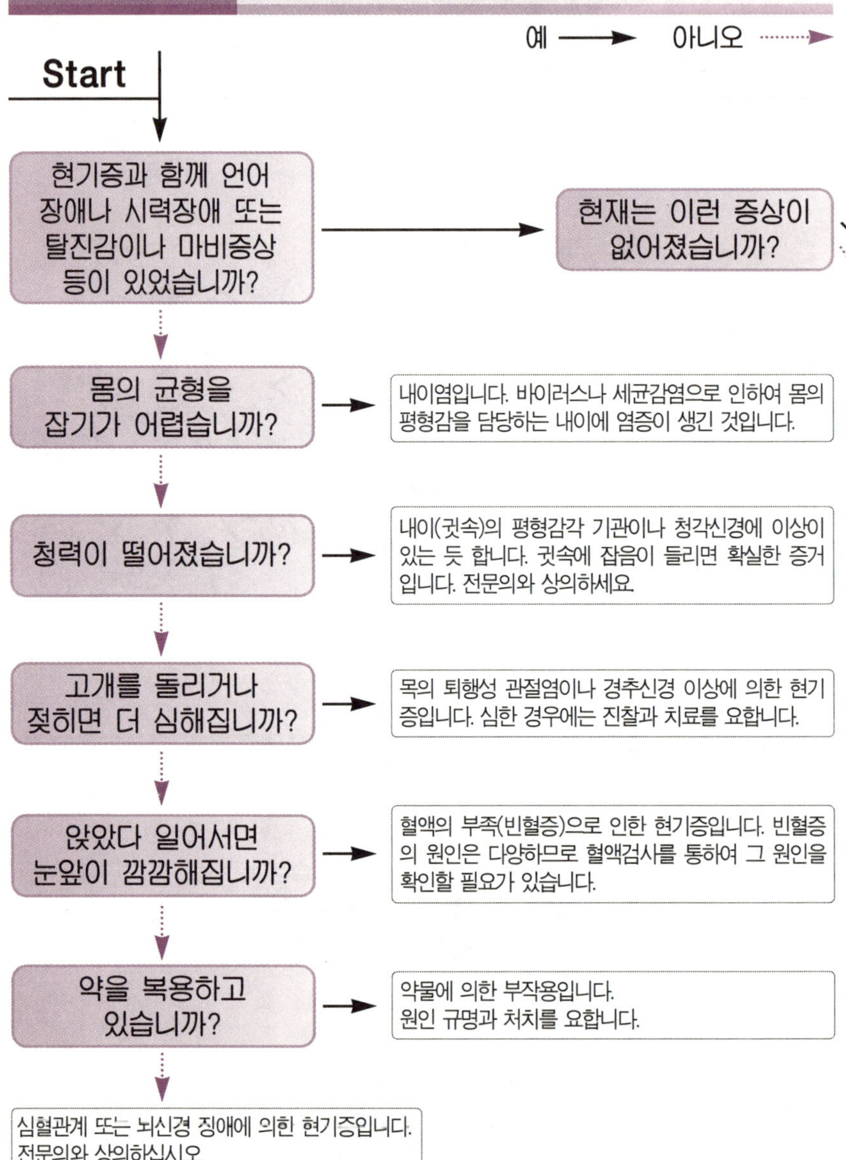

체크! 체크!

현기증 어지럽고 눈이 도는 것 같습니까?

예 → 아니오 ┈┈►

Start

현기증과 함께 언어 장애나 시력장애 또는 탈진감이나 마비증상 등이 있었습니까?

현재는 이런 증상이 없어졌습니까?

몸의 균형을 잡기가 어렵습니까?

내이염입니다. 바이러스나 세균감염으로 인하여 몸의 평형감을 담당하는 내이에 염증이 생긴 것입니다.

청력이 떨어졌습니까?

내이(귓속)의 평형감각 기관이나 청각신경에 이상이 있는 듯 합니다. 귓속에 잡음이 들리면 확실한 증거입니다. 전문의와 상의하세요

고개를 돌리거나 젖히면 더 심해집니까?

목의 퇴행성 관절염이나 경추신경 이상에 의한 현기증입니다. 심한 경우에는 진찰과 치료를 요합니다.

앉았다 일어서면 눈앞이 깜깜해집니까?

혈액의 부족(빈혈증)으로 인한 현기증입니다. 빈혈증의 원인은 다양하므로 혈액검사를 통하여 그 원인을 확인할 필요가 있습니다.

약을 복용하고 있습니까?

약물에 의한 부작용입니다. 원인 규명과 처치를 요합니다.

심혈관계 또는 뇌신경 장애에 의한 현기증입니다. 전문의와 상의하십시오

● **현기증**은 머리가 어질어질하거나 하늘이나 눈이 빙빙 도는 듯한 느낌을 말합니다. 누구든지 몸을 심하게 회전시키면 현기증이 생깁니다. 특별한 이유없이 현기증이 있으면 중추신경 장애가 있는 것이므로 전문의의 진찰을 요합니다.

● **빈혈증**은 혈액 중 적혈구의 양이 감소된 현상을 말합니다. 이때는 뇌에 운반되는 산소 함량이 줄어 어지럽고 전신기능이 약해질 수 있습니다. 빈혈증은 원인이 다양한 데다 악성인 경우도 있으므로 전문의와 상담하여 원인을 확인하고 치료할 필요성이 있습니다.

일과성으로 지나가는 허혈성 뇌기능 장애입니다. 성인병의 일환으로 발생되는 현상이므로 그 원인 질환의 상태를 확인할 필요가 있습니다. 전문의와 상담하여 정밀한 혈액진단 검사를 요합니다.

뇌혈관의 폐색이나 파열로 인하여 혈액 공급이 중단된 상태입니다. 즉시 병원으로 가서 정밀진단을 요합니다.

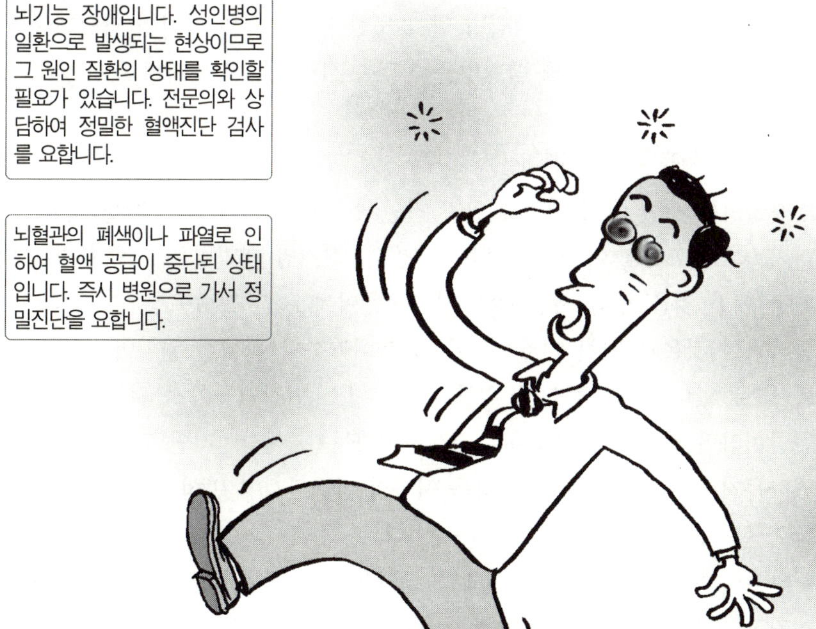

소설처럼 찾아오는 혈액암
백혈병

백혈병이야말로 가슴을 떨리게 하는 불가사의한 병이다. 사랑을 테마로 하는 영화나 소설의 아름다운 주인공은 대부분 백혈병으로 죽어간다.

"사랑은 결코 미안하다고 말하는 것이 아니예요." 라는 명언을 남긴 에릭시갈 作 『Love Story』의 여주인공 제니 역시 백혈병으로 죽어가며 온 세계 연인들의 가슴에 애잔한 여운을 남겨두고 떠난다.

필자가 알고 있는 몇몇 백혈병 환자 또한 연인들과의 사랑이 남달리 돈독했음을 기억하고 있다. 왜 백혈병은 이토록 사랑하는 이들에게 찾아올까?

백혈병은 전조증상이 없다

백혈병은 사실 아직 이성을 알기 전인 소아에게 가장 많이 발생되는 암이다. 그리고 또 중년이 넘어야 많이 걸린다. 하지만 백혈병은 그 종류가 다양하여 어떤 것은 한참 사랑해야 되는 젊은이에게 찾아오는 경우도 많다. 더군다나 이것은 특별한 전조증상이 없고 아직까지 확실한 원인이 밝혀진 것도 별로 없다. 예를 들어서 위암이라면 평소 위장기능이 좋지 않았다든가, 간암이라면 간염이나 간경화로 고생하였다든가, 폐암이라면 담배를 많이 피웠다든지 하여 가족이나 사랑하는 이와의 인간관계에 변성과 실망을 가져다 줄 만한 시간적인 여유가 있기 마련이다.

하지만 백혈병은 다르다. 어제까지 깨끗하던 사람이 오늘 우연히 백혈병이라고 밝혀지는 에피소드가 생긴다. 처음에는 가벼운 감기 정도의 증상이 생기고 열이 난다. 그래서 대수롭지 않게 여기며 엉뚱한 치료를 하여 병을 더 깊게 만들기도 한다. 그러다가 조금 있으면 빈혈이 와서 피곤해지고, 코

피가 나고 출혈이 생기다가 아주 창백해져서 더 예뻐지고 가련해 보이며 신체 어느 구석의 일그러짐도 없이 아름답게 죽어가는 - 정말 영화속의 스토리처럼 끝맺는 병이다. 어떻게 손써 볼 구석도 없이, 애써볼 틈도 없이 서운하게 헤어져야 한다.

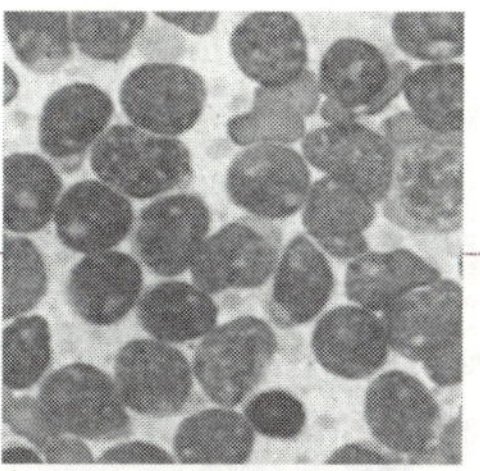
급성 임파구성 백혈병(ALL)

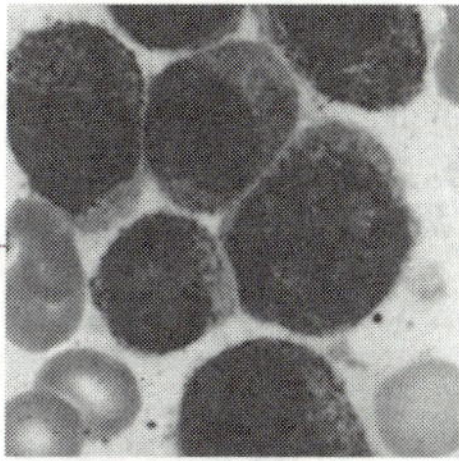
급성 골수성 백혈병(M3)

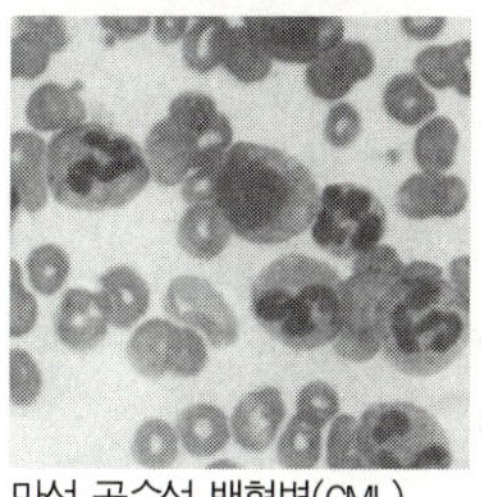
만성 골수성 백혈병(CML)

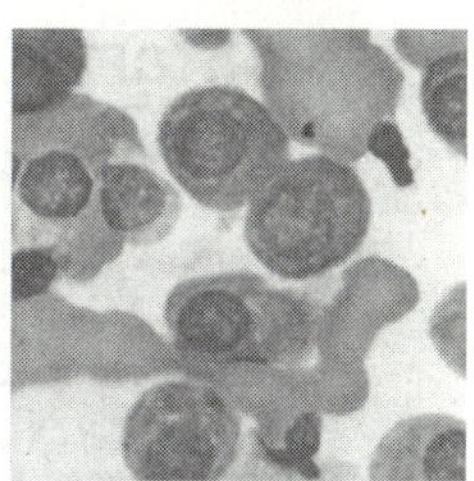
다발성 골수증(M.M)

빈혈 · 출혈 · 감염이 위험신호다

백혈병은 말 그대로 피 속에 백혈구가 너무 많아지는 병이다. 혈액이란 원래 적혈구가 백혈구의 약 천배 정도 더 많은 것이 정상인데 어찌된 노릇인지 백혈병이 찾아오면 백혈구가 본래 숫자의 10배, 20배 또는 100배 이상 증가되어 적혈구와 혈소판 생산에 방해를 주게 된다. 그러므로 적혈구가 부족되면 당연히 피곤하고 늘어지며 창백해지고 가련해질 것이다. 혈소판이 부족되면 지혈작용이 파괴되어 출혈이 생기고 멍이 들며 입과 잇몸에서 피가 나고 파랗게 되어 불쌍하고 측은하게 보여질 것이다. 그리고 백혈구 자체도 숫자는 많아지지만 원래의 면역방어능력은 감퇴된다.

백혈병 세포는 활동성 있는 분화세포로의 성숙이 차단되어 인체 균형의 조절과 통제를 받지 않고 무한정 그 숫자가 늘어나서 혈액암으로서의 역할을 한다. 그래서 다른 암과는 달리 처음부터 온몸 구석구석으로 퍼져 나간다.

그러므로 수술도 방사선치료도 불가능하다. 이것은 대부분 다른 이유로 병원에 갔다가 혈액검사를 하는 도중에 우연히 밝혀지게 되는 그런 병이다. 확진을 위해서는 골수검사가 추가되기도 한다. 백혈병은 20세기 전반까지만 해도 전혀 살아날 수 없는 절대절명의 암이었다. 하지만 이제는 달라졌다. 질 좋은 항암제와 골수이식의 발달로 모든 암 중에서 가장 치료해 볼 만하며, 생존율이 높은 암으로 되어 있다.

탈모증 머리카락에 이상이 있습니까?

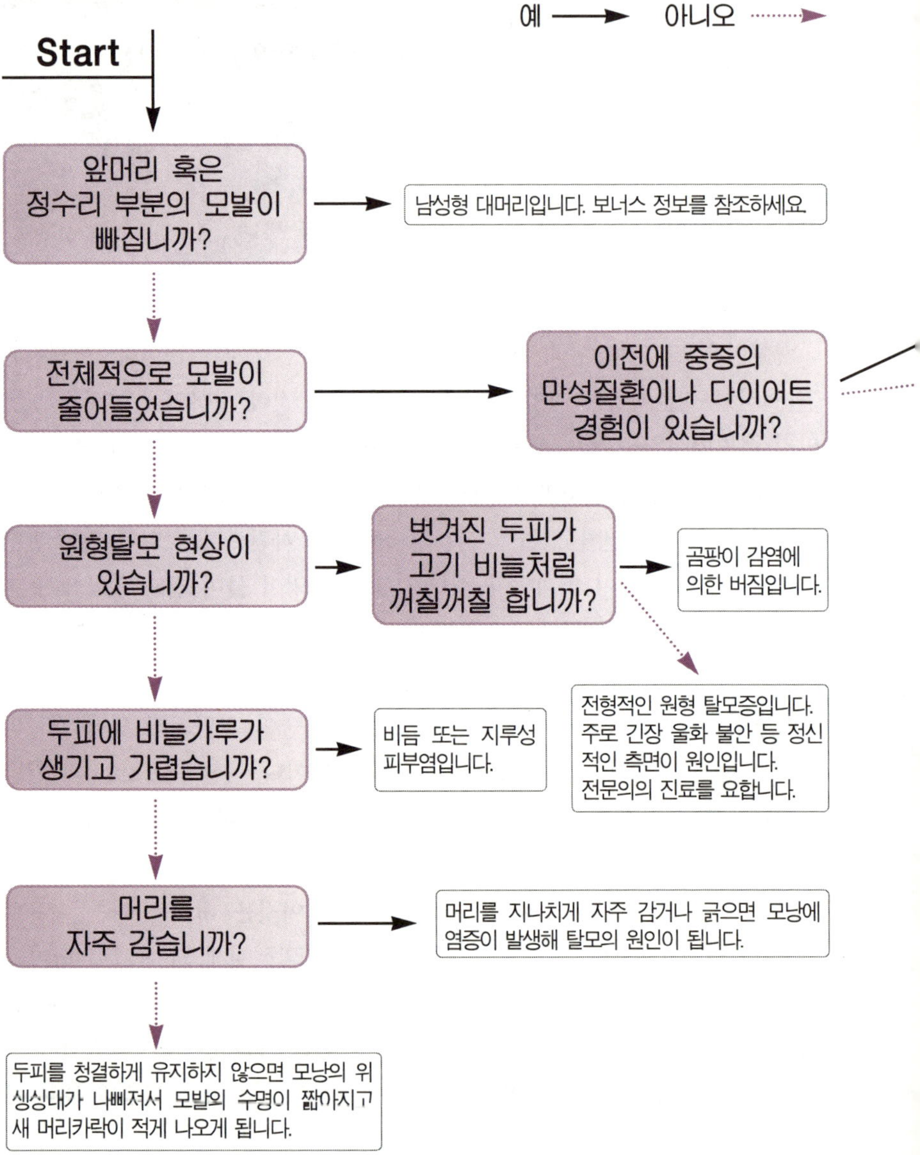

중년이 되면 힘도 빠지고 머리카락도 빠지는 것 같아 허탈감이 생깁니다. 나이가 들어감에 따라 자연적인 현상으로 탈모가 진행되면 원상태로 회복되지는 않습니다. 빠르면 20세부터 탈모가 시작되지만 보통은 중년이 되어 시작되고, 누구든지 60세가 되면 많든 적든 탈모현상이 나타납니다.

중증의 질환이나 다이어트 뒤에는 일시적인 탈모현상이 나타날 수 있습니다. 수개월이 지나면 점차 원상 회복됩니다.

무슨 약을 복용하였습니까?

약은 종류에 따라 탈모의 원인이 될 수 있습니다. 전문의와 상의하십시오

원인 모를 피로감 · 체중 증가 또는 체온 저하를 느낍니까?

갑상선 기능저하증이나 다른 종류의 대사기능 저하에 의해 모낭의 기능이 약화됐음을 의미합니다. 정밀 혈액검사로 그 원인을 알 수 있습니다.

파마 · 표백 · 머리 염색 · 헤어 드라이어 등을 사용합니까?

물리적인 원인으로 모발이 손상되었습니다. 원인 요소의 사용을 금합니다.

갱년기 장애에 의해 모발이 감소되고 있습니다.

보너스 정보

대머리의 원인

빠지는 머리카락이 새로 나오는 머리카락보다 많기 때문입니다. 남성호르몬인 안드로젠은 모발 성장을 억제하는 효과가 있는 것으로 알려져 있습니다. 또한 탈모현상은 유전적인 요인도 관여하지만 전신질환 유무를 확인해 볼 필요성이 있습니다.

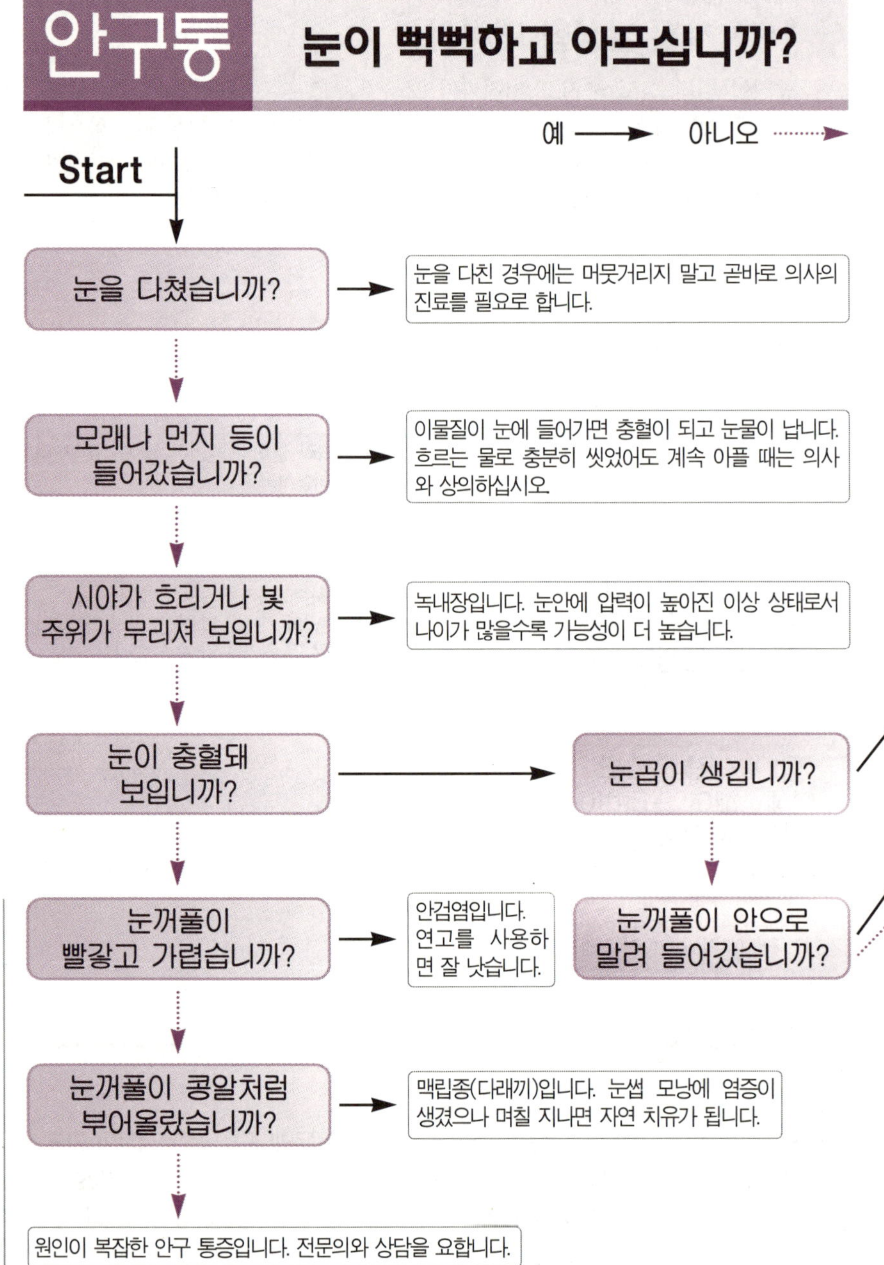
체크! 체크!
안구통
눈이 뻑뻑하고 아프십니까?
예 → 아니오
Start
눈을 다쳤습니까?
눈을 다친 경우에는 머뭇거리지 말고 곧바로 의사의 진료를 필요로 합니다.
모래나 먼지 등이 들어갔습니까?
이물질이 눈에 들어가면 충혈이 되고 눈물이 납니다. 흐르는 물로 충분히 씻었어도 계속 아플 때는 의사와 상의하십시오
시야가 흐리거나 빛 주위가 무리져 보입니까?
녹내장입니다. 눈안에 압력이 높아진 이상 상태로서 나이가 많을수록 가능성이 더 높습니다.
눈이 충혈돼 보입니까?
눈곱이 생깁니까?
눈꺼풀이 빨갛고 가렵습니까?
안검염입니다. 연고를 사용하면 잘 낫습니다.
눈꺼풀이 안으로 말려 들어갔습니까?
눈꺼풀이 콩알처럼 부어올랐습니까?
맥립종(다래끼)입니다. 눈썹 모낭에 염증이 생겼으나 며칠 지나면 자연 치유가 됩니다.
원인이 복잡한 안구 통증입니다. 전문의와 상담을 요합니다.
백전백승 자기진단법
172

어두운 곳에서 오랫동안 책을 보거나 섬세한 작업을 오래하면 눈에 피로가 생깁니다. 이런 경우에는 두통과 목의 결림, 어깨 통증 등이 동반되는데 이것은 근육의 긴장이 원인이므로 안구 질병과는 관계가 적습니다.

결막염입니다. 전염성이 강하므로 타인과 접촉을 삼가고 손을 자주 씻고 점안액이나 연고를 사용하십시오.

속눈썹이 안구 표면에 닿아 자극을 주는 안검내반증입니다. 안과 전문의의 진찰 및 치료를 요합니다.

눈에 막연하나마 통증이 있습니까?

홍체염입니다. 안과적인 치료를 요합니다.

눈물이 자꾸 나옵니까?

화학물질이나 꽃가루 등에 의한 알레르기 반응입니다. 흐르는 물에 잘 씻어 보십시오

건성안(안구건조증)입니다. 점안액을 사용하십시오. 신체의 정상적인 기능 유지가 중요합니다. 뒷장을 참조하세요

보너스 정보

눈에 화학약품이 들어 갔을 때

표백제나 세제 또는 부식성 약물이 눈에 들어갔을 때는 아픈 쪽 눈을 아래로 하여 즉시 흐르는 물에 씻어내야 합니다. 이때 손가락으로 눈꺼풀을 크게 벌리고 안구를 씻어 냅니다. 씻은 후에도 통증이 계속되면 안과 의사의 진찰을 필요로 합니다.

안구건조증(건성안)

눈물은 왜 흘릴까?

어떤 사람은 눈물이 너무 많아서 걱정이다. 또 다른 사람은 눈물이 너무 없어서 걱정이다. 눈물이 많으면 팔자가 드세다고 어른들은 걱정한다. 그러나 사실은 눈물이 적으면 더 팔자가 드센 것이다. 바로 이 눈물이 적은 사람을 건성안(dry eye) 또는 안구건조증이라고 한다. 눈물은 꼭 필요한 것이고 한시도 쉬지 말고 꾸준히 분비되어야만 적당한 시력이 유지될 수 있다.

눈물이 왜 마를까?

사람이 너무 오래 감정이 메말라 있으면 눈물도 메말라 버린다. 그러나 사실은 누구나 나이가 많아짐에 따라 눈물의 양이 조금씩 줄어든다. 특히 폐경기가 지난 여성에서는 더욱 흔한 현상으로 나타날 수 있다.

이것은 입 속에 침이 줄어들거나(구강건조증) 코 속에 점막이 마르는 현상 또는 피부질환 등과 함께 나타나기도 한다. 또한 안약의 남용이나 다른 약물, 즉 고혈압약, 위산억제제, 신경안정제, 우울증치료제, 피부가려움증에 관한 약 등을 장기간 사용했을 때에도 눈물의 분비량이 감소된다.

류마치스관절염 같은 전신질환, 대사성질환, 선천성증후군(Stevens-Johnson), 비타민 A 결핍증 등도 건성안의 원인이 될 수 있다. 이런 것들은 결국 눈물샘의 위축, 지방샘의 장애, 눈물공급통로의 막힘 등에 주요 원인으로 작용하기 때문이다.

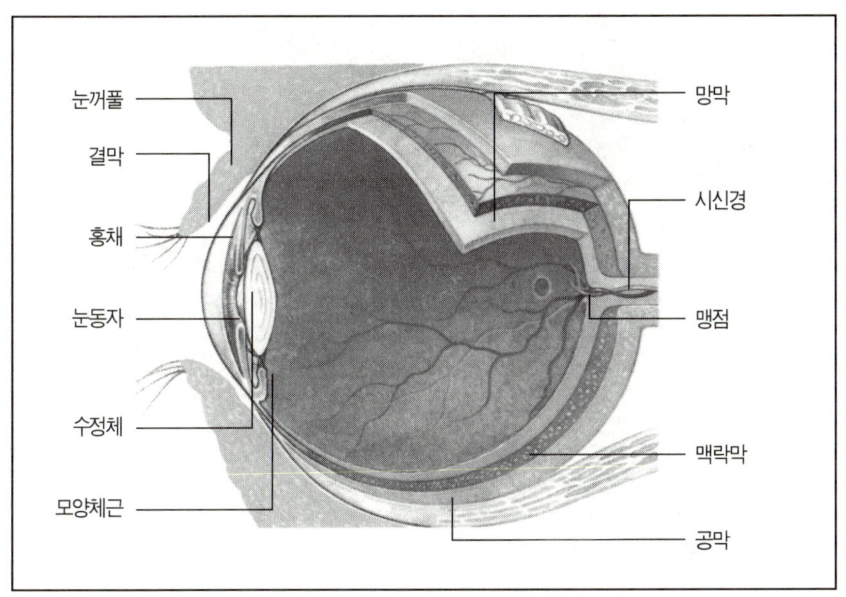

눈물이 마르면 어떻게 될까?

눈물이 부족하면 우선 눈이 따갑고 꺼칠거린다. 눈꺼풀이 뻣뻣하고 건조함을 느끼며 담배나 연기, 냄새 등에 예민해지고, 눈물이 왈칵 쏟아지기도 하며 통증이 있고 끈적거리는 눈곱이 생기기도 한다.

오후가 되면 더욱 불편하고, 콘텍트렌즈 착용이 불가능한 경우도 있다. 이러한 증상은 바람이 부는 곳에 있거나 장시간 책이나 모니터를 주시하는 경우에는 더욱 악화된다.

눈물이 마르면 어떻게 될까?

눈물에는 항상 흐르는 눈물과 반사적으로 쏟아지는 눈물의 두 종류가 있다. 전자는 하루종일 지속적으로 분비되어 각막과 결막을 적셔 주고 윤활시키는 작용을 한다. 후자는 어떤 자극, 즉 연기 슬픈 감정 깊은 감동 매운 맛

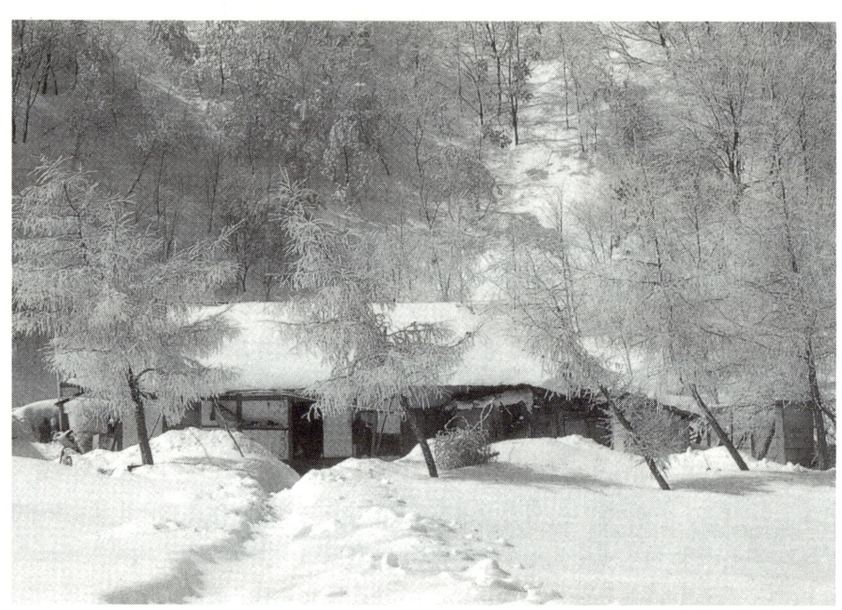

자연의 일부로서 살아가는 인간의 생활이라면 안구건조증 같은 질환은 아예 없었을 것이다.

먼지 등에 의해 자극될 때 눈을 보호하기 위한 반사작용으로 분비된다. 이 두 가지는 모두 삶에 꼭 필요한 것들이다.

정상적인 상태에서는 7~10㎛ 두께의 얇은 층으로 된 눈물막(tear film)이 각막을 덮고 있다. 이것은 지방과 수분 점액의 세 층으로 되어 있어서 안구의 건조를 효과적으로 방어하고 있다. 눈물 속에는 글로블린이나 라이소자임, 베타라이신 등의 항균소가 있어서 강력한 소독작용을 나타낸다.

안구건조의 예방과 치료법은 있을까?

약물요법도 중요하지만 우선 주위환경을 습하게 만들어주면 눈물의 증발을 억제할 수 있다. 가습기를 사용하거나 주위 온도를 낮추어야 하며 머리 염색야 헤어드라이어 스프레이 등의 사용을 금하고 오랜 시간의 독서나 TV나 모니터 시청을 자제한다.

약물요법으로는 인공누액을 사용하는 경우가 대부분이다. 적극적인 방법으로는 눈물이 코 속으로 빠져 나가지 못하도록 눈물 배출구멍을 막는 수술이 행하여지기도 한다. 눈이 잘 감기지 않는 경우에는 눈꺼풀을 붙여주는 방법도 있다.

반대로, 눈물이 너무 많아서 항상 넘쳐 흐르는 경우(눈물과다증)도 있는데 이것은 실제로 눈물의 과다분비인 경우도 있으나 대부분 눈물 배출구의 이상으로 오는 경우가 더 많다. 이것은 원인질환의 치료와 누관소통수술에 의하여 개선될 수 있다.

어쨌든 가장 좋은 예방법은 평소의 희노애락에 솔직하며 약물남용을 자제하고 청결하고 건강한 생활을 유지하는 것이 최선의 방책이다.

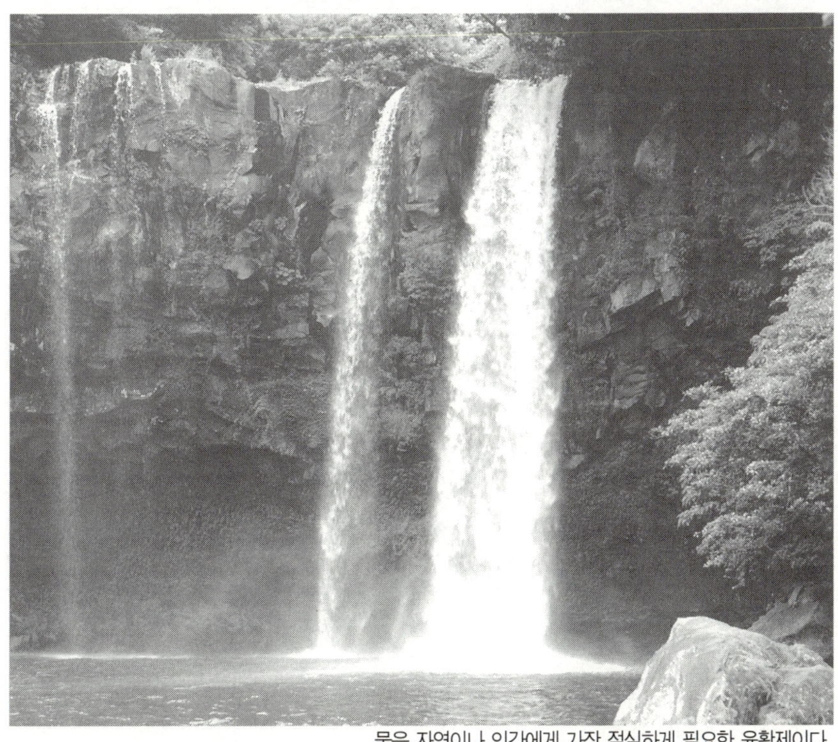

물은 자연이나 인간에게 가장 절실하게 필요한 윤활제이다.

얼굴통증 — 얼굴에 통증이 있습니까?

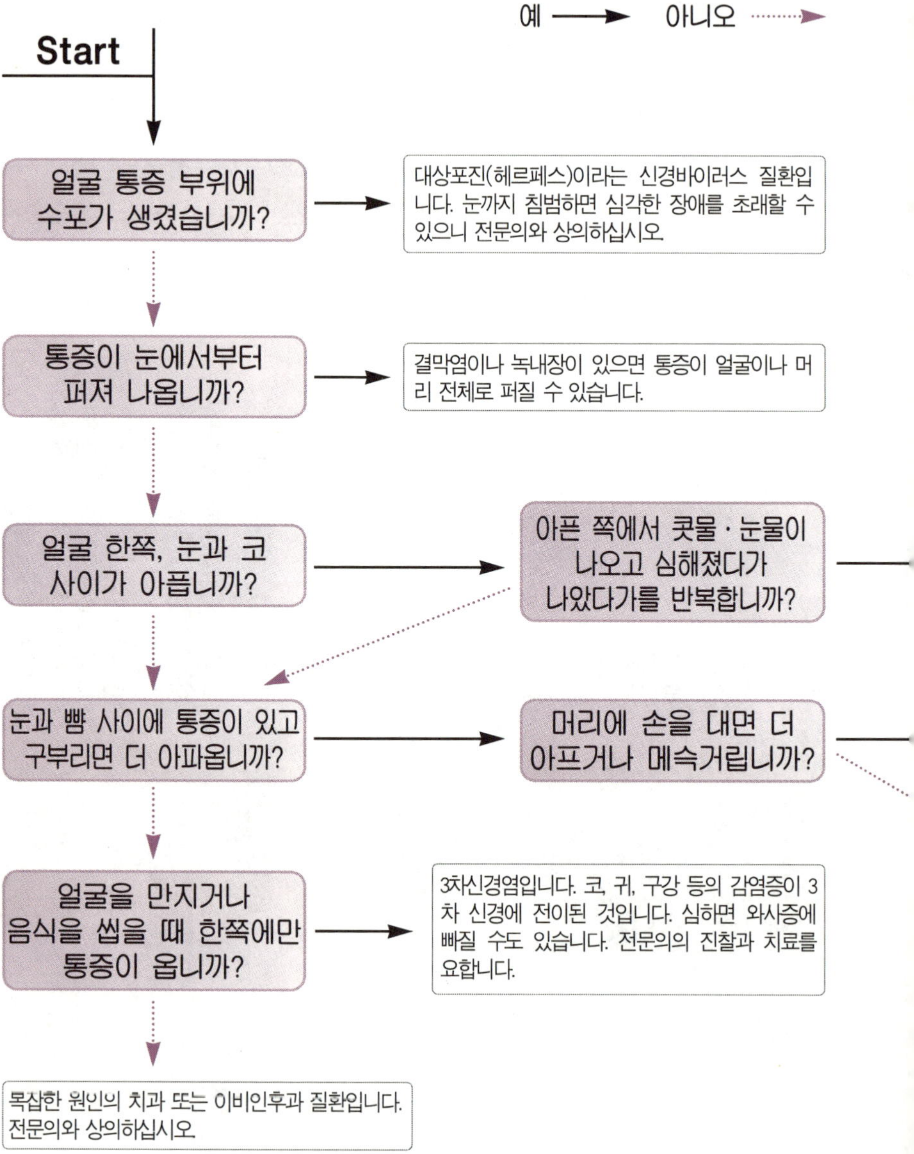

이물질이 들어갔을 때

- **귀** - 핀셋이나 철사 등으로 직접 꺼내려 하지 말고 귓바퀴를 뒤로
  당겨 귓구멍을 넓혀주고 머리를 기울인 채 뜀뛰기를 한다.
  - 벌레가 들어갔을 때는 전등을 비쳐 유도해내든지 미지근한
  물을 넣어 질식시킨 후 끄집어낸다.
- **코** - 손가락이나 기구로 빼내려 하지 말고 반대편 콧구멍을 손으로
  막고 콧김을 세게 불어낸다.
  - 얕은 곳일 때는 즉시 훑어내리듯 밀어낸다.
  - 깊은 곳일 때는 즉시 이비인후과로 가야 한다.
- **눈** - 화학물질이 들어갔을 때는 흐르는 물로 씻어낸다.
  - 눈꺼풀과 안구 사이에 끼어 있을 수 있으므로 눈꺼풀을 올려
  씻는다.
  - 뜨거운 것이 들어갔을 때는 얼른 찬물로 오랫동안 씻어낸 후
  얼음 물수건으로 눈을 가리고 병원으로 간다.

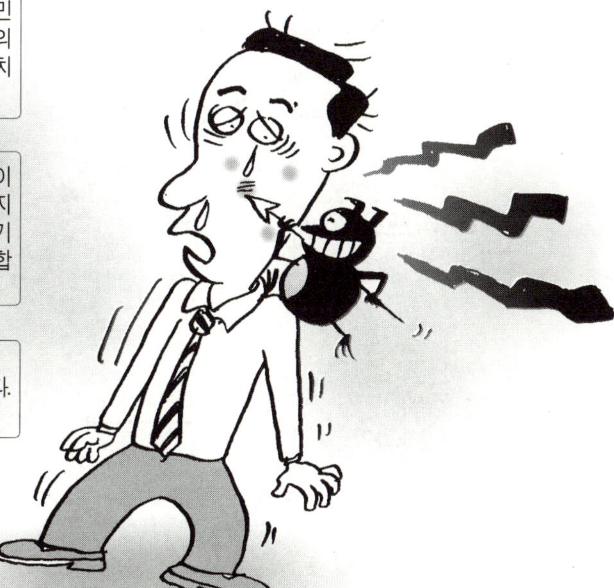

체크! 체크!

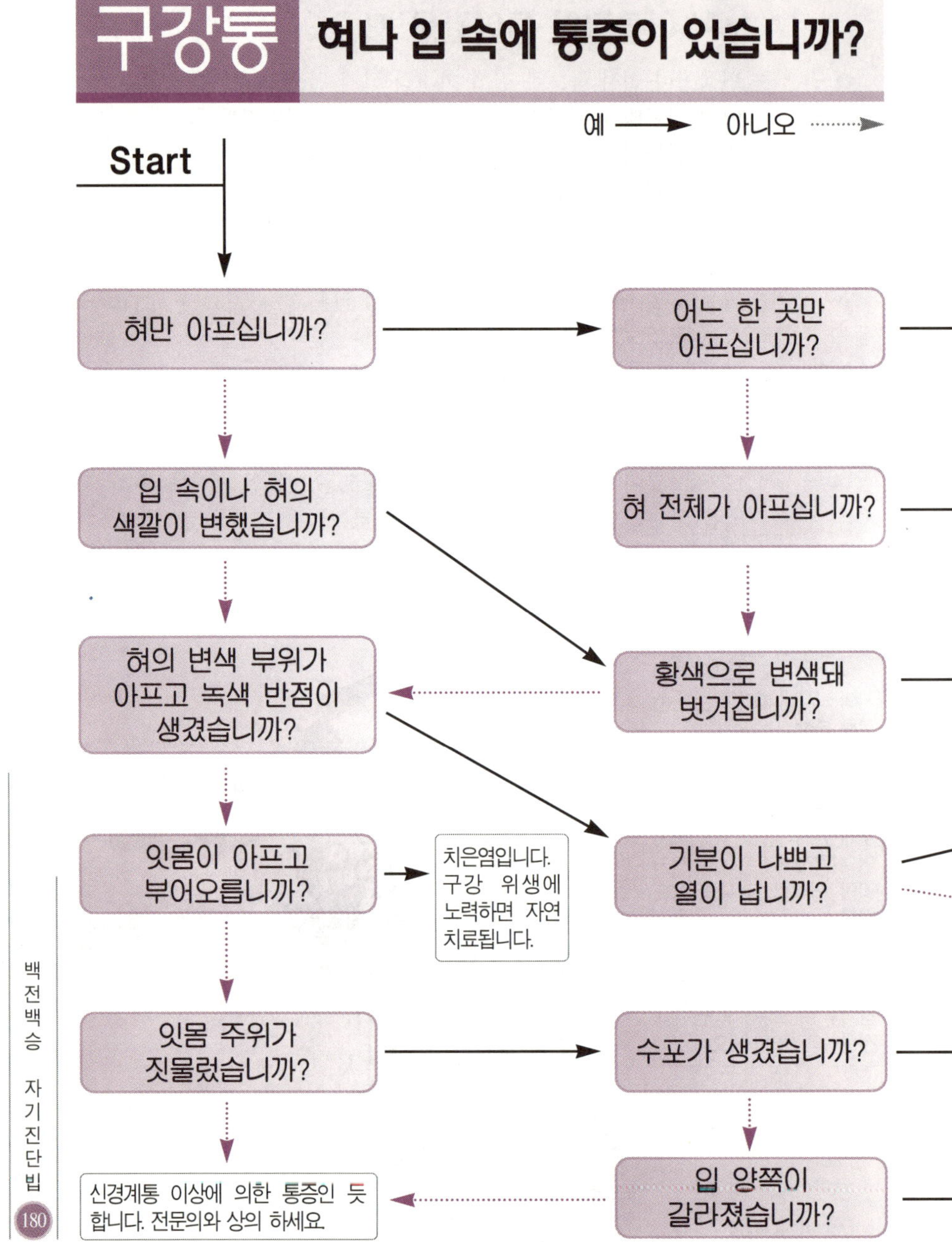
구강통
혀나 입 속에 통증이 있습니까?
예
아니오
Start
혀만 아프십니까?
어느 한 곳만 아프십니까?
입 속이나 혀의 색깔이 변했습니까?
혀 전체가 아프십니까?
혀의 변색 부위가 아프고 녹색 반점이 생겼습니까?
황색으로 변색돼 벗겨집니까?
잇몸이 아프고 부어오릅니까?
치은염입니다. 구강 위생에 노력하면 자연 치료됩니다.
기분이 나쁘고 열이 납니까?
잇몸 주위가 짓물렀습니까?
수포가 생겼습니까?
신경계통 이상에 의한 통증인 듯 합니다. 전문의와 상의 하세요
입 양쪽이 갈라졌습니까?

체크항목! 구취

이것은 아주 친한 사람에게 지적을 받지 않으면 쉽게 알 수 없는 것입니다. 흔한 원인으로 구내염이나 후두염, 의치 또는 구강위생 불량입니다. 마늘 양파 술 등 음식물도 관계가 있습니다.

치열이 고르지 않거나 의치가 고정돼 있지 않으면 혀와 이가 닿는 부분에 염증이 생깁니다. 너무 오래 지속되면 궤양이나 종양으로 발전될 수도 있습니다.

혀에 염증이 생겼습니다. 혀 점막이 염증에 의하여 벗겨져 나가서 혀조직이 노출된 상태입니다. 비타민 부족이나 빈혈 등이 그 원인으로 작용하는 경우도 많습니다. 전문의와 상담하십시오

곰팡이에 의한 감염으로 「구강 칸디다증」이라고 합니다. 경구용 항(抗)곰팡이 트로키를 사용하거나 항곰팡이 구강청결제를 사용하면 치료되지만, 그런 것이 발생할 수 있는 당뇨병 등 전신성 질환이 있는지도 확인해야 합니다.

바이러스성 감염에 의한 구강 부위의 염증이나 전신성 감염으로 인한 혀의 통증입니다. 의사의 진찰을 요합니다.

구강 궤양입니다. 흰색에 움푹 팬 모양으로 매우 심한 통증을 동반합니다. 트로키나 살균 세정제로는 치료되지 않으며 2~3주가 지속되면 다른 심각한 질병을 생각해 볼 필요가 있습니다. 전문의와 상의하세요

헤르페스입니다. 감기나 스트레스가 원인입니다.

비타민 부족이나 불량한 의치 사용으로 인해 생긴 부작용입니다.

목쉼 최근에 목소리가 변했습니까?

예 → 아니오 ⇢

Start

최근 수일 내에 목이 쉬었습니까?

→ 예: 최근에 감기·기침·인후통이 있었습니까?

⇢ 아니오

가수나 교사처럼 목을 많이 사용합니까?

→ 예: 오랫동안 성대를 혹사시키면 성대 기능에 변형을 초래할 수 있습니다.

⇢ 아니오

음주나 흡연이 심합니까?

→ 예: 과음이나 흡연은 만성적인 후두염의 원인입니다. 습관적인 과음과 흡연은 성대의 영구적인 장애나 종양의 원인이 될 수 있습니다.

⇢ 아니오

40세 이상입니까?

→ 예: 평소와 달리 춥거나 피부건조·피로감·체중 변화 등이 있습니까?

⇢ 아니오

일주일 이상 계속 목이 쉬었습니까?

→ 예: 특발성인 목의 신경이나 근육 이상입니다. 전문의와 상의 하세요.

⇢ 아니오

숨 쉴 때 쌕쌕 소리가 나거나 호흡 곤란이 있습니까?

→ 예: 심한 천식 발작입니다. Part 4의 「호흡곤란」편을 참조하세요.

⇢ 아니오

가벼운 천식 발작입니다. 안정을 취하시면 좋아질 것입니다.

목이 쉬고 목소리가 나오지 않는 것은 대부분의 경우 성대에 염증이 생겨 부어 있어서 정상적인 진동이 되지 않기 때문입니다. 목이 쉬는 증상이 만성이거나 되풀이 되면 중한 질병의 원인이 될 수 있으므로 전문의와 상담이 필요합니다.

인후 감염증으로 인한 후두염이나 성대염에 걸린 듯합니다. 금주, 금연하고, 목소리를 적게 사용하며 수분 섭취량을 늘리십시오.

평소보다 성대를 많이 사용하였습니까?

성대 혹사에 의한 염증 또는 후두염에 걸려 있습니다.

전형적인 후두염입니다. 갑작스러운 음성변화의 가장 흔한 원인이며 컹컹거리는 기침을 동반합니다. 반복적인 후두염은 전문의의 진찰을 요합니다.

갑상선 기능 저하 또는 갑상선 기능 항진증·갑상선 종양일 가능성이 있습니다.
전문의와 상의하십시오.

진행성의 목쉰 소리는 노화에 따른 내분비계통 이상 때문입니다. 1~2주일 이상 목쉰 소리가 계속될 때는 성대종창 또는 종양의 가능성이 있습니다. 특히 흡연자는 더욱 가능성이 높아집니다.

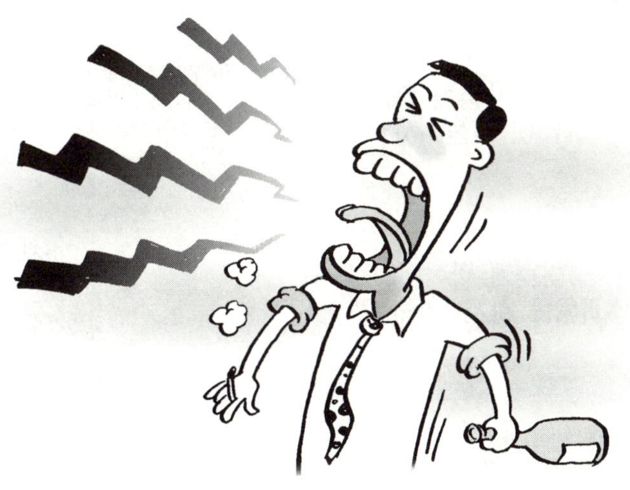

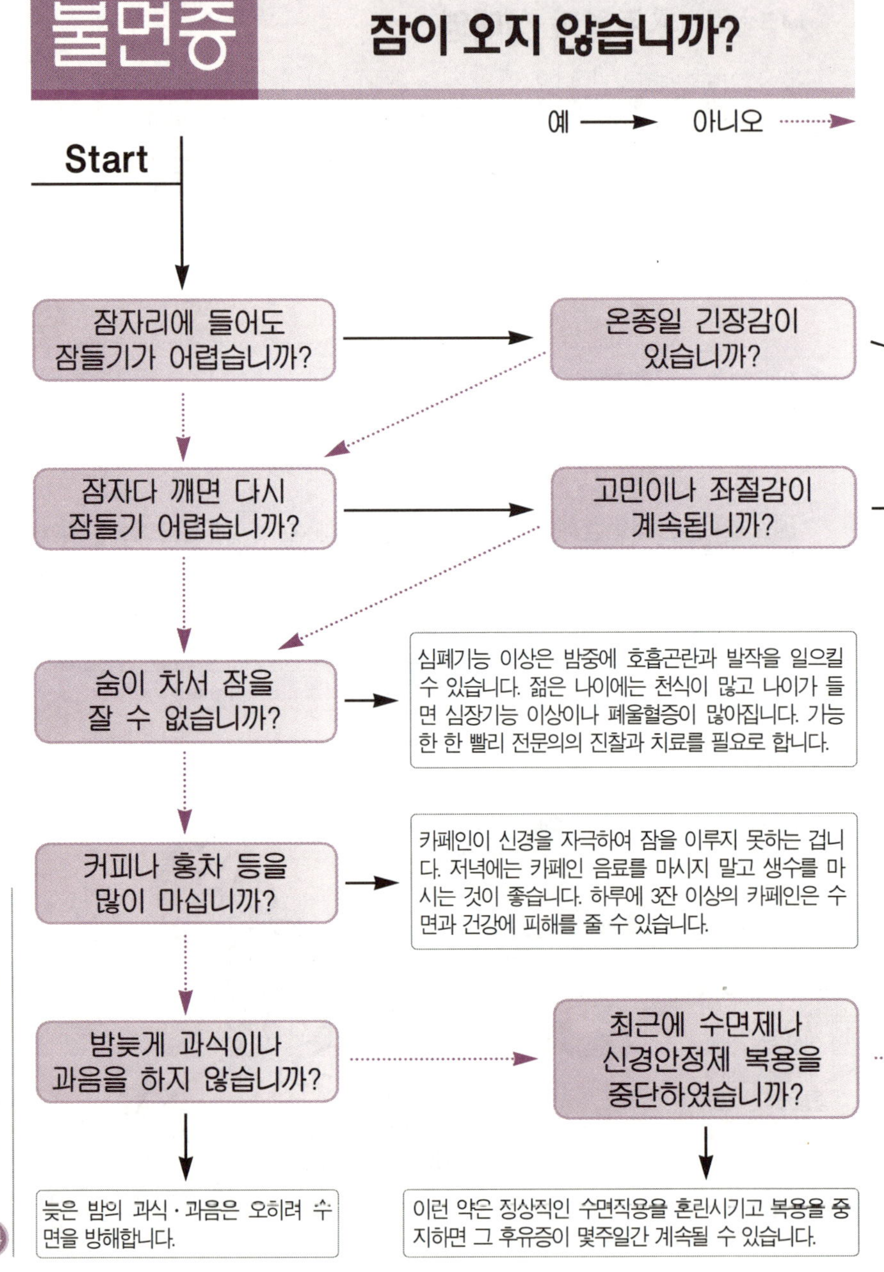
불면증
잠이 오지 않습니까?

예 ⟶ 아니오 ┄┄▶

Start

잠자리에 들어도
잠들기가 어렵습니까?

온종일 긴장감이
있습니까?

잠자다 깨면 다시
잠들기 어렵습니까?

고민이나 좌절감이
계속됩니까?

숨이 차서 잠을
잘 수 없습니까?

심폐기능 이상은 밤중에 호흡곤란과 발작을 일으킬 수 있습니다. 젊은 나이에는 천식이 많고 나이가 들면 심장기능 이상이나 폐울혈증이 많아집니다. 가능한 한 빨리 전문의의 진찰과 치료를 필요로 합니다.

커피나 홍차 등을
많이 마십니까?

카페인이 신경을 자극하여 잠을 이루지 못하는 겁니다. 저녁에는 카페인 음료를 마시지 말고 생수를 마시는 것이 좋습니다. 하루에 3잔 이상의 카페인은 수면과 건강에 피해를 줄 수 있습니다.

밤늦게 과식이나
과음을 하지 않습니까?

최근에 수면제나
신경안정제 복용을
중단하였습니까?

늦은 밤의 과식·과음은 오히려 수면을 방해합니다.

이런 약은 징상적인 수면직용을 혼란시키고 복용을 중지하면 그 후유증이 몇주일간 계속될 수 있습니다.

- 잠자리에 들어도 잠이 안 올 때 신경을 쓰면 쓸수록 손해입니다.
- 낮에 다소 피곤함을 느낄 정도로 활동하면 숙면에 도움이 됩니다.
- 술을 많이 마시지 않도록 합시다.
- 눈을 감고 행복하고 평화로웠던 순간을 생각합니다.
- 너무 덥거나 추운지 확인합시다.
- 잠자리에 들기전에 따뜻한 물로 목욕을 합니다.

불안과 긴장으로 인한 불면증입니다. Part 2의 「불안신경증」편을 참고하세요.

정신적 스트레스나 우울증에 의한 불면증입니다. 전문의와 상담하십시오

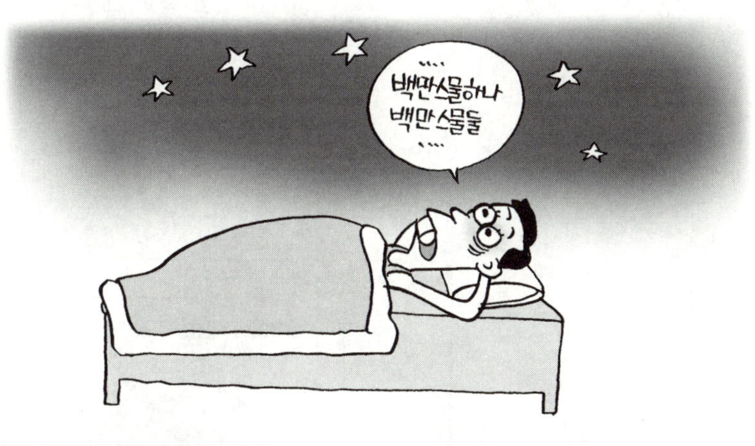

별로 움직이지 않는 자세로 일합니까?

60세 이상입니까?

낮 동안에 운동량이 부족하면 전혀 피곤하지 않아 잠이 오지 않는 경우가 있습니다.

나이를 먹으면 잠이 없어질 수 있습니다.

복잡한 원인의 수면 불면증입니다. 전문의의 진찰을 요합니다.

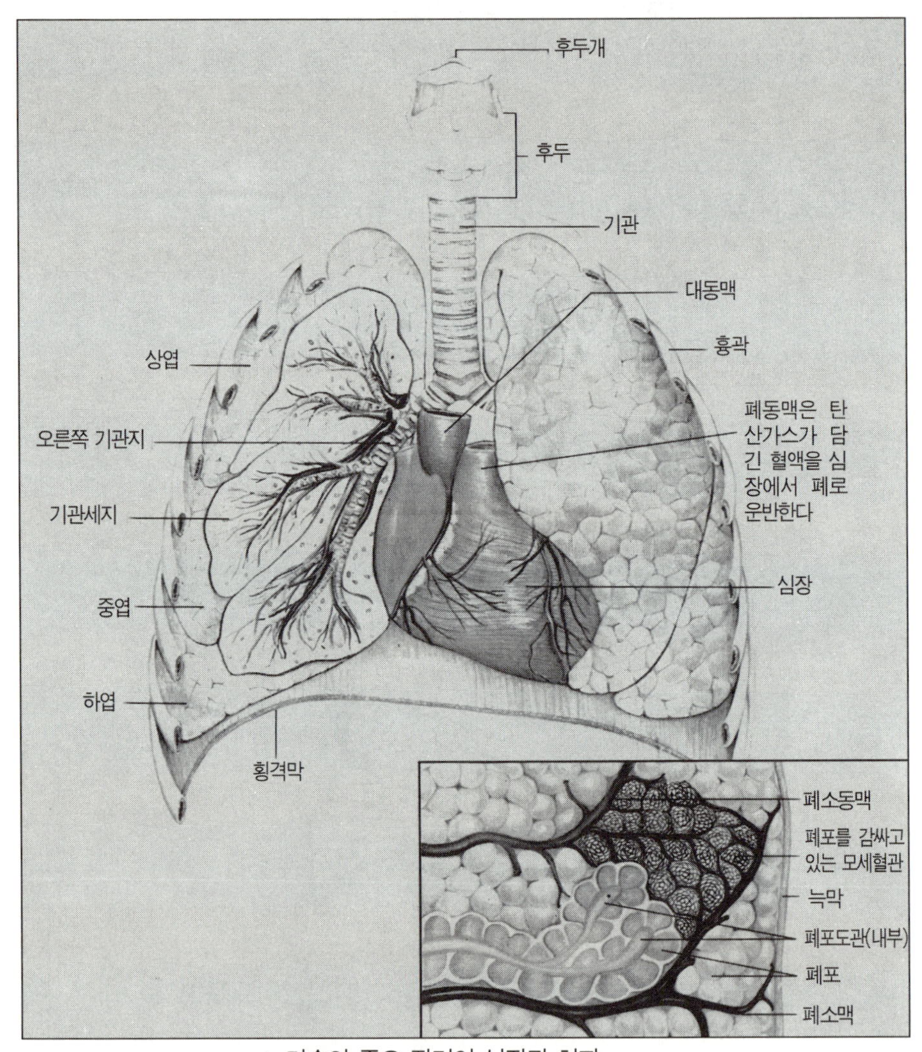

▲ 가슴의 중요 장기인 심장과 허파.

가슴의 증상 스스로 체크법

가슴은 목, 어깨부터 횡격막 상부까지 주로 갈비뼈로 감싸인 부분입니다. 가슴 속에는 생명이 꺼지지 않게 지켜주는 심장과 허파가 있습니다. 이것 중 어느 하나가 잠깐이라도 쉬어버린다면 인간은 죽게 됩니다. 심장은 인체의 모든 장기 중에서 가장 많은 일을 하며, 가장 많은 에너지를 사용하고, 가장 많은 산소를 공급하는 기관으로서, 산소 공급이 1분 이상 예고 없이 중단되면 치명적인 손상이 발생됩니다.

체크항목

- 가슴이 두근거립니까? (심계항진)
- 숨이 차거나 숨쉬기가 어렵습니까? (호흡곤란)
- 가슴이 조이는 듯 아픕니까? (흉통)
- 기도나 목구멍이 아픕니까? (인후통)
- 등이나 허리가 아픕니까? (요통)
- 구역질이나 구토가 있습니까? (구토)
- 팔이나 어깨가 아픕니까? (팔과 어깨 통증)
- 몸에서 열이 납니까? (발열)

심계항진 — 가슴이 두근거립니까?

Start

커피나 홍차를 많이 마셨습니까?
→ 카페인을 지나치게 섭취하면 심장박동이 빨라지고, 부정맥이 생길 수 있으며, 탈수현상을 초래하여 혈액순환에 지장이 생깁니다.

스트레스나 걱정이 있습니까?
→ 불안과 초조는 심계항진의 가장 큰 원인입니다. 스트레스는 심장 박동수를 증가시키지만 신경이 예민한 사람들은 심장의 정상적인 활동을 지나치게 의식하는 경우도 있습니다.

담배를 많이 피우십니까?
→ 담배의 니코틴 성분은 심장박동수를 늘리고 불규칙하게 만듭니다. 또한 흡연은 혈관을 수축시켜 심장에 부담을 더 주게 됩니다.

잘 먹는 데도 체중이 줄었습니까?
→ 갑상선 기능 항진증일 가능성이 높습니다. 정밀한 혈액검사와 적극적인 치료를 요합니다.

숨이 차고 체력이 떨어졌습니까? ┈┈▶ **신체 상태가 좋지 않습니까?**

적혈구가 감소된 것 같습니다. 혈액검사로 빈혈의 원인을 찾아 보십시오

신경불안이나 원인 불명의 심계항진증입니다.
전문의와 상담하십시오.

심장 고동이 비정상적으로 빠르거나 강하거나 불규칙해지는 현상입니다. 격렬한 운동이나 체력소모가 있으면 누구나 심장이 두근거릴 수 있는데, 이것은 정상적인 반응입니다. 그러나 특별한 이유 없이 심계항진이 되면 신체질환이나 정상조절기능에 이상이 있을 수 있습니다.

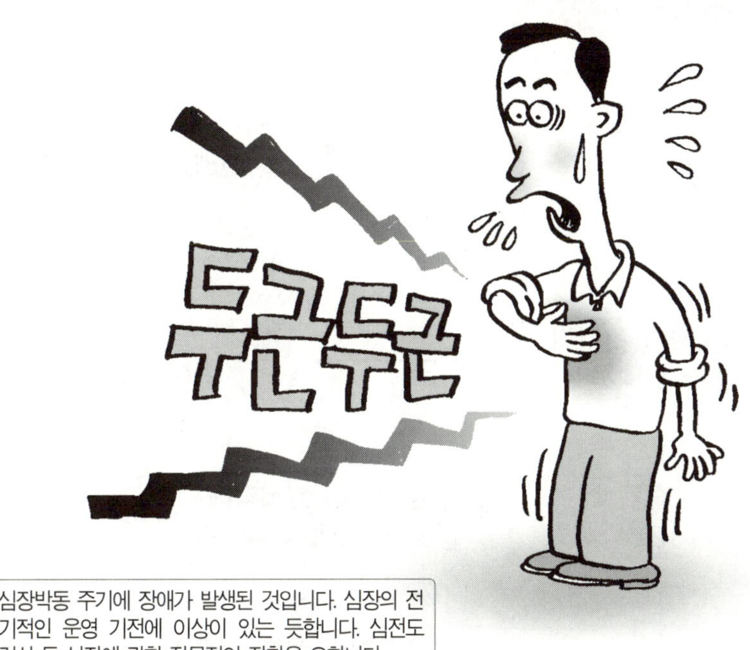

심장박동 주기에 장애가 발생된 것입니다. 심장의 전기적인 운영 기전에 이상이 있는 듯합니다. 심전도 검사 등 심장에 관한 전문적인 진찰을 요합니다.

심전도 검사

이것은 심장 활동을 조절하는 심장 자체의 전기적 충격을 기록하는 검사입니다. 심장에서 일어나는 전기 변화를 기록 용지에 표시하여 심장 박동의 이상 유무를 눈으로 확인할 수 있는 장치입니다.

호흡곤란 숨이 차거나 숨쉬기가 어렵습니까?

입술이 파랗게 되거나 격심한 호흡곤란 증상은 위험한 상태이므로 즉시 응급조치와 정확한 진단을 요합니다. 우선 옷을 느슨하게 풀어주고 똑바로 눕히고 질식에 대한 응급처치와 응급호흡을 실시해 볼 수 있습니다. 가능한 한 빨리 병원으로 이송되어야 합니다.

허파에 물이 고여 있는 위험한 상태로 심장질환이 원인입니다. 똑바로 의자에 앉아서 의료진을 기다리거나 병원으로 이동되어야 합니다.

가끔 숨이 멎거나 심한 호흡곤란이 있습니까?

응급을 요하는 심한 천식 발작입니다.

가벼운 천식 발작입니다.

폐렴이나 급성기관지염 등의 흉부 감염증입니다. 평소 몸이 허약했던 사람은 위험성이 높습니다.

밤중에 더 심해지고 핑크색 거품이 나옵니까?

폐수종이나 심장질환일 가능성이 높습니다. 즉시 정밀한 검진을 요합니다.

최근에 질병이나 부상으로 누워 있었습니까?

폐색전증일 가능성이 있습니다. 응고된 혈액덩어리가 폐혈관을 막은 것이 원인입니다.

긴장하면 더 심해집니까?

연속되는 불안과 흥분 또는 긴장은 과호흡 발작을 일으킬 수 있습니다.

여러 복합적인 원인의 호흡곤란입니다. 전문의의 진찰을 요합니다.

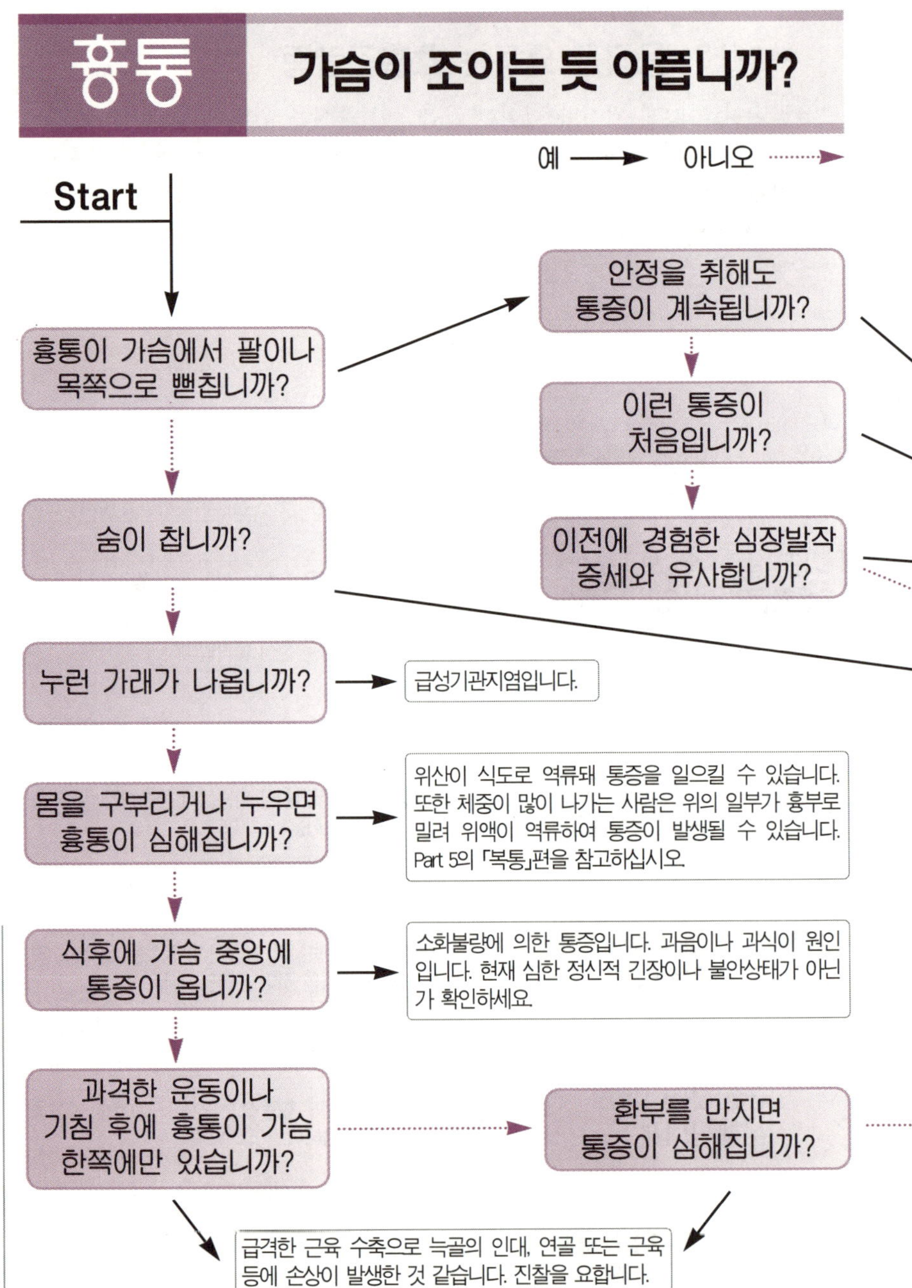
흉통
가슴이 조이는 듯 아픕니까?
예 → 아니오 ⋯⋯>
Start
흉통이 가슴에서 팔이나 목쪽으로 뻗칩니까?
안정을 취해도 통증이 계속됩니까?
이런 통증이 처음입니까?
숨이 찹니까?
이전에 경험한 심장발작 증세와 유사합니까?
누런 가래가 나옵니까?
급성기관지염입니다.
몸을 구부리거나 누우면 흉통이 심해집니까?
위산이 식도로 역류돼 통증을 일으킬 수 있습니다. 또한 체중이 많이 나가는 사람은 위의 일부가 흉부로 밀려 위액이 역류하여 통증이 발생될 수 있습니다. Part 5의 「복통」편을 참고하십시오
식후에 가슴 중앙에 통증이 옵니까?
소화불량에 의한 통증입니다. 과음이나 과식이 원인입니다. 현재 심한 정신적 긴장이나 불안상태가 아닌가 확인하세요
과격한 운동이나 기침 후에 흉통이 가슴 한쪽에만 있습니까?
환부를 만지면 통증이 심해집니까?
급격한 근육 수축으로 늑골의 인대, 연골 또는 근육 등에 손상이 발생한 것 같습니다. 진찰을 요합니다.

이것은 심장근육에 혈액을 공급하는 혈관의 내벽에 지방질이 쌓이거나 죽상경화증으로 딱지 같은 것들이 생겼기 때문입니다. 이렇게 되면 심장 근육으로 산소를 운반하는 데 방해를 받아 심한 통증을 일으키게 됩니다. 이것은 격심한 운동이나 정신적 스트레스 이후에 더 쉽게 발생할 수 있으며, 한참 진행돼 발작이 있고 난 다음에야 인식하는 경우가 흔합니다. 가끔 생명을 위협하거나 아니면 영구적인 장애를 초래할 수도 있습니다. 평소에 정기적인 검진을 받아서 미리 확인하고 생활개선을 통한 예방만이 유일한 방책이며 혈액검진으로 쉽게 진단됩니다.

심장 근육으로 혈액을 보내는데 이상이 생겨 일으킨 심장발작일 가능성이 높습니다. 의복을 느슨하게 하고 곧바로 병원에 가야 합니다. 만일 흉통 발작 중에 호흡이 정지되면 구강 대 구강법(mouth to mouth)으로 호흡을 시켜야 합니다. 심장이 정지된 듯 하면 심장 마사지를 하며 병원으로 옮깁니다.

최근에 수술이나 부상 등으로 오래 누워 있었습니까?

→ 허파에 혈전이 막히는 폐색전일 가능성이 높습니다. 피 섞인 가래가 나올 수 있습니다.

호흡과는 무관한 따끔거림입니까?

→ 폐렴, 기관지염 등 흉부 감염증입니다. Part 4의 「발열」편을 참고하세요

폐 허탈로 인한 통증이며 호흡곤란이 심해질 수 있습니다.
즉시 X-선 촬영을 요합니다.

기침과 열이 납니까?

→ 대상포진이라는 신경바이러스 감염증입니다. 통증 이후 수일 이내에 수포가 생깁니다.

더욱 세밀한 진단이 필요한 경우입니다. 곧 전문의와 상담해보십시오.

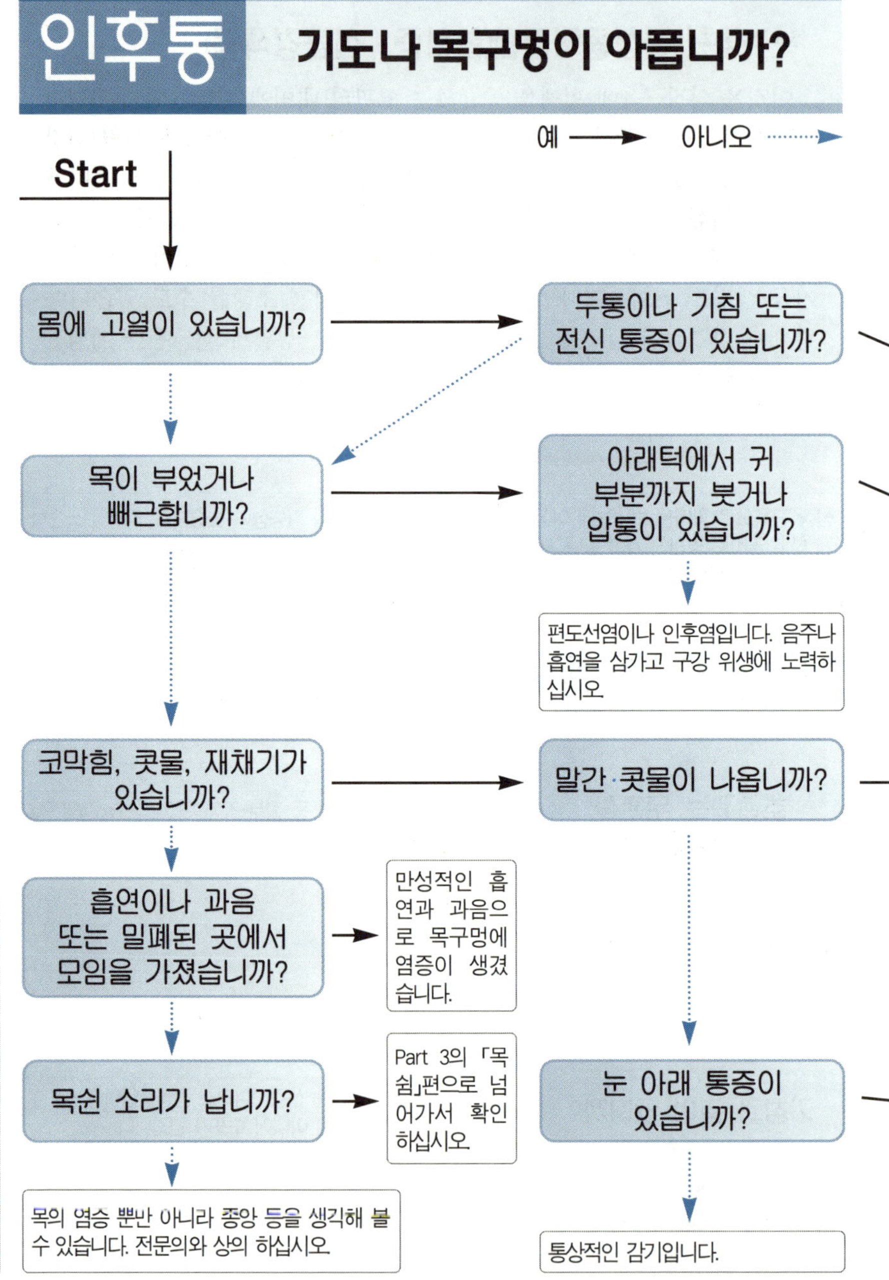

체크! 체크!
인후통
기도나 목구멍이 아픕니까?
예
아니오
Start
몸에 고열이 있습니까?
두통이나 기침 또는 전신 통증이 있습니까?
목이 부었거나 뻐근합니까?
아래턱에서 귀 부분까지 붓거나 압통이 있습니까?
편도선염이나 인후염입니다. 음주나 흡연을 삼가고 구강 위생에 노력하십시오
코막힘, 콧물, 재채기가 있습니까?
맑간·콧물이 나옵니까?
흡연이나 과음 또는 밀폐된 곳에서 모임을 가졌습니까?
만성적인 흡연과 과음으로 목구멍에 염증이 생겼습니다.
목쉰 소리가 납니까?
Part 3의 「목쉼」편으로 넘어가서 확인하십시오
눈 아래 통증이 있습니까?
목의 염승 뿐만 아니라 종앙 등을 생긱해 볼 수 있습니다. 전문의와 상의 하십시오
통상적인 감기입니다.
백전백승 자기진단법
194

찬 음식을 먹거나 알코올 성분이 없는 찬 음료수, 얼음냉수, 아이스크림 등을 먹으면 염증이 완화될 수 있습니다. 해열제를 사용하고 구강위생을 철저히 하면 예방과 치료에 도움이 될 수 있습니다. 트로키나 가글린 등도 효과가 있습니다.

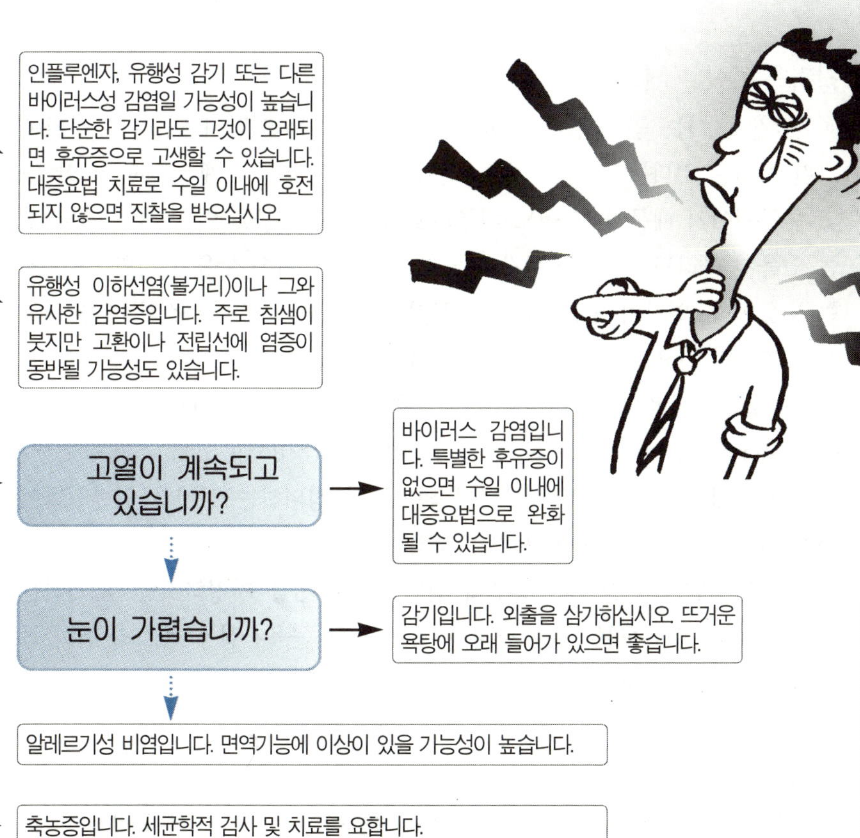

인플루엔자, 유행성 감기 또는 다른 바이러스성 감염일 가능성이 높습니다. 단순한 감기라도 그것이 오래되면 후유증으로 고생할 수 있습니다. 대증요법 치료로 수일 이내에 호전되지 않으면 진찰을 받으십시오.

유행성 이하선염(볼거리)이나 그와 유사한 감염증입니다. 주로 침샘이 붓지만 고환이나 전립선에 염증이 동반될 가능성도 있습니다.

고열이 계속되고 있습니까?

바이러스 감염입니다. 특별한 후유증이 없으면 수일 이내에 대증요법으로 완화될 수 있습니다.

눈이 가렵습니까?

감기입니다. 외출을 삼가하십시오 뜨거운 욕탕에 오래 들어가 있으면 좋습니다.

알레르기성 비염입니다. 면역기능에 이상이 있을 가능성이 높습니다.

축농증입니다. 세균학적 검사 및 치료를 요합니다.

감기는 만병의 근원일까?

감기의 증상은 제각각이다

한평생을 사는 동안 감기에 한 번도 안 걸려 본 사람이 있을까? 정답은 그런 사람은 없다는 것이다. 왜 그럴까? 사람은 호흡을 계속 해야만 살 수 있는 존재이기 때문이다. 어느 하루라도 밥을 굶고 물을 안 마시며 견딜 수는 있을지 몰라도 어느 한 시간인들 호흡을 끊고 계속 삶을 유지할 수는 없는 노릇이다. 인간이 숨을 쉬는 한 공기 중의 수많은 바이러스와 세균 등은 우리 호흡기 안으로 들어오게 되어 있다.

이것을 의학용어로는 상기도감염증(上氣道感染症 URI : upper respiratory infection)이라 하고, 일반용어로는 감기(感氣 common cold)라고 한다. 이 용어 차이에서 보듯이 의사들이 정의하는 감기와 일반인들이 생각하는 감기는 다소 차이가 있는 듯하다.

상기도 감염이란 호흡기 상부에 감염이 발생됨을 지칭하지만, 감기라는 것은 몸이 춥거나 콧물 기침 권태감 두통 오한 근육관절통 목소리 변화 등이 있을 때를 표현하는 말이기 때문이다.

감기의 영역은 어디까지일까?

그런데 누구는 일년 내내 감기를 달고 사는데, 또 누구는 거의 감기 한 번 안 걸리고 일 년을 잘 넘기기도 한다. 즉, 감기란 단순한 바이러스나 세균에 의한 오염을 뜻하는 것이 아니고 신체가 그것을 받아들일 수 있는 상태를 반영하고 있는 것이다.

　　감기에 걸리는 조건이란 면역기능이 낮아졌고 오장육부의 상호균형관계가 어긋나 있는 상황을 나타낸 것이다. 그러므로 이러한 시기에는 감기가 아닌 다른 질병에도 역시 노출될 수가 있는 상태이며, 또한 감기의 합병증이 신체 내로 속속 전파될 수 있는 형편임을 드러낸 것이다.

　　감기의 합병증은 수없이 많다. 그래서 만병의 원인이라고도 한다. 비염이나 편도선염 인후염 기관지염 등으로 뻗치면 조금 심해졌다고 생각한다. 하지만 사실은 부비동염(축농증) 중이염 뇌막염 뇌염 심낭염 관절염 근육통 류마치스 늑막염 폐기종 등의 질환 역시 소위 감기라는 단계를 거치지 않고 그냥 어느날 갑자기 생겨나는 법은 거의 없다.

　　그것 뿐이겠는가! 실상은 폐결핵이나 심내막염 기관지암 폐암 늑막암은 물론 소화기계 심혈관계 비뇨기계 등의 질환 역시 감기의 증상을 거쳐서 나타나는 수순을 밟는 경우가 많다.

감기약 남용은 또 다른 후유증을 부른다

　　그런데 사실은 전혀 감기가 아닌 질병을 감기라고 치료하며 약을 먹는 경우도 있다.

　　A형 또는 B형 간염에 걸린 경우도 처음에는 감기와 유사한 증상이 와서 대부분 감기약을 사 먹는다. 이때 감기약을 안 먹었다면 더 쉽게 지나가 버리는 경우도 있었을 것이다. 신장염이나 심장염인 경우도 감기약을 사 먹고, 폐디스토마증이나 또는 다른 기생충 감염증에서도 감기약을 열심히 먹어대며, 심지어는 임신초기 증상인 데도 감기라고 스스로 판단하여 감기약을 단단하게 지어서 정성스럽게 먹고 있는 경우도 허다하다.

　　그러면 또 그 약으로 인한 후유증이 연달아 일어난다.

　　감기약을 상복하면 소화기능장애와 위궤양을 부채질하고 간장기능장애와 시청각 신경기능 장애, 혈소판 기능장애 등을 일으키기도 한다. 그리고 또한 감기라는 것이 약을 쓴다고 쉽게 낫는 것은 더욱 아니다.

　　감기는 대개 바이러스 감염에 의한 것이므로 다른 바이러스성 질환들처럼 아직 인간세계에서는 특효약이 발견되지 못한 실정이며, 이런 것들은 신체 내에 들어온 후 숙주(인체)의 면역항체가 발현된 연후에야 그 원인체가 소멸되어지는 것이다. 그러므로 감기의 초기부터 무조건 약물을 사용하는 것은 오히려 면역기능의 약화를 초래할 수 있으므로, 습관적인 감기나 감기의 후유증이 발생될 가능성이 있을 때나 합병증을 동반한 경우에만 치료약을 사용하여야 한다.

감기 치료를 위한 민간요법

평소의 규칙적인 생활, 청결한 습관, 낙관적인 정신상태 등은 감기 예방을 위한 최적의 조건이다. 그런데 대부분의 경우 일단 감기에 걸린 듯 하면 우선 약부터 먹고 보는 수가 많다. 그보다는 뜨거운 물로 목욕하고 충분한 휴식을 취하는 방법이 훨씬 좋다.

두통이나 흉통이 심할 때에는 체온상승으로 인한 산소부족이 그 원인일 수 있다. 이때는 두 발을 어깨넓이로 벌리고 두 손을 쭉 펴서 가슴 높이 지지대를 잡은 다음 몸을 앞뒤로 서서히 당겼다 밀었다 하면서 아주 천천히 심호흡을 한다. 현기증이 다소 느껴질 때까지 계속한 다음 편히 쉰다.

두통이나 견비통이 심할 때는 간단한 지압요법을 시행해 본다. 뒷목 중앙 상단의 경계부분(天穴), 뒷목의 양쪽 상단부분(風池穴), 뒷목과 양쪽 어깨 사이(井穴), 엄지와 검지 사이(合穴)를 지긋이 눌러준다. 또 양쪽 이마 가장자리(太穴)를 눌러주면 더욱 효과가 크다. 이외에도 입을 크게 벌리는 악관절운동을 반복하면 안면과 목 근육의 긴장을 완화시키고 뇌 혈류량이 증가될 수 있다. 감기에 동반되는 근육통은 생강제품이나 생강차를 마시면 잘 풀린다.

감기와 다른 합병증의 감별진단

감기가 오래되면 사람들은 불안해 한다. 혹시 폐렴이나 폐암이 아닌가, 또는 폐결핵이 아닌가 의심하는 경우도 있다. 최근 생활환경의 변화와 함께

자취를 감추려고 하던 결핵이 다시 고
개를 들고 있다고 한다.

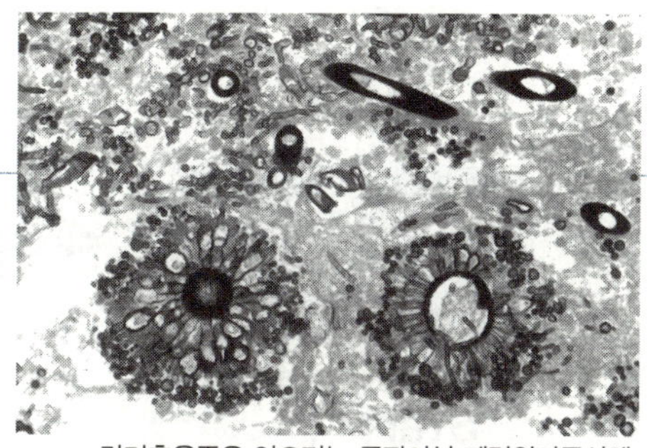
감기후유증을 일으키는 곰팡이성 폐렴원인균사체

　그러나 감기와 결핵은 그 원인 자체
가 전혀 다르므로 간단한 객담검사로
자가진단해 볼 수 있다. 일반적인 감기
에는 묽은 가래가 나온다. 기관지염 합병증이 생기면 노란색을 띠고, 폐결핵
에서는 더욱 끈끈하고 짙은 가래가 배출된다. 그리고 폐기관지암의 가래는
불균일하게 선혈과 피딱지 같은 것이 섞인 까페오레(Cafe au lait)식의 가
래가 나온다.

　담배를 많이 피우거나 분진이 많은 곳에서 근무하는 사람은 감기와 관계
없이 항상 가래가 나온다. 이런 경우의 가래는 반드시 나와 버려야 하며 못
나오고 폐기관지 내에 오래 쌓여 있을수록 나쁜 것이다.

신체의 방어능력이 문제이다

　호흡기에 이상이 있을 때 그것이 감기이든 폐결핵이든 폐암이든 간에 결
국은 모두 인체 면역기능의 약화가 성립되어야만 질병이 성립되는 것이다.
면역기능의 약화는 불규칙하고 무감각한 생활로 생체의 자율조절 리듬이 상
실될 때에 심화되는데, 그런 사람들일수록 병원 가기를 꺼려 한다.

　특별한 원인이나 병명도 없이 막연한 불편감이 계속되는 경우에는 면역기
능의 저하를 생각해 볼 필요가 있다. 그런데 면역이란 한 국가의 국력과 같
은 것이어서 얼른 파악하기가 어려운 대상이다. 면역기능의 변동상황은 CT
나 MRI 또는 어떤 거창한 기계로 진단될 수 있는 것이 아니고, 오직 정밀
한 혈액분석 검사로만 가능한 것이다. 생체리듬과 면역기능이 떨어질 수 있
는 시기에는 자신의 건강을 확인해 보고 면역력을 키울 수 있는 방법을 찾
아보는 것이 미래를 위한 훌륭한 투자가 될 수 있을 것이다.

요통

등이나 허리가 아픕니까?

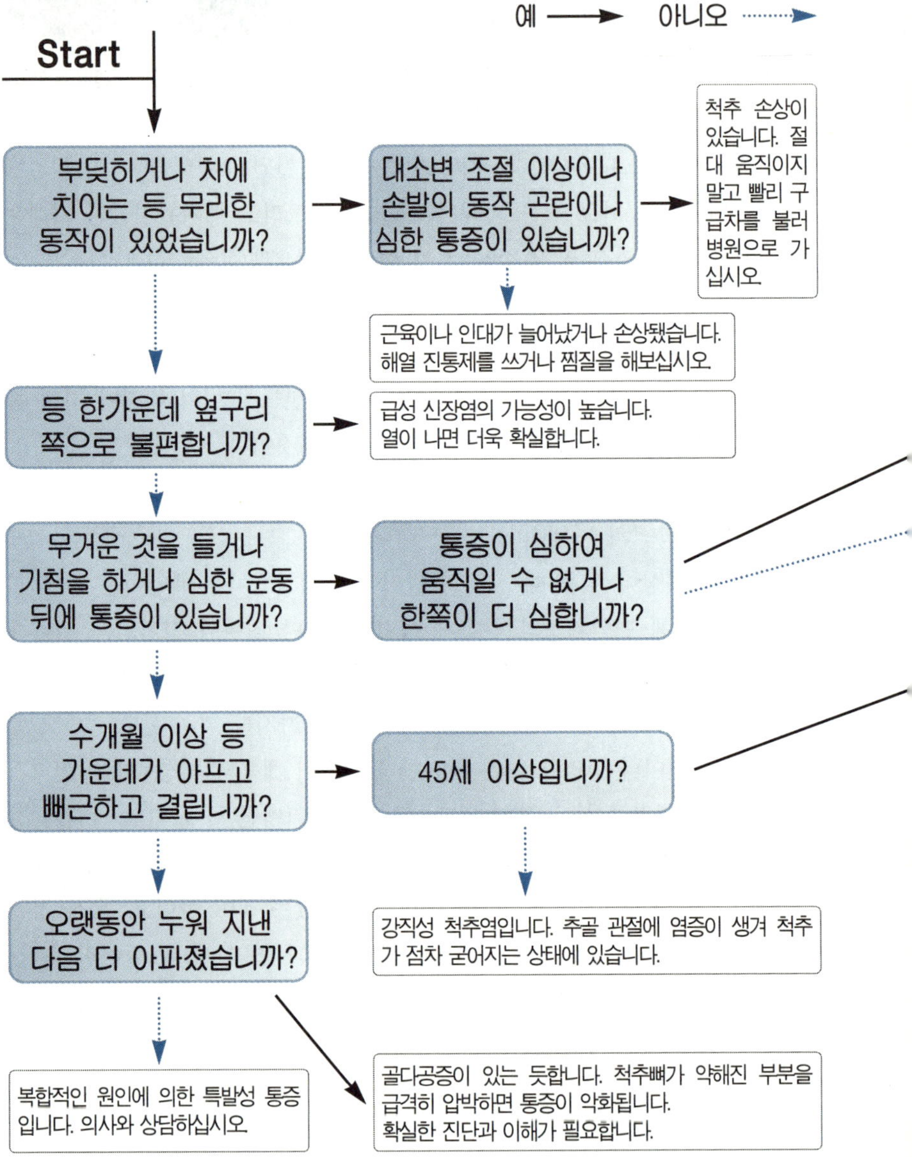

척추는 목뼈 7개, 등뼈 12개, 허리뼈 5개, 엉덩이뼈 5개, 꼬리뼈 3~5개 등 보통 33개의 뼈로 구성돼 있습니다. 뼈와 뼈 사이에는 탄력성이 높은 추간판(디스크)이 있으며, 뼈들은 서로 강력한 인대로 연결돼 있어서 전체적으로 약간 커브가 진 기둥처럼 보입니다. 그 내부에는 긴 관이 있고 그 속에는 척수가 차 있으며, 또 신경이 뻗어 있습니다. 무리한 동작은 척추 사이를 비틀거나 관절, 인대, 디스크 등에 손상을 줄 수 있습니다.

추간판(디스크) 탈출증에 의한 좌골신경통입니다. 무리한 동작을 삼가십시오

근육과 인대의 무리한 부담으로 인한 통증입니다. 근육의 경련과 결합조직의 염증이 동반될 수 있습니다. 계속되는 스트레스가 그 원인일 수 있습니다.

등의 견갑골 사이가 아픕니까?

경추의 퇴행성 또는 변형성 관절증입니다. 목뼈 관절이 마모돼 일어나는 현상입니다.

요추 퇴행성 관절염일 가능성이 높습니다. 척추 마모로 인하여 통증이 증가됩니다. X-선 촬영 및 혈액검사를 요합니다.

보너스 정보

좌골신경통

척추에서 나오는 신경이 눌려서 일어나는 통증입니다. 추간판(디스크) 탈출증에 의한 신경 압박이 가장 흔한 원인입니다. 통증이 엉덩이에서 다리를 거쳐 발까지 뻗어나갈 수 있습니다. 심하면 전문의와 상의 하십시오.

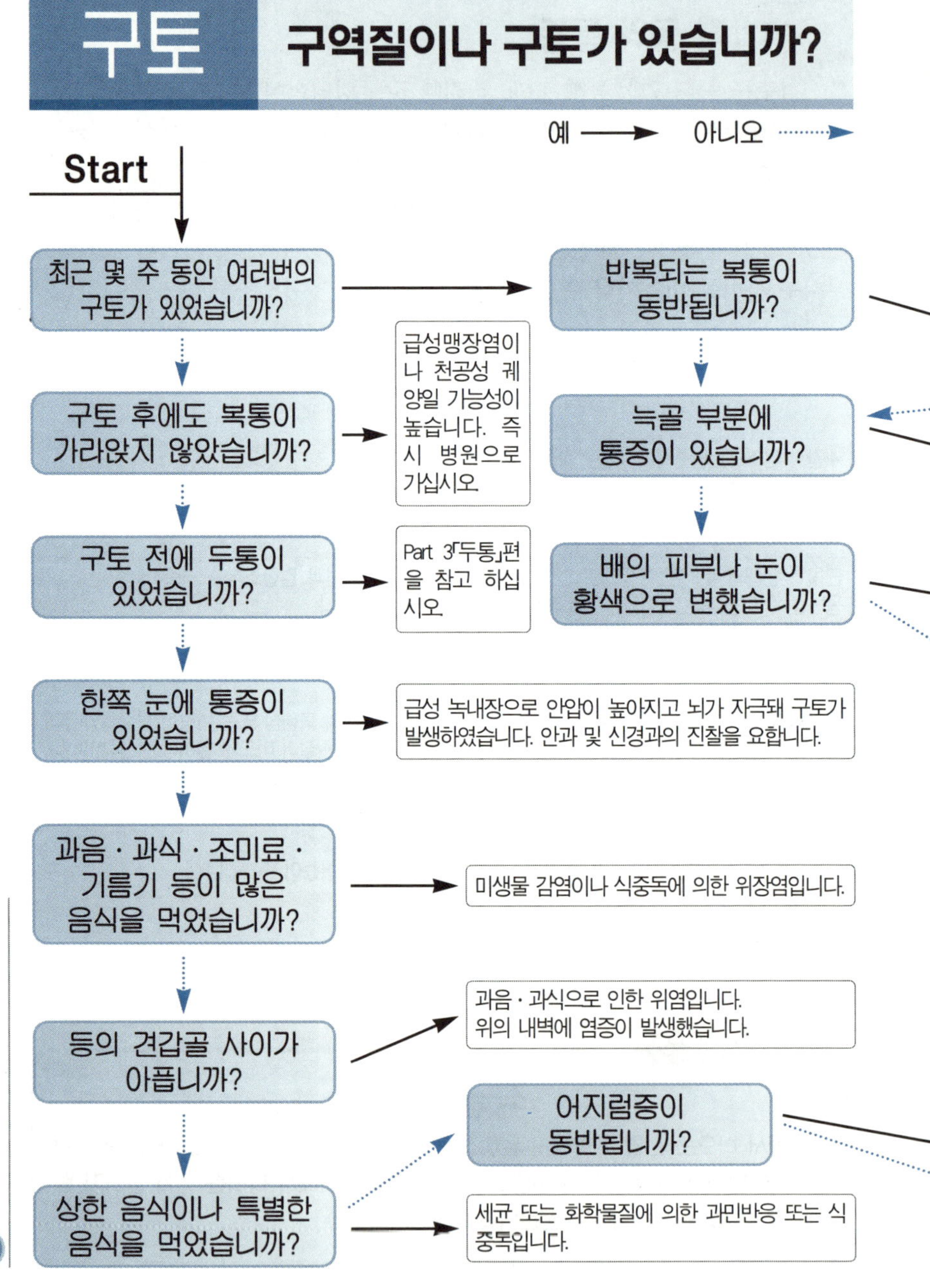

체크! 체크!
구토
구역질이나 구토가 있습니까?
예
아니오
Start
최근 몇 주 동안 여러번의 구토가 있었습니까?
반복되는 복통이 동반됩니까?
급성맹장염이나 천공성 궤양일 가능성이 높습니다. 즉시 병원으로 가십시오
구토 후에도 복통이 가라앉지 않았습니까?
늑골 부분에 통증이 있습니까?
구토 전에 두통이 있었습니까?
Part 3「두통」편을 참고 하십시오
배의 피부나 눈이 황색으로 변했습니까?
한쪽 눈에 통증이 있었습니까?
급성 녹내장으로 안압이 높아지고 뇌가 자극돼 구토가 발생하였습니다. 안과 및 신경과의 진찰을 요합니다.
과음·과식·조미료·기름기 등이 많은 음식을 먹었습니까?
미생물 감염이나 식중독에 의한 위장염입니다.
과음·과식으로 인한 위염입니다. 위의 내벽에 염증이 발생했습니다.
등의 견갑골 사이가 아픕니까?
어지럼증이 동반됩니까?
상한 음식이나 특별한 음식을 먹었습니까?
세균 또는 화학물질에 의한 과민반응 또는 식중독입니다.

구토는 주로 병원균의 침입이나 기름진 음식의 과용, 과음 등으로 위장이 자극돼 발생합니다. 때때로 뇌 실질이나 내이의 평형감각기관 또는 신경장애가 원인일 수도 있습니다. 복통, 두통, 안통이 동반되면 응급을 요합니다.

상복부 안쪽에 통증이 있습니까?

위 또는 십이지장 궤양일 가능성이 높습니다. 술, 담배를 삼가하시고 전문의와 상의하십시오.

좀더 위쪽으로 아프면 십이지장궤양이 의심되며 좀더 아래쪽으로 복부까지 통증이 뻗치면 담석증이 생긴 것입니다.

간장이나 담도계의 이상으로 인한 황달 증상입니다. 정밀한 검진으로 철저한 원인 규명을 요합니다.

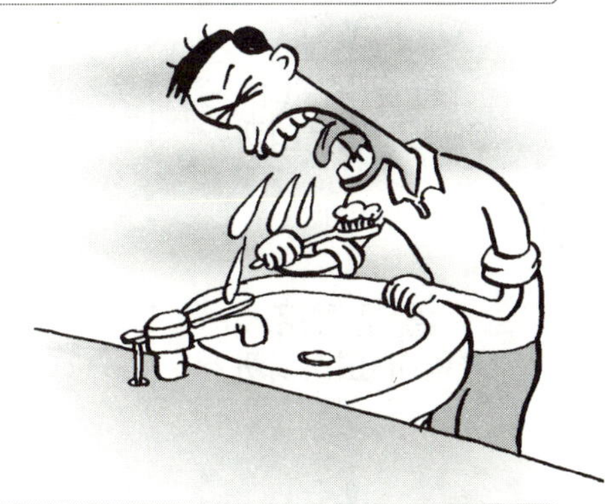

술을 마시면 구토가 더 심해집니까?

만성위염입니다. 과음은 위염 위궤양 위암의 원인이 될 수 있습니다.

구역질도 없이 갑자기 구토를 했습니까?

뇌출혈이나 뇌종양으로 인한 뇌압 상승의 가능성이 있습니다.

어떤 약물을 복용하고 있습니까?

약물부작용에 의한 구토입니다. 원인 규명이 필요합니다. 전문의와 상의하십시오.

특발성 구토증입니다. 즉시 의사의 진단을 요합니다.

귓속의 평형기관에 장애가 발생했을 가능성이 높습니다.

원인불명의 전신증상입니다. 전문의와 상의하세요.

팔과 어깨통증 / 팔이나 어깨가 아픕니까?

격한 동작 후 어깨 근육에 가벼운 손상이 생기거나 활액낭염이 생기면 어깨가 경직되고 심하면 통증이 동반되다가 아주 움직일 수 없게 되는 경우도 있습니다. 이것을 「유통성 견구축증」이라고 하는데 아프다고 안 움직이면 더욱 심하게 경직돼 아주 움직이기 어렵게 되므로 꾸준한 노력을 요합니다.

골절이나 탈구 또는 근육이나 인대가 손상돼 있습니다. 병원에 가십시오

삐었거나 연조직, 근육, 인대 등의 타박상입니다. 시간이 지나면 완화될 수 있습니다.

감염성 관절염 또는 반응성 관절염입니다. 혈액검사를 통해 감염 원인 질환인지 확인하고 치료해야 합니다.

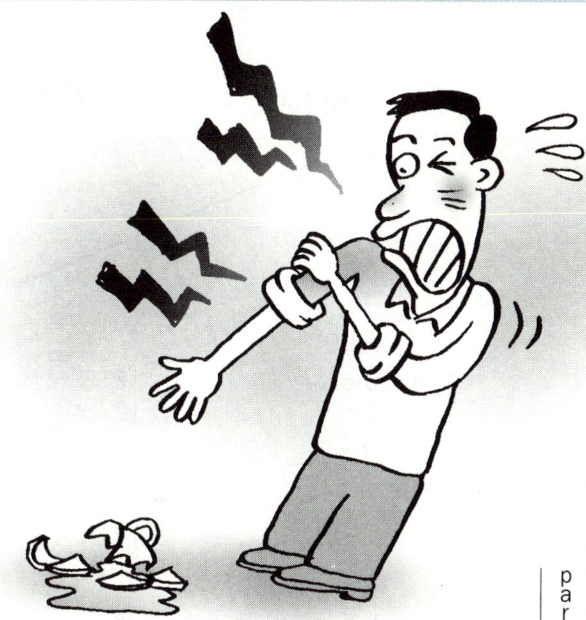

보너스 정보

삐었을 때의 응급처치

1. 다친 후 하루 정도는 손상 부위를 차게 합니다.
2. 손상된 관절에 붕대를 감아서 고정합니다.
3. 손상 부분이 흔들리지 않게 안정합니다.
4. 손이나 발을 다쳤을 때는 그 부위를 높입니다.
5. 하루가 지난 다음에는 더운물 찜질을 합니다.

체크! 체크!

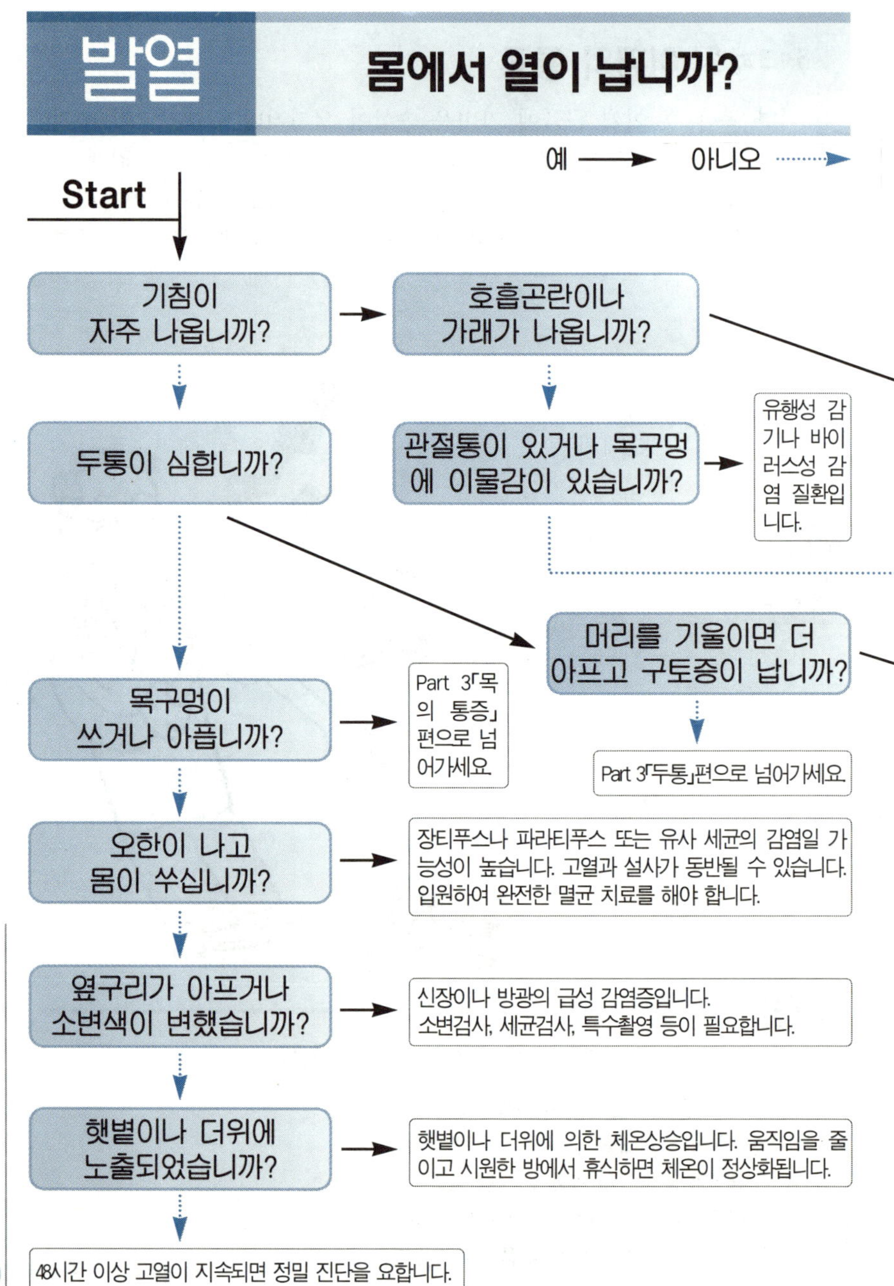
발열

몸에서 열이 납니까?

예 → 아니오

Start

기침이 자주 나옵니까?

호흡곤란이나 가래가 나옵니까?

두통이 심합니까?

관절통이 있거나 목구멍에 이물감이 있습니까?

유행성 감기나 바이러스성 감염 질환입니다.

머리를 기울이면 더 아프고 구토증이 납니까?

목구멍이 쓰거나 아픕니까?

Part 3「목의 통증」편으로 넘어가세요

Part 3「두통」편으로 넘어가세요

오한이 나고 몸이 쑤십니까?

장티푸스나 파라티푸스 또는 유사 세균의 감염일 가능성이 높습니다. 고열과 설사가 동반될 수 있습니다. 입원하여 완전한 멸균 치료를 해야 합니다.

옆구리가 아프거나 소변색이 변했습니까?

신장이나 방광의 급성 감염증입니다. 소변검사, 세균검사, 특수촬영 등이 필요합니다.

햇볕이나 더위에 노출되었습니까?

햇볕이나 더위에 의한 체온상승입니다. 움직임을 줄이고 시원한 방에서 휴식하면 체온이 정상화됩니다.

48시간 이상 고열이 지속되면 정밀 진단을 요합니다.

백전백승 자기진단법

뚜렷한 원인 규명이 불가능한 상태로 고열이 계속되는 상태를 말합니다. 밤에 땀을 심하게 흘리며 탈수증으로 발전, 다른 후유증을 일으킬 수 있습니다. 가장 흔한 원인은 만성 세균성 감염이나 바이러스성 감염이 임파순환계나 면역기능에 이상을 초래하는 것입니다. 곧 전문의와 상의하십시오.

감기 후유증으로 인한 급성기관지염입니다. 폐렴 등으로 번질 가능성도 있습니다. X-선 촬영과 세균검사 등을 필요로 합니다.

Part 3「목의 통증」편으로 넘어가세요.

뇌수막염이나 뇌막염일 가능성이 있습니다. 정밀검진을 요합니다.

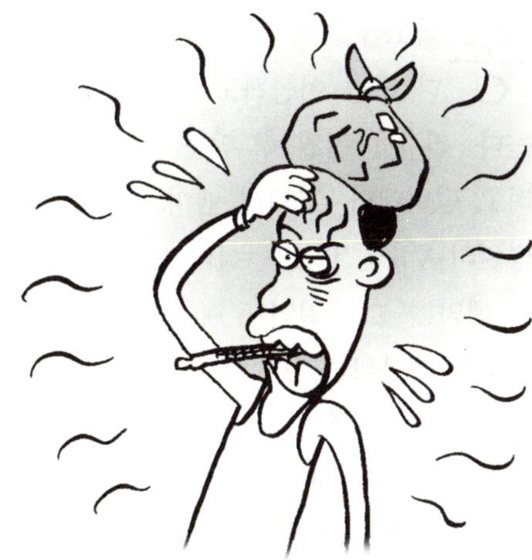

보너스 정보

열을 내리려면…

체온 상승은 인체가 감염원과 싸우고 있다는 징후입니다. 원인에 따라 다소 차이가 있겠지만 체온을 내리면 편안한 기분을 되찾을 수 있는 경우가 많습니다.

1. 수분을 충분히 섭취합니다.
2. 아스피린 등 해열진통제를 복용합니다.
3. 편안한 옷을 입고 시원한 방에서 쉽니다.
4. 미지근한 물에 들어갑니다.
5. 알코올 성분이 없는 찬 음료나 아이스크림을 먹습니다.

이와 같은 방법을 써도 계속 체온이 오르면 의사와 상의하세요.

건강상식 VS 건강진단 방향이 없다!

동서고금을 막론하고 인간의 최대욕망은 무병장수하는 것이다. 몸에 좋다 하면 이상하고 구역질나는 것도 몸보신제나 정력제라 여기며 먹는다. 건강을 지킬 수 있는 방법이라면 아주 힘들고 값비싼 검사라도 해보려고 덤벼댄다. 그래서 맴머드 병원의 메이커 종합검진센터나 소문난 대학병원의 VIP 건강진단센터는 장사진을 이룬다. 미리 수십 수백만원씩 선불로 예약해 놓고 일년 수개월씩 기다리며 자기 차례가 오기를 고대하고 있다. 적정성 여부와는 관계없이 CT나 MRI 등 비싼 검사라면 더욱 받아 보려고 애를 쓴다. 그런 검진받는 걸 무슨 벼슬처럼 여기며 〈아무개 검진센터의 회원〉이라고 자랑하며 다닌다.

그렇게 몸보신을 해도, 또 그렇게 값비싼 종합검진 정기회원이 되어 있어도 우리 나라 삼·사십대 남성의 사망률과 질병발생건수(prevalence)는 세계에서 그 유래를 찾아보기 힘들 정도로 높다고 한다. 이게 어찌된 영문인가? 뭐가 잘못돼 있는 것인가? 대체 무엇이 문제인가?

병에 안 걸리고 살 수는 없을까?

사람이라면 누구나 건강을 원한다. 그러나 누구도 항상 건강하게 수백년을 살 수는 없다. 모든 인간은 질병에 노출될 수 있는 유전적 소인(遺傳的素因 genetic predisposing factors)을 갖고 있기 때문이다.

하지만 그 소질을 가졌다는 것이 반드시 질병을 일으킨다는 사실과는 동일한 의미가 아니다. 각 개인의 습관에 따라 질병억제인자의 활동이 우세한

경우에는 면역기능
이 증강되어 건강이
좋은 쪽으로 가게
될 것이고, 무절제
한 생활로 면역기능
이 약화되어 발병
유전자의 활동 기회

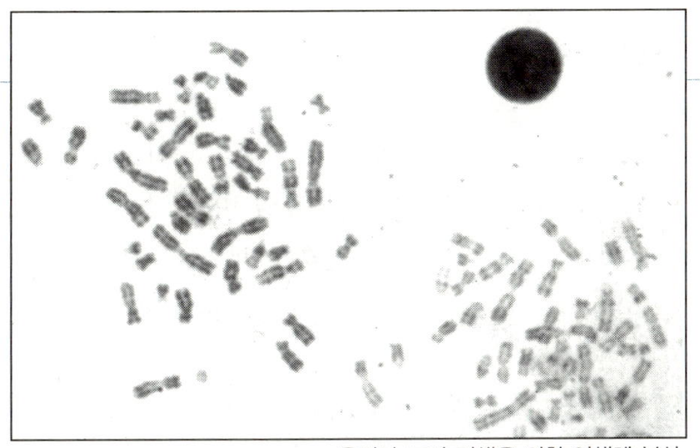

유전자 표지 검색을 위한 염색체 분산

(期會要因 trigering factors)가 주어지면 그것이 나타내려고 하는 질병이나 악성종양(癌 cancer)이 발생되는 것이다. 그 기회라는 것은 각 개개인이 자신의 생활방식과 가치관에 의해서 자신에게 부여하는 현상들로, 불규칙한 생활 스트레스 수면부족 과로 과음 과식 편식 흡연 과다한 기호식품 섭취 불결한 생활 약물오용 공해 등이 여기에 속하는 것들이다.

지금 우리의 건강진단 실태는 어떤 것일까?

사람들은 흔히 "자기 병은 자기가 안다."고 말한다. 본인은 불편한 자각증상이 있어서 병원에 갔더니 "신경성이다.", "이상이 없다."고 말한다. 직장인들은 매년 정기검진을 받지만 특별한 소견이 지적되는 일이 별로 많지 않다.

거대 병원군단의 종합검진 회원이 되어 건강이 확인되어 있는 데도 사람들은 계속 불편감을 느끼거나, 심한 경우에는 정상판정 이후 불과 수일 이내에 큰병이 나타나서 입원하거나, 암이나 백혈병으로 진단되어 맥없이 죽음에 이르는 경우도 때때로 확인되고 있다. 왜 이렇게 검진결과와 실제 질병과의 불일치 현상이 나타나고 있는 것일까?

첫째는 검사항목 선택의 오류에 있다

대부분 단체검진의 검사 항목들은 이미 결정되어 있거나 또는 별 뜻 없이 이전부터 시행해 오던 검사를 수년씩 그냥 답습해 오고 있는 실정이다. 검사 받는 사람도 그 검사를 왜 받는지, 그것이 다른 검사보다 우선적으로 더 중요한 것인지 알지 못한다. 또 알려고 하지도 않는다. 이렇게 해서는 숨어 있는 직업병이나 성인병, 암 등의 발견율(detectability)을 더 높일 수는 없다. 이런 검사로는, 현상적으로 크게 나타나는 질병의 결과를 다소간 나타낼 수 있을지는 모르나 그것의 원인을 찾아 내기에는 거의 불가능한 노릇이다.

둘째, 각 개인의 특성이 고려되지 않는다

사람마다 식성이 다르고 생활습관이 다르고 생김새도 다르다. 그런데 누구나 똑같은 검사를 생각없이 하라고 검진표가 아예 만들어져 나오고 있다. 각 개인의 불편한 정도나 상태, 특징 등은 전혀 고려의 대상이 못된다. 필요한 검사를 못 받는 경우도 많고 불필요한 검사를 요식행위로 받아야 하는 경우도 많다. 그래서 후유증이나 부작용이 생기기도 한다. 어떤 작은 검사만 더 추가해서 실시해 봤으면 큰병을 조기발견할 수 있었을 것을, 나중에 그 질병이 아주 커진 다음에야 훨씬 큰돈을 들여서 수많은 검사들을 반복해가며 오래 치료해야 하거나, 수술을 해야하는 경우가 있다. 또는 신체의 어느 장기 한쪽을 떼어내야 하고, 비용은 수백, 수천배로 들어가게 된다. 삽으로 막을 걸 포크레인으로 막는 격이다.

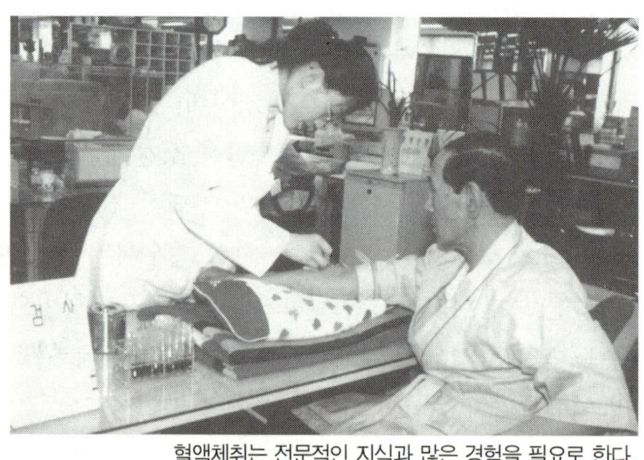

혈액체취는 전문적인 지식과 많은 경험을 필요로 한다.

셋째, 비싸야 좋은 검사라고 생각한다

똑같은 검사나 치료를 해도 의원과 병원과 거대 종합병원급의 비용은 각각 다르다. 다른 정도가 아니라 몇배씩 더 나가는 경우가 많다. 그래도 사람

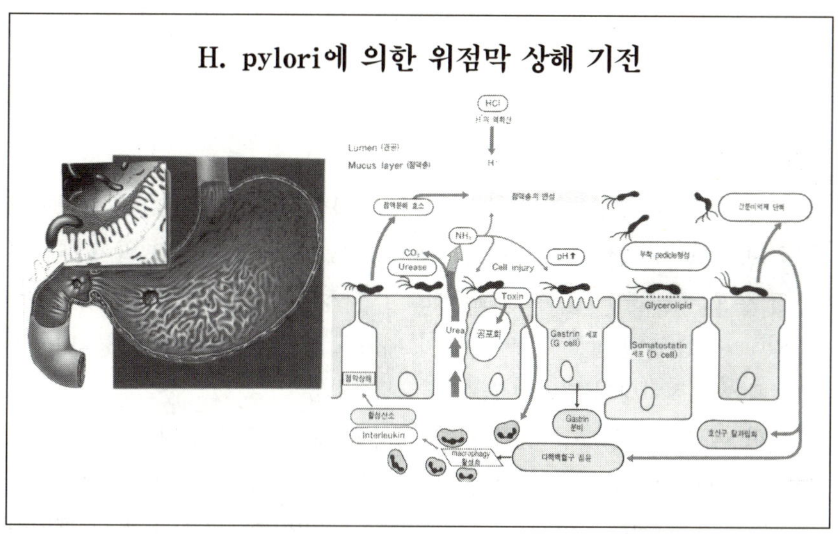

들은 더 비싼 병원에 못가서 안달낸다. 큰 병원일수록 수많은 검사를 거침
없이 해대는데 그것이 진정 환자를 위한 것인지, 병원을 위한 것인지, 뭣 때
문에 검사를 하는 것인지 구분이 안될 때가 많다. 그래도 환자들은 큰 병원
에서 그런 걸 해본 것이 영광스러운 모양이다.

넷째, 그 기계가 있으니 그 검사를 한다

우리 나라에 CT를 비롯해 몇몇 고급 의료장비 보유대수는 인구수에 비례
하여 어느 선진국보다도 더 많다는 사실이 여러 번 보고된 바 있다. 이런 현
실은 병원측만의 탓이 아니다. 사람들은 CT도 찍어 봤고, MRI도 해봤고,
내시경도 받아봤고, 또 무슨무슨 힘든 검사를 해봤다는 것을 훈장처럼 자랑
하고 다닌다. 그래서 어떤 큰 병원에서 이것저것 어려운 검사를 힘들게 했
는데, "아무것도 없습니다. 검사할 필요도 없었는데 괜히 고생하셨습니
다.…"라고는 말할 수 없으니, "위염이 조금 있는 것 같습니다." 이렇게 지나
가는 말로 해 놓으면, 그 사람은 그때부터 위염환자가 되는 것이다. 그래서
그는 위염 때문에 먹고 싶은 것도 안 먹고, 모든 생활에 심대한 스트레스가

연속되어 결국 진짜로 '신경성 위염'이 발생되고 건강이 연속적으로 악화되는 그런 경우를 심심찮게 볼 수 있다.

다섯째, 새로운 검사법은 도외시 되고 있다

검진이란 대개의 경우 이전부터 많이 해오던 검사를 우선 습관적으로 하고 있다. 그보다 더 예민도(銳敏度 sensitivity : 질병을 빨리 알아내는 정도)가 높고, 특이성(特異性 specificity : 특정 질병만을 구분해내는 성질)이 있고, 새롭고 편하고 값싼 방법이 나와도 그것이 정착되기에는 너무도 강한 관념과 절차상의 장벽이 높은 경우도 있다.

그 한 예로 위궤양과 위암에 관한 유명한 에피소드가 있다. 최근 오스트레일리아의 젊은 내과 의사 베리 마샬은 위궤양은 대부분의 헬리코박터 파일로리(Helicobacter pylori)라는 세균이 그 원인임을 밝혀내고, 위궤양이 의심되는 환자에게는 이 세균에 대한 검사를 실시해 봐야 한다고 세계 내과학회와 위장병학회 등에 발표하였다.

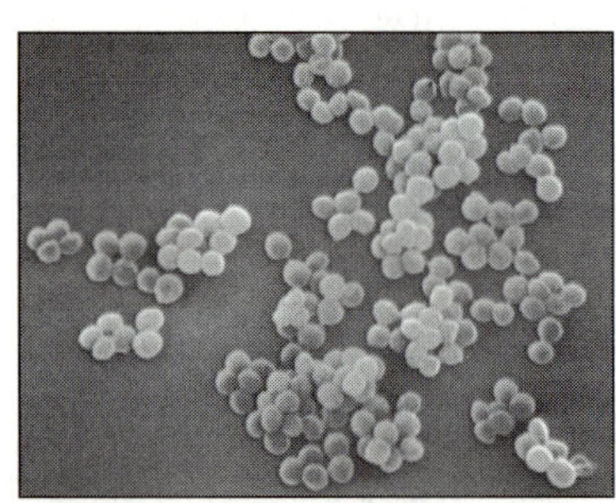

포도상구균은 종기와 식중독의 흔한 원인이다.

그러나 유명한 의과대학의 많은 교수들은 "어떻게 풋내기 의사가 이상한 주장을 하는가? 위궤양은 내시경과 조직검사로 진단할 수 있는 것이지, 어떻게 혈액검사나 세균검사 따위로 대체할 수 있는가?"라며 반박하였다.

그러는 사이 베리 마샬은 자기의 방법대로 수만명의 환자를 검사하고 진단하며 자신의 이론대로 치료하여 그의 병원에서는 환자들의 위궤양을 박멸하고 재발억제에 성공을 거두고 있는 사이에, 그 권위 있는 석학들은 아직도 전통(?)

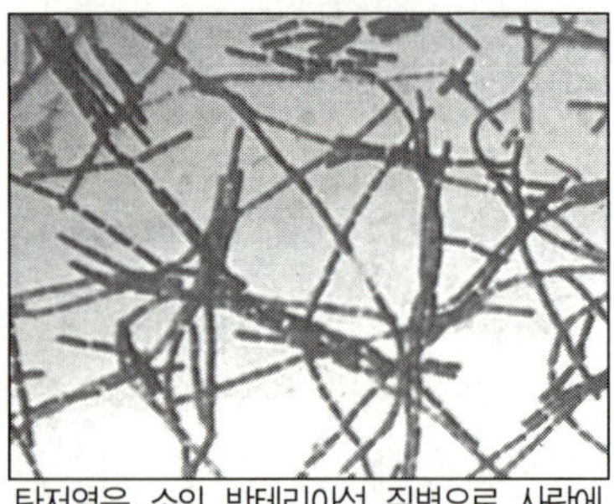

탄저열은 소의 박테리아성 질병으로 사람에게 전염될 수 있다.

있는 방법대로 진단과 치료(제산제)를 답습하고 있었다. 이들에게는 증상이 호전되었다 하여 제산제를 중지하고 나면 머지 않아 대다수에서 위궤양이 재발하고 말았다. 우리 나라에서도 똑같은 현실이 벌어지고 있다. 권위 있는 선생님

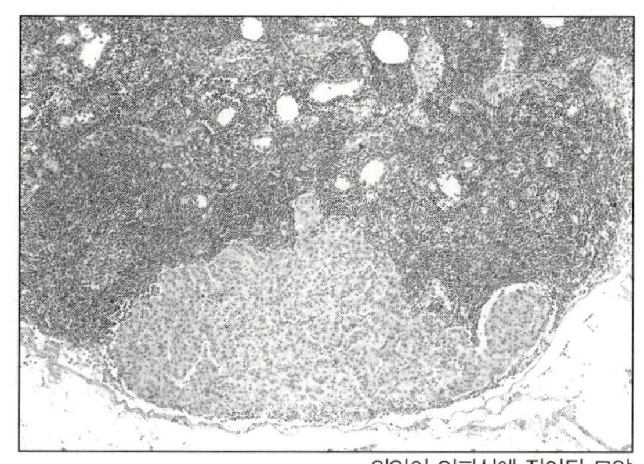

위암이 임파선에 전이된 모양

들일수록 "세상에 위궤양 검사를 어떻게 혈액검사나 세균검사로 할 수 있어? "라든가 "그것은 아직 실험단계에 있는 가설일 뿐이야. 몇몇 소수의 의사가 위궤양을 잘 모르고 하는 소리야."라고 한다.

위암은 우리 나라에서 가장 많은 악성종양이며, 이것은 위궤양이라는 전단계를 거치게 된다. 그래서 이런 현실은 더욱 안타까운 일이다.

19세기 초에 루이 파스테르(Pasteur, Louis 1822 - 1895)는 "감염성 질환은 병원균에 의한 것"이며, 그때까지 신봉하고 있던 "질병의 자연발생설이나 신의 저주에 의한 발병은 온당치 못한 것"이라고 주장하였다. 그러나 당시의 기성 학자들은 그의 이론을 배척하기에 바빴었다. 무지몽매하던 그 시절과 하루가 다르게 발전하는 오늘날의 관념 사이에는 대체 무엇이 달라졌는가? 역사는 매번 시행착오의 반복을 필요로 하는 것일까?

여섯째, 검사도 유행에 따라 하고 있다

외국에서 무슨 검사가 유행하고 있다 하면 우리도 곧 따라한다. 어떤 질병이든 암이든 그것의 발생 양상은 민족에 따라 환경에 따라 큰 차이가 있는 법인데, 그런 건 관심 밖이다. 누가 무슨 검사를 했다고 하면 나도 질세라 그런 검사를 해본다. 그것이 필요한지 필요 없는지, 몸에 이로운지 해로

운지는 전혀 고려의 대상이 못된다. 그런 걸 모른 체하면 더욱 무식하고 시대에 뒤떨어진 못난이 취급을 받게 되니 더욱 난감할 노릇이다.

어쨌든 이런 형태로 검사를 해서 그 결과가 "이상이 없다"고 하면 그것은 곧 신체에 이상이 없다는 뜻으로 받아들인다. 그러나 그것은 사실 실시된 검사항목 내에서만 이상이 없다는 뜻이지 검사자의 신체내에 아무 병도 없다는 뜻은 아닌 것이다. 그런데도 사람들은 이 사실을 착각하고 있다. 이래서는 숨어있는 질병이나 초기 암을 찾아내기도 어렵고 수명을 연장하는 데에는 더욱 도움이 안된다.

그러면 여러 질병들, 직업병이나 성인병이나 암 등을 조기 발견하기 위하여 어떤 검사 방법이 우선 되어야 할까? 어떻게 하는 것이 병과 싸우지 않고 그것이 아직 약할 때 빨리 발견해낼 수 있을까?

적혈구 직경은 7㎛ (약 10만분의 1m)
용적은 95fℓ (약 10조분의 1ℓ)
무게는 33 pg(약 300만분의 1g)

셀 수 없이 많은 검사 방법들

병원에서 흔히 하는 검사 중에는 그것을 감수해 내기가 힘들거나 아프거나 역겨운 것들이 많다. 그러나 별로 힘들이지 않고 간편하고 대수롭지 않은 방법도 있다. 전자의 경우를 침투검사(浸透儉査 또는 파괴검사 invasive method)라 하고, 후자를 비침투검사(非浸透檢査 non - invasive method)라 한다.

또 어떤 경우에는 병변을 눈으로 직접 확인하기 위한 거시적검사가 있고,

그 병소가 크든 작든 그것의 크기와는 상관없이 그 질병의 기미(機微 scent)만을 확인하여 흔적을 추적해내는 미시적 검사가 있다. 대부분의 거시적검사는 아프고 힘들고 비싸고 확정적이다. 반면 미시적검사는 값싸고 간단한 경우가 많다. 그런데 대개는 미시적 사건이 먼저 있어야 그후에 거시적 재난이 이어져 발생될 수 있는 것이다.

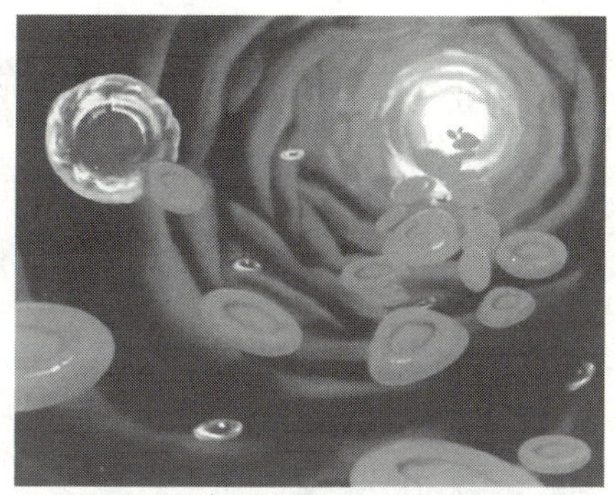
혈액은 일분동안에도 인체를 2~3바퀴씩 돌아서 인체 내에서 발생하는 모든 정보를 수집하고 있다.

즉 작고 간편한 전형검사를 먼저 해보고 큰 검사는 나중에 해보는 것이 순리이다. 그런데도 사람들은 "아파도 눈으로 직접 확인해야 속이 시원하다."고 하고 힘이 들어야 검사 받은 것 같다고 하며 비싸야 뭔가 믿을 수 있을 것 같다고 여긴다.

조기진단! 이것이 문제다

어떤 질병이든지 적은 비용으로 손쉽게 아프지 않고 부작용 없이 빨리 알아볼 수 있다면 그것이 가장 좋은 검진 방법이 될 것이다.

병변을 직접 확인해야 하는 거시적 검사방법들에서는 최소한 눈으로 볼 수 있는 어떤 의심되는 병소가 발생되어야 한다. 예를들면, 암의 경우 그 크기가 5~10mm(=암세포수 : 수억 개) 이상 증식되어야만 그것을 인지하여 조작해 볼 수 있다. 그러나 암종괴가 눈으로 확인될 정도까지 증식되어 있다면 어쩌면 그때는 이미 늦은 때인지도 모른다. 암의 증식이 상당히 진행되어 있을 수도 있고 암세포가 다른 곳까지 벌써 전이(傳移 metastasis)되어 있을 수도 있기 때문이다.

그래서 요즘에는 아주 미세한 암의 징후만 있어도 혈액검사에서 그것을 확인할 수 있는 최첨단 검사 방법들이 개발되고 있다. 암을 확인할 수 있는 물질을 통틀어서 소위 종양표식자(腫瘍標識子 tumor markers)라 하는데, 이러한 물질은 그간 수없이 발견된 바 있다. 그런데 이런 것들은 예민도는 높으나 특이성이 낮고 암의 확실한 위치나 크기를 알아보기 어렵다 하여 참고적인

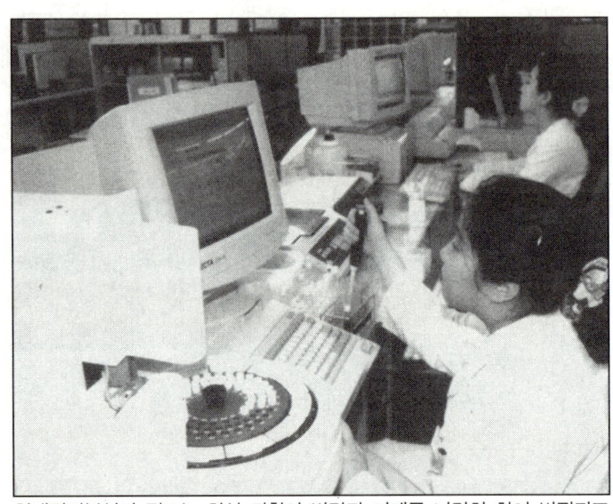

혈액정밀분석의 정도는 최신 과학의 발달과 어깨를 나란히 하여 발전되고 있다.

검사로만 치부되는 경향이 있어 왔다.

그러나 최근에는 과거의 종양표식자들과는 획기적으로 다른 단일클론성 항원 또는 항체(monoclonal antigen & antibody) 검사를 비롯한 초정밀 미량 검출법에 의하여 암 특유물질들이 속속 발견되어 진단에 이용되고 있는 실정이다. 이런 물질들은 암의 크기를 확인할 수 없는 아주 작은 변이단계(變異段階 mutation phass)에서도 검출이 가능하고, 다른 장기로 전이되기 이전에도 조기에 발견될 수 있다는 장점이 있다.

암뿐만 아니라 당뇨병이나 고혈압 고지혈증 간장기능장애 간염 면역결핍증 호르몬 균형 이상 등 일반적인 성인병 역시 간편하고 저렴한 혈액검사로 손쉽게 진단되고, 또 치료 여부도 확인할 수 있다. 하지만 그보다 수십 수백 배 더 비싼 검사나 대단한 기계로 들여다보고 찾아본다 해도 간단한 당뇨병이나 다른 성인병들의 초기진단조차도 잡아낼 수 없는 것이다. 그런데도 사람들은 무슨 힘들거나 거창한 검사를 해보면 무슨 병이든 다 알 수 있는 걸로 착각한다. 애통터질 일이다.

현대 의과학의 미세측정 능력

현대의학의 혈액분석 검사 능력은 이미 1g의 10억분의 1인 ng(나노그램)이나 1g의 1조분의 1인 pg(피코그램), 1 l 의 1천조분의 1인 f l (펨토리터)까지 측정이 가능해졌다. 이것은 CT나 MRI, 초음파 또는 다른 어느 육안 측정 검사로 확인할 수 있는 크기의 수백만 분의 일밖에 안 되는 아주 미세한 세포군만 존재할 때에도 거기서 유발되는 물질의 추적이 혈액검사로 가능하다는 것을 뜻한다.

1mm의 10만분의 4.2(=42nm)인 B형 간염 바이러스에서 나오는 간염항원을 혈청면역학검사(血淸免役學檢査 seroimmunologic assay)만으로 찾아낼 수 있듯이, 이런 종양표식자의 미세물질 검출은 다른 더 크고 비싸고 힘들고 요란한 기계로 찾아낼 수 있는 것은 아니다.

검진이란 정확한 결과만을 받기 위하여 비용과 시간을 투자하는 것은 아니다. 그 결과가 좋든 나쁘든, 대수로운 것이 있든 없든 사람들은 의심이 풀릴 때까지 친절하고 상세한 설명을 들을 수 있어야 한다.

종합검진을 받으면 무서운 질병이라도 발견될까봐 검진을 받지 못하는 경우도 있다. 그러나 상황을 미리 알아낼 수 있다면 이후에 발생될 심리적, 시간적, 경제적 손실을 미리 제거할 수 있다. 즉 건강은 건강할 때에만 지킬 수 있는 것이다. 건강이 악화된 다음에 그것을 다시 그 이전의 상태로 똑같이 환원시키는 것은 가능한 일이 아니다.

건강이 악화되기 이전에 올바른 검진을 받고 검진 전문의를 통하여 자세하고 속시원한 설명을 들을 수 있다면 그것은 곧 생활에 활력을 주고 대인관계에도 자신감을 얻게 되어 사업의 성공은 물론 원만한 직장생활에도 도움이 될 수 있을 것이다.

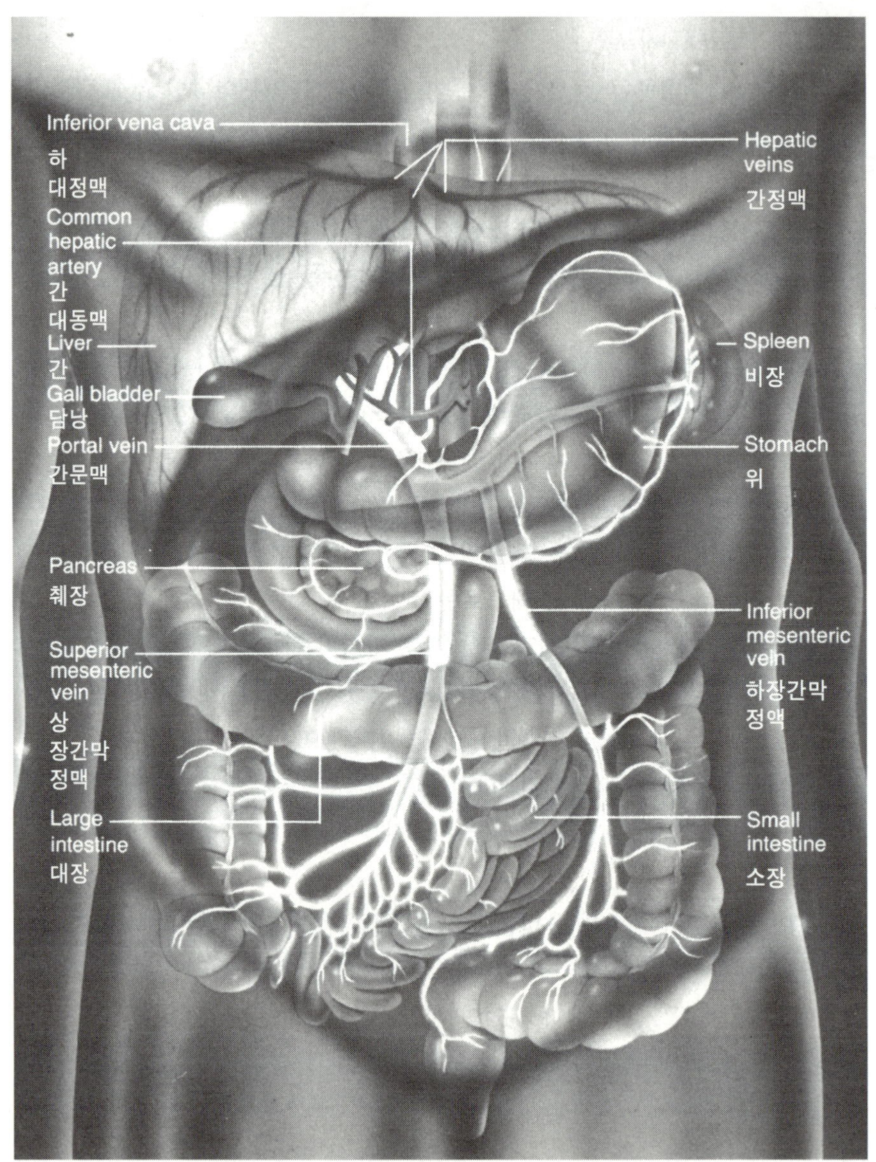

▲ 복부는 소화기관, 생식기관, 비뇨기 계통을 포함한다.

Part 5

복부의 증상 스스로 체크법

복부는 횡격막 아래에서부터 골반 상부에 있는 장기를 말합니다. 주로 소화기관이 점유하고 있으나 생식기관과 비뇨기계통도 포함합니다. 소화기관은 그 총 연장이 10m에 이르는 장대하고 복잡한 기관으로서 인체에 필요한 에너지를 공급하는 기관입니다.

그것이 길고 복잡한 만큼 질병도 다양합니다. 복부 내에 있는 모든 기관은 장간막이라는 보자기 같은 막으로 감싸여 있으며 그 사이 사이에 혈관과 신경, 임파선 등이 분포하는 구조입니다. 개인의 의사와는 무관하게 자율신경의 조절에 따라 기능하는 부위입니다.

체크항목

- 배가 아픕니까? (복통)
- 묽은 변이나 설사가 있습니까? (설사)
- 변이 딱딱하거나 배변이 곤란합니까? (변비)
- 방귀가 자주 나옵니까? (가스)
- 배변에 이상이 있습니까? (배변 불량)
- 복부 팽만감이 반복됩니까? (복부 팽만)
- 소변보는 중에 통증이 있습니까? (배뇨통)
- 혹시 불임증일까 걱정됩니까? (불임증)
- 소변을 자주 봅니까? (빈뇨)
- 발기가 잘 안됩니까? (발기부전)

복통 | 배가 아픕니까?

예 ⟶ 아니오 ┈┈▶

Start

수일 동안 복통 발작이 반복되고 있습니까?

주로 배의 윗부분이 아픕니까?

심한 복통이 1시간 이상 계속됐습니까?

주로 아랫배가 아픕니까?

설사가 있습니까?

구토·팽만감 또는 압통이 심합니까?

세균감염이나 식중독에 의한 급성 소화기관 염증입니다.

동통이 옆구리에서 사타구니 쪽으로 이동합니까?

급성맹장염 또는 복막염입니다. 아무것도 먹지 말고 즉시 병원으로 가십시오.

간헐적인 경련성 복통이 있습니까?

복부 자율신경계 이상에 의한 발작성 통증입니다. 의사와 상담하십시오

요로 감염증이나 요석증일 가능성이 있습니다. 수분 섭취량을 많이 늘려도 통증이 완화되지 않으면 신장 계통의 진찰을 요합니다.

소변볼 때 더 아픕니까?

상복부 중앙에 통증이 있습니까?

방광염이나 요도염입니다.

여러 장기와 연관된 복잡한 질환입니다. 곧 의사와 상의하십시오.

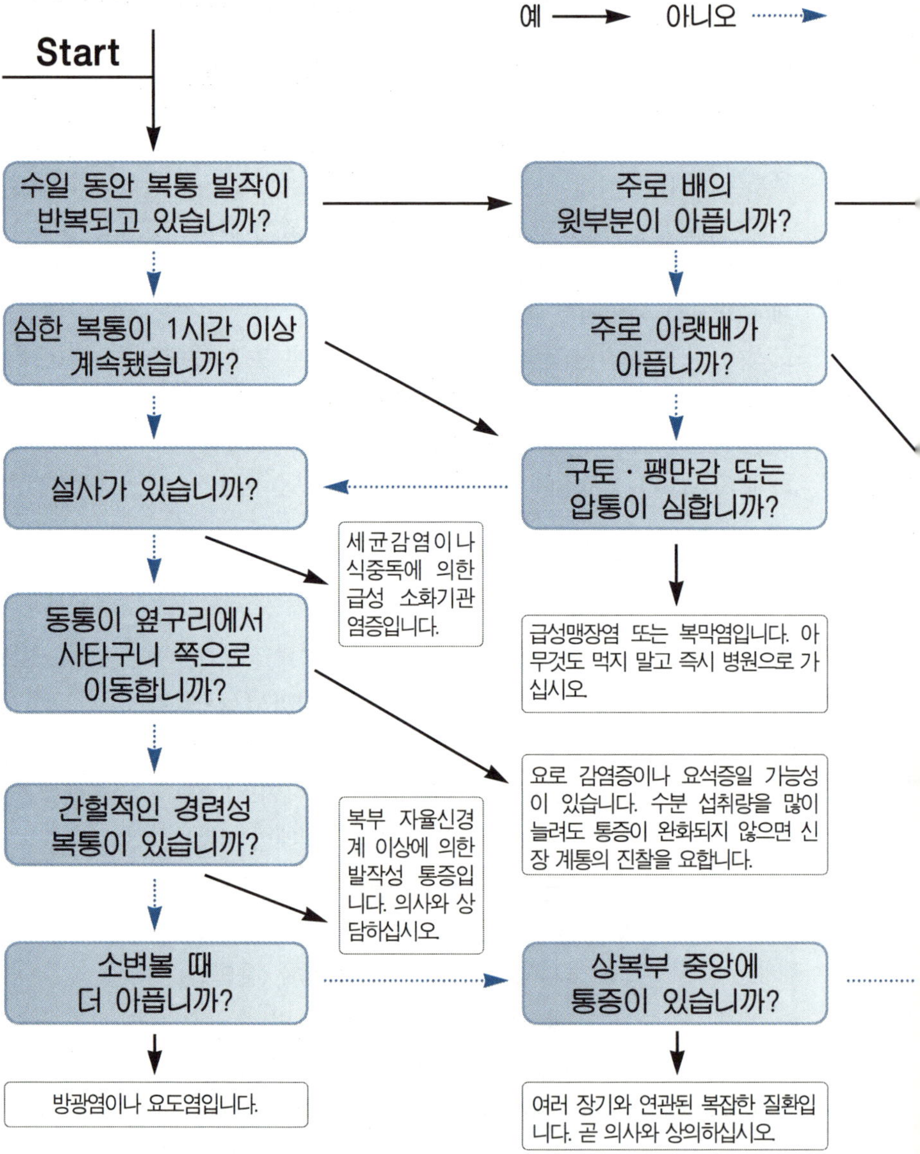

갈비뼈로부터 사타구니까지의 통증으로, 소화기관은 물론 담관계, 요도, 생식기 등 여러 부위에서 생긴 질환이 복통을 유발합니다.

몸을 눕히거나 누우면 심장이 타는 듯 아픕니까?
→ 식도 열공 탈장일 가능성이 높습니다. Part 4의 「흉통」편을 참조하세요

제산제를 먹으면 통증이 완화됩니까?
→ 위염이나 위궤양입니다. 원인치료를 요합니다.

우측 갈비뼈 아래쪽에 통증이 있습니까?
→ 담낭염이나 담석증입니다. 의사와 상의하세요.
→ 위 또는 십이지장 궤양입니다. 위암일 가능성도 생각해 볼 수 있습니다.

사타구니가 불룩해졌습니까?
→ 탈장입니다. 곧 의사와 상담하세요

변비와 설사가 있습니까?
→ 과민성 대장증후군입니다. 드물지만 게실염이나 장암일 가능성도 있습니다. 전문의와 상담하십시오
→ 급성대장염이나 궤양성 대장염입니다. 대변에 피가 섞여 나올 정도면 즉시 진찰을 요합니다.

둔한 통증에 가슴과 팔까지 저립니까?
→ 심장 이상에 의한 통증입니다. 응급을 요하는 심각한 질병일 수 있습니다. Part 4의 「흉통」편으로 넘어가세요

과음·과식·스트레스로 인한 소화 불량성 통증입니다.

설사 · 묽은 변이나 설사가 있습니까?

Start

설사가 수주일 계속되고 있습니까?

때때로 변비도 생깁니까?

대변에 피가 섞여 나옵니까?

궤양성 대장염입니다. 아메바성 이질의 가능성도 있습니다.

아랫배에 통증이 있습니까?

지속적인 대장기능 변화나 드물게는 장암일 가능성도 있습니다.

최근 날음식이나 상한 음식을 먹었습니까?

세균감염이나 식중독으로 인한 위장염입니다. 지속적인 설사나 혈변이 있으면 응급을 요하는 상태입니다.

약을 복용하고 있습니까?

약물에 의한 부작용입니다. 신체에 따른 부작용도 동반돼 있을 가능성이 있습니다. 전문의와 상의하십시오

복부 팽만감이 있습니까?

생선회 또는 육회를 먹은 적이 있습니까?

간디스토마나 간질, 촌충 등의 감염이 의심됩니다. 정확한 진단과 치료를 요합니다.

혐기성 세균 감염에 의한 위장염입니다. 항생제와 정장제 치료를 요합니다.

다른 특별한 증상이 동반되지 않으면 일과성 위장염일 가능성이 높습니다.

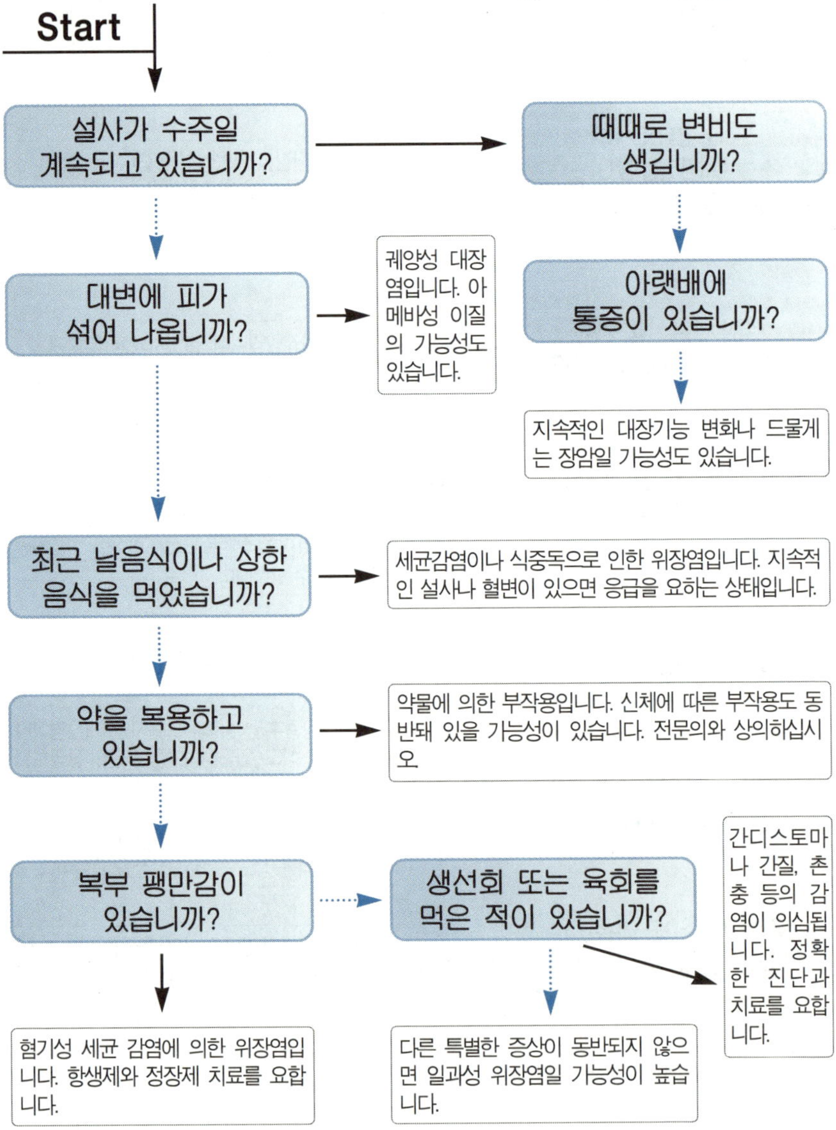

음식문화가 다른 지방이나 다른 나라에 여행할 때는 오염된 물이나 우유, 세균에 감염된 음식 등에 의해서 설사를 하게 됩니다.

여행중에는 충분히 익힌 음식, 완전 멸균된 물과 우유를 섭취하도록 노력해야 합니다.

과민성대장 증후군이나 게실증(장벽의 일부가 돌출되는 것)일 가능성도 높습니다. 증상이 호전되지 않으면 장암일 가능성도 배제할 수 없습니다.

여러 장기의 염증일 수 있습니다. Part 5의 「복통」편을 참고 하십시오

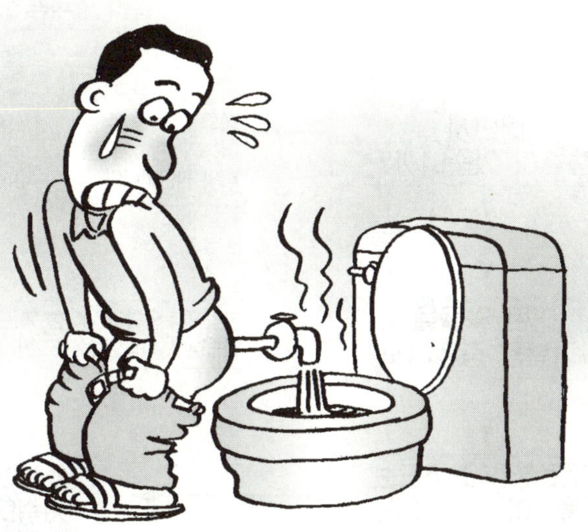

보너스 정보

설사가 있을 때

1. 딱딱한 음식 섭취를 줄인다.
2. 수분 섭취를 늘린다.
3. 묽은 변이 지속되면 소금물을 마신다.
4. 진통제를 함부로 사용해서는 안된다.

체크! 체크!

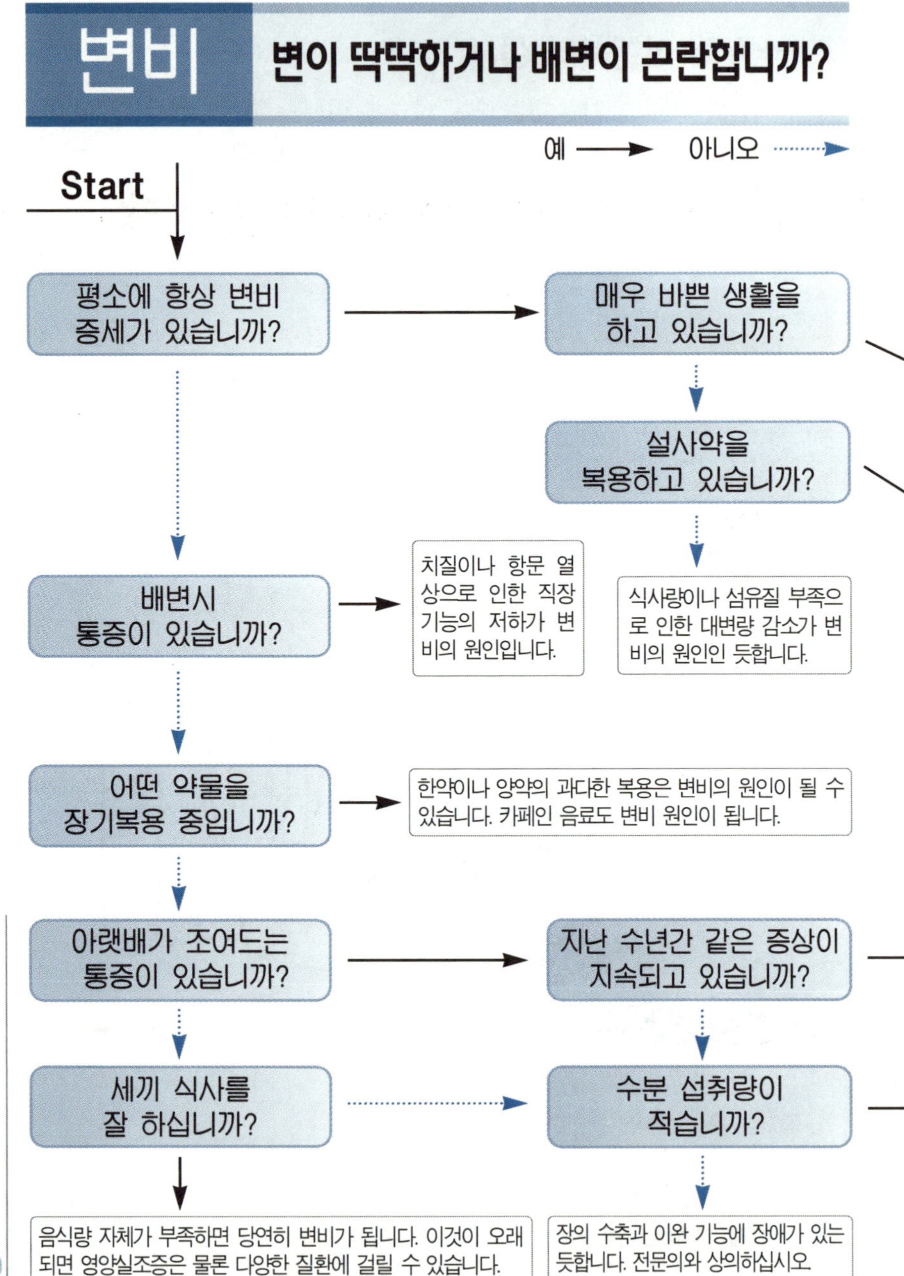
변비
변이 딱딱하거나 배변이 곤란합니까?
예 → 아니오 ┄→
Start
평소에 항상 변비 증세가 있습니까?
매우 바쁜 생활을 하고 있습니까?
설사약을 복용하고 있습니까?
배변시 통증이 있습니까?
치질이나 항문 열상으로 인한 직장 기능의 저하가 변비의 원인입니다.
식사량이나 섬유질 부족으로 인한 대변량 감소가 변비의 원인인 듯합니다.
어떤 약물을 장기복용 중입니까?
한약이나 양약의 과다한 복용은 변비의 원인이 될 수 있습니다. 카페인 음료도 변비 원인이 됩니다.
아랫배가 조여드는 통증이 있습니까?
지난 수년간 같은 증상이 지속되고 있습니까?
세끼 식사를 잘 하십니까?
수분 섭취량이 적습니까?
음식량 자체가 부족하면 당연히 변비가 됩니다. 이것이 오래되면 영양실조증은 물론 다양한 질환에 걸릴 수 있습니다.
장의 수축과 이완 기능에 장애가 있는 듯합니다. 전문의와 상의하십시오.

가장 큰 원인은 수분 부족입니다. 수분 부족은 대장기능 악화는 물론 노화의 원인이 됩니다. 또한 수분 부족의 가장 흔한 이유는 식사를 거르기 때문입니다. 습관적인 탈수현상은 위궤양과 변비증을 악화시키고, 담석증과 요석증이 촉발되며, 신장의 농축과 희석 기능에 혼란을 초래합니다. 소변이 시원치 않고 탁하고 거품이 생기며 정력 저하의 원인이 되기도 합니다.

배변을 참는 것이 습관이 돼 반사작용이 차츰 둔해지면 변비가 생깁니다. 변의가 있는 즉시 화장실에 가는 습관을 가집시다.

장기적인 설사약 사용은 장 활동을 저하시켜 변비의 원인이 됩니다. 섬유질이 많은 과일과 채소의 섭취량을 충분히 늘리십시오.

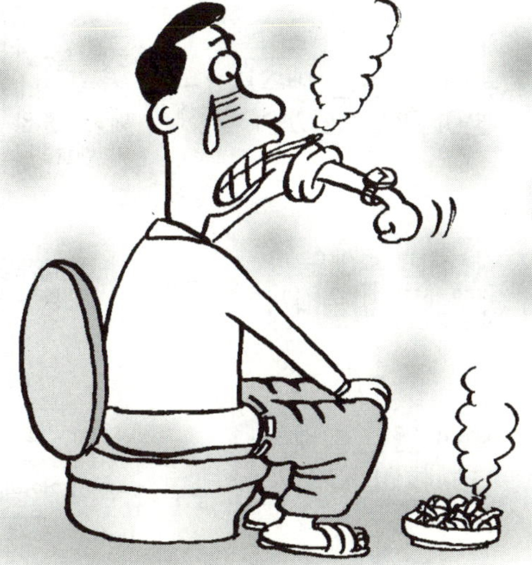

수분 부족으로 인한 변비입니다. 수분 부족은 노화의 원인이 되며, 혈액순환계의 이상을 초래하고, 신장 기능에 무리가 생기며, 신장결석·담낭결석의 원인이 되고, 정력도 약해집니다.

게실증이나 과민성 대장증후군입니다. 장암일 가능성도 배제할 수 없습니다. 철저한 원인규명과 확실한 진단을 요합니다.

가스

방귀가 자주 나옵니까?

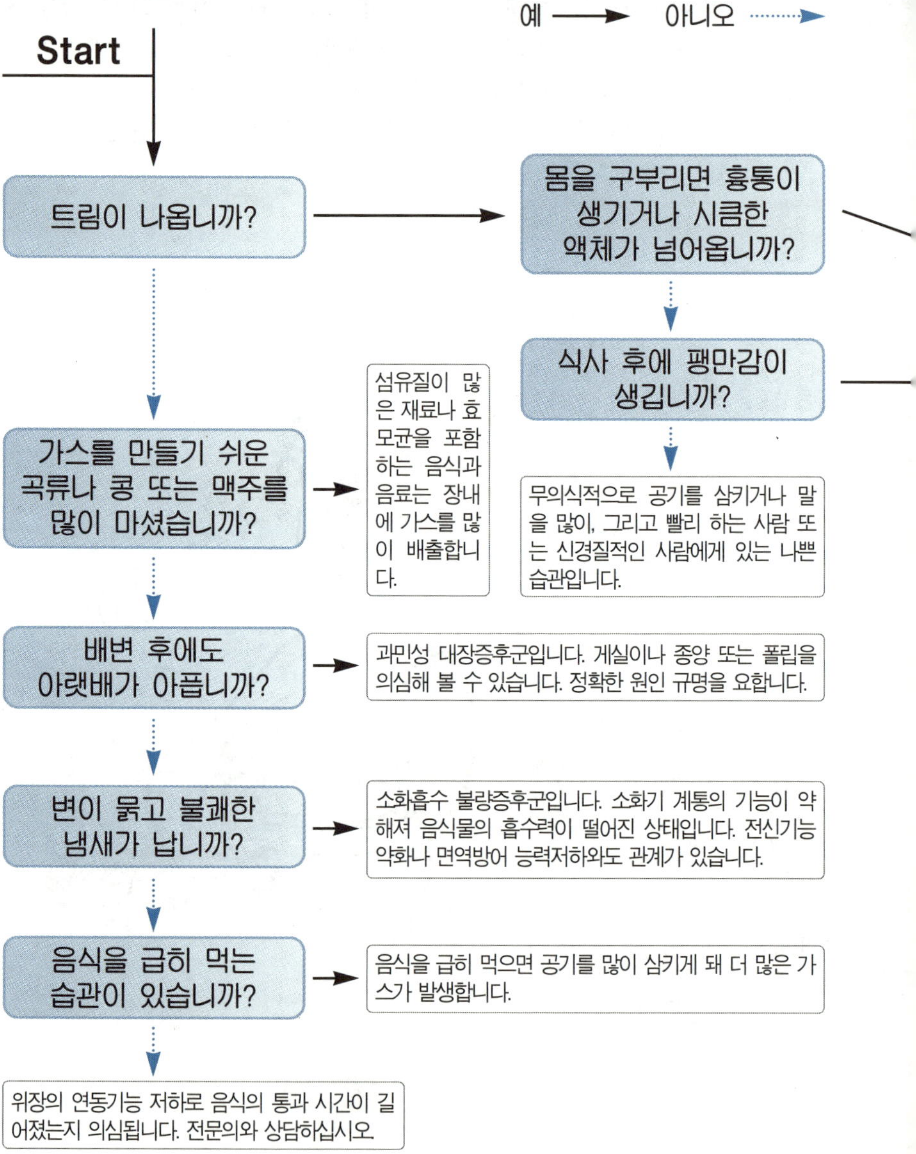

예 ⟶ 아니오 ┄┄▶

Start

트림이 나옵니까?

몸을 구부리면 흉통이 생기거나 시큼한 액체가 넘어옵니까?

식사 후에 팽만감이 생깁니까?

가스를 만들기 쉬운 곡류나 콩 또는 맥주를 많이 마셨습니까?

섬유질이 많은 재료나 효모균을 포함하는 음식과 음료는 장내에 가스를 많이 배출합니다.

무의식적으로 공기를 삼키거나 말을 많이, 그리고 빨리 하는 사람 또는 신경질적인 사람에게 있는 나쁜 습관입니다.

배변 후에도 아랫배가 아픕니까?

과민성 대장증후군입니다. 게실이나 종양 또는 폴립을 의심해 볼 수 있습니다. 정확한 원인 규명을 요합니다.

변이 묽고 불쾌한 냄새가 납니까?

소화흡수 불량증후군입니다. 소화기 계통의 기능이 약해져 음식물의 흡수력이 떨어진 상태입니다. 전신기능 약화나 면역방어 능력저하와도 관계가 있습니다.

음식을 급히 먹는 습관이 있습니까?

음식을 급히 먹으면 공기를 많이 삼키게 돼 더 많은 가스가 발생합니다.

위장의 연동기능 저하로 음식의 통과 시간이 길어졌는지 의심됩니다. 전문의와 상담하십시오.

소화기 계통에 가스가 많이 생기면 배가 불편하고 팽만감이 생기며 장에서 소리가 나기도 합니다. 트림이나 방귀가 나오면 편안하지만 남 보기에 창피할 수도 있습니다. 위장으로 들어가는 공기나, 충분히 분해되지 않은 음식물이 발효 또는 부패되어 장내에서 가스가 생성되기 때문입니다. 가스가 많이 발생하는 음식은 양파 콩 양배추 보리 재료로 만든 것들입니다.

역류성 식도 열공 탈장인 것 같습니다. 옛날에는 소위 「가슴앓이」라 하여 심한 노동을 하거나 비만한 사람에게서 잘 발병합니다.

소화불량이 원인입니다. 천천히 즐겁게 식사하는 습관을 가지세요

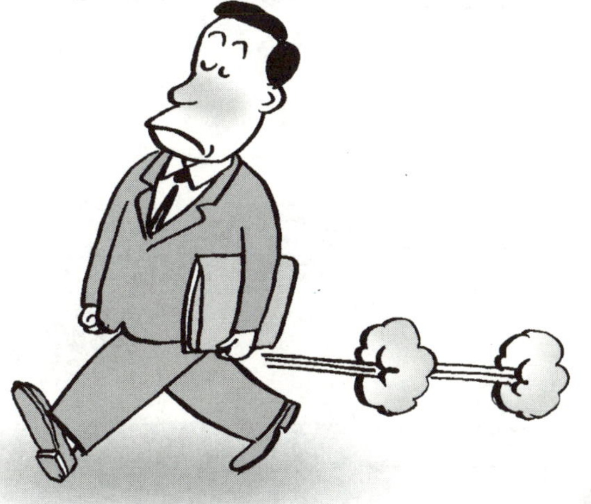

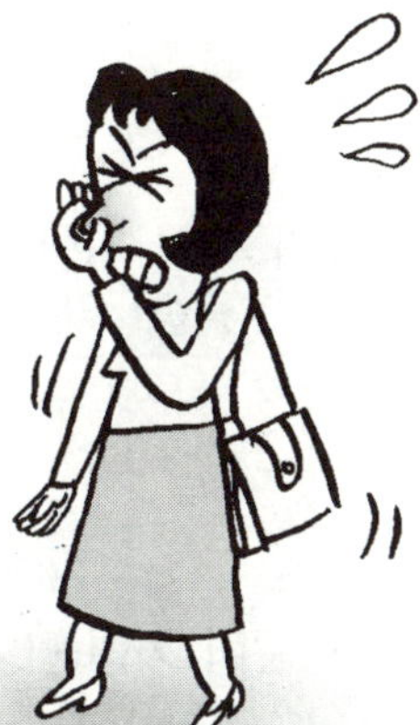

방귀의 가정요법

1. 천천히 충분히 씹어 먹는다.
2. 식후 충분한 휴식을 취한다.
3. 소화불량을 피하고, 심한 경우 소화제를 먹는다.

체크! 체크!

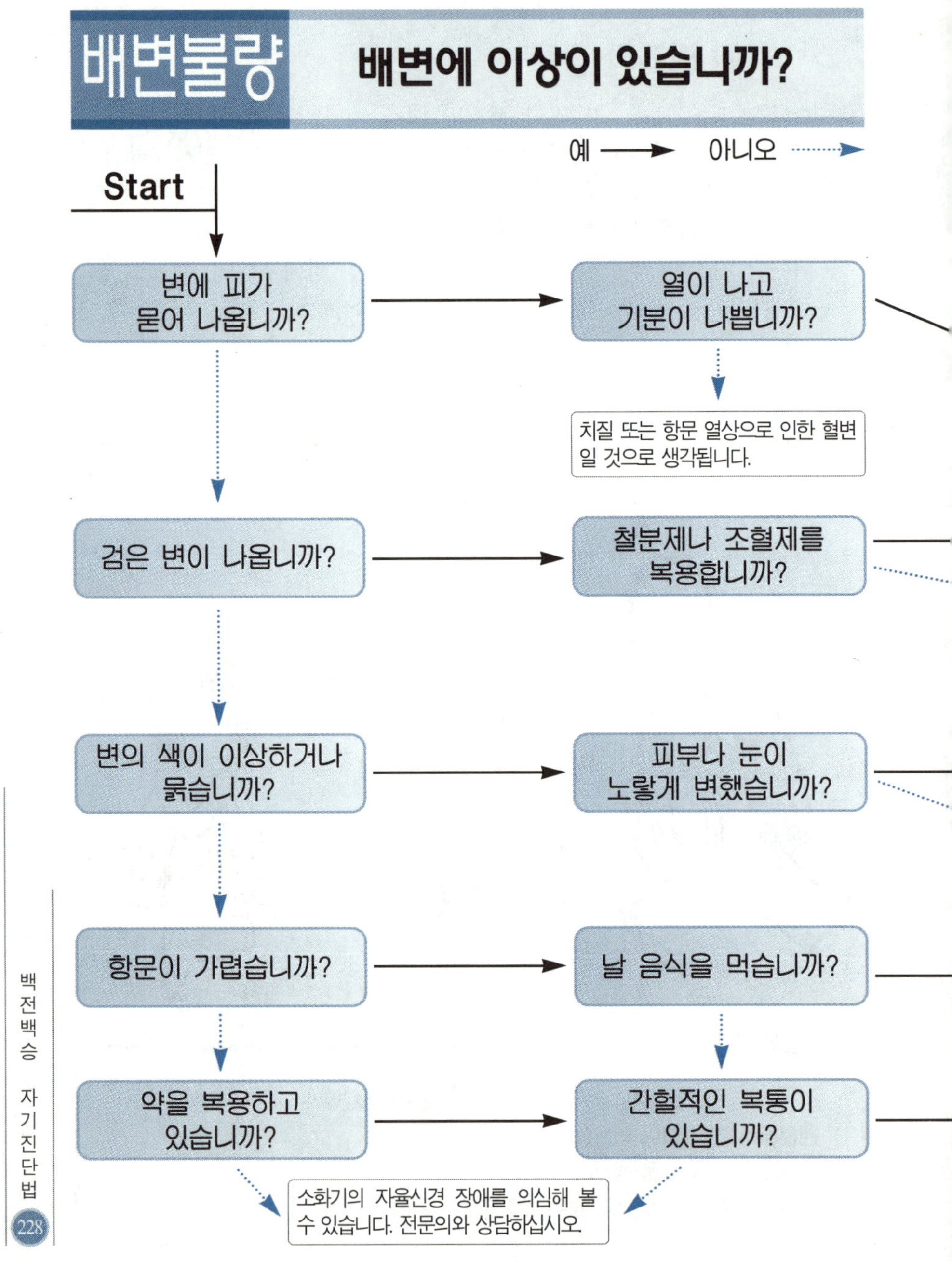
배변불량

배변에 이상이 있습니까?

예 → 아니오 ┈┈→

Start

변에 피가 묻어 나옵니까?

열이 나고 기분이 나쁩니까?

치질 또는 항문 열상으로 인한 혈변일 것으로 생각됩니다.

검은 변이 나옵니까?

철분제나 조혈제를 복용합니까?

변의 색이 이상하거나 묽습니까?

피부나 눈이 노랗게 변했습니까?

항문이 가렵습니까?

날 음식을 먹습니까?

약을 복용하고 있습니까?

간헐적인 복통이 있습니까?

소화기의 자율신경 장애를 의심해 볼 수 있습니다. 전문의와 상담하십시오

백전백승 자기진단법

● 혈변은 대장암 징후인 경우가 있습니다. 초기 단계에 진단되면 확실히 치료할 수 있습니다.
● 대변의 색깔이나 모양의 급격한 변화는 중대한 질병의 징조일 경우가 있으므로 전문의와 상담을 요합니다.

결장의 염증성 궤양일 가능성이 높습니다. 아메바성 이질일 수도 있습니다. 정확한 원인 규명을 요합니다.

철분제 복용은 변비나 검은 변의 원인이 됩니다.

소화관 출혈일 가능성이 있습니다. 위나 십이지장 또는 대장의 궤양성 질환일 가능성이 높지만, 종양에 의한 출혈도 생각해 볼 필요가 있습니다. 전문의와 상의하십시오

간장이나 담낭의 기능장애입니다. 정밀한 혈액검사와 초음파검사 등을 통하면 간염 · 담도폐쇄 · 담낭염 등의 감별진단이 필요합니다.

소화흡수 불량증후군입니다. 음식물이 완전히 소화되지 않으면 변이 묽어집니다.

기생충 감염을 의심해 볼 수 있습니다.

약물 부작용입니다. 원인규명 및 부작용의 처치를 요합니다.

대장암은 유전인가?

암에 더 잘 걸리는 가족이 있을까?

몇 주 전 정치인 Q 씨가 정밀검진을 받으러 왔다.

TV에서 흔히 보았기에 잘 알고 지낸 사이처럼 대할 수 있어서였는지 그는 자신의 족보를 솔직히 털어 놓았다. 현재 Y 大 병원에 자신의 형님이 입원해 계시는데 대장암으로 확인되어

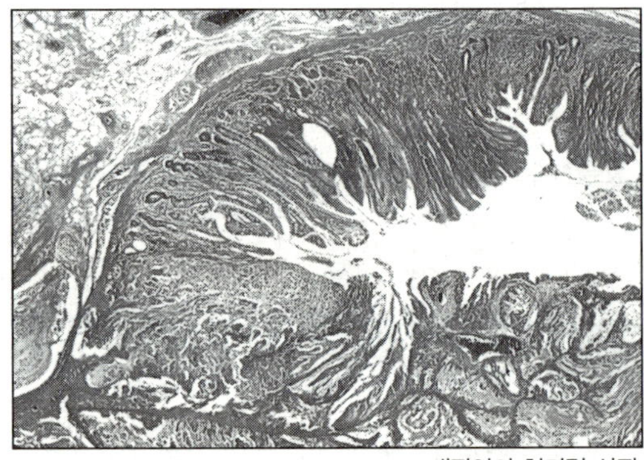

대장암의 현미경 사진

수술 예정이라고 하였다. 그리고 부친은 직장암으로, 모친은 자궁암으로 돌아가셨고 동생은 간이 나쁘고 누님은 위암 수술을 받은 바 있으며 작은 아버지도 대장암으로 돌아가셨다고 하였다. Q씨 역시 얼마전 S병원에서 종합검진을 받았더니 종양항원인 AFP와 CEA수치가 정상인보다 훨씬 높게 나와 무거운 심정이라고 하였다. 그래서 즉시 정밀분석검사를 실시하였다. 그 결과 정말 그는 암발생 소인이 일반인보다 훨씬 더 높은 것으로 판명되었다.

인종이 다르면 암도 다르다

암 검사 종합검진을 받으러 오는 사람들의 가족병력을 조사해 보면, 어떤 가정은 많은 암 환자를 배출한 반면, 또다른 가정은 전혀 그런 경험을 모르

고 지내는 경우도 있었다. 일란성 쌍생아에서는 한쪽이 임파암이나 백혈병 등에 걸렸을 때 다른 한쪽에도 동일종의 암이 발생될 가능성은 수십 배나 높다. 나폴레옹 집안은 아버지, 남동생, 두명의 누이동생이 모두 위장암으로 사망하였다. 나폴레옹 자신도 최종 사망원인은 결국 위장암인 것으로 확인 되었다.

여러 암 중에서도 특히 대장암은 가장 높은 가족력을 갖는 것으로 알려져 있다. 대장암은 소위 직장암이나 결장암 등을 포함하는 포괄적인 의미인데 이것의 발생빈도는 지역과 인종에 따라 차이가 매우 큰 질환으로 되어 있다. 구미 선진국들에서는 전체 암 발생의 1/5~1/7을 대장암이 차지하여 매우 높은 사망 원인이 되고 있다. 우리 나라에서는 전체 암의 약 1/20에 불과하 였으나 최근에는 한국 성인 남성에서도 대장암이나 직장암이 점점 늘어나는 경향에 있어서, 우리의 식생활 습관이 자꾸만 서구화되어 가고 있음에 불안 을 느끼게 한다.

음식습관이 다르면 암 발생도 달라진다

이처럼 대장암의 발생 원인은 인종적, 유전적, 가족적인 양상과 관계될 수 있으나 그보다는 음식물의 내용이 더 중요한 요소로 인정되고 있다. 특히 음식물 중 에서 육류 및 동물성지방과의 연관 성이 높은 것으로 알려져 있다.

서구인들은 동양인에 비하여 섬유질이 적고 기름진 음식 섭 취량이 훨씬 많아서, 음식물이 대장에 체류하는 시간이 길어짐으 로 인하여 발암물질에 접촉될 기회가 많기 때문이다.

대장암의 경우 구미 각국에서는 60

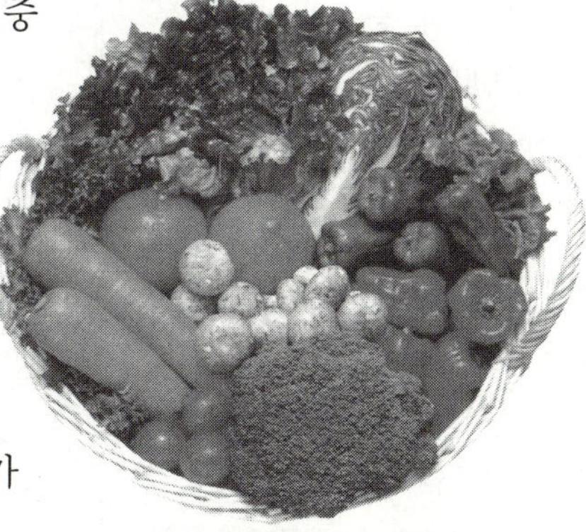

대장암의 예방에는 섬유소가 많은 음식이 가장 좋다.

대 정도에 나타나지만, 우리 나라에서는 그보다 10년 정도 더 낮은 연령층에서 흔히 발생되고 있으며, 40대 이전에도 발생되는 경우가 있으므로 젊어서부터 대장암에 대한 경각심을 가질 필요가 있다. 또한 가난한 사람보다는 경제적으로 넉넉하여 맛있는 음식을 즐기고 살아온 집안에서 그 발병률이 월등하게 높다고 하여, 소위 '부자들의 암' 이라고 알려져 있다. 그러므로 잘 다듬어지고 순화된 음식보다는 좀 거칠고 섬유소 성분이 많은 음식을 좋아하는 식습관을 갖는다면 대장암의 예방에 좋은 방책이 될 수 있을 것이다.

과음 과식하는 사람에게 대장암이 더 많다

대장암은 물론 거의 모든 소화기 계통의 암들은 술과 담배를 무절제하게 남용하거나, 식사습관이 불규칙하거나 필요 이상의 과음·과식을 습관적으로 반복하는 경우에서 더 많이 발생되고 있다. 체중이 적은 사람보다는 체중이 많고 식욕이 왕성한 경우에 더 많이 발생된다. 대변 습관이 불규칙하고 설사나 변비가 계속 반복되거나 위장기능장애가 빈번한 경우에도 그 위험율이 더 높을 수 있다.

대장암은 발병 초기에 거의 증상이 없어서 대부분의 경우 암발생 이후에도 아무 치료를 하지 않고 방치하거나 또는 엉뚱한 치료를 받는 경우도 많다. 그러므로 치질이나 치루 또는 대수롭지 않은 항문출혈이 있을 때에도 대장암 유무를 확인해 볼 필요성이 있다.

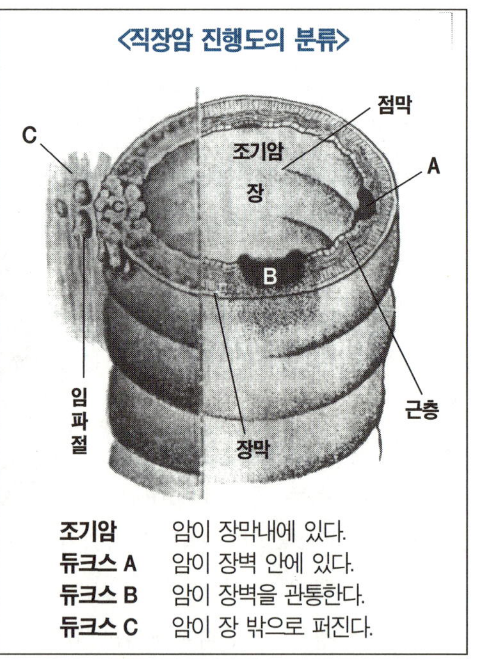

대장암의 가장 흔한 증상은 대변에 피가 섞여 나오는 것이며, 배변습관이 불규칙해지고 뒤가 묵직하게 느껴지는 경우도 많다.

대장암은 조기진단하면 완치될 수 있다

대장암 검사는 직장내시경검사, 직장수지검사, 대장조영촬영술 등이 있다.

인체내에서는 하루에도 수백만 번의 세포분열이 일어나는데 이때 과도한 스트레스나 인공유해물질 술 담배 화학약품 물리적 자극 등에 반복 노출되어 생체면역환경이 나빠지면 세포분열에 변성이 생겨 암세포가 탄생되는 것이다.

정상세포로부터 변화된 증거로서, 암세포는 정상세포에서는 나타나지 않는 암 특유의 형질을 발현한다. 현대의학에서는 혈액검사를 통하여 바로 이 암 특유의 물질을 찾아내어 통증 없는 암진단에 이용하고 있다. 이렇게 하여 초기에 발견되는 경우의 암은 반드시 치료 가능한 것이다. 최근에는 이런 확실한 방법으로 암을 빨리 발견하고 완전히 치료하여 새로운 삶의 행복을 누리는 경우도 많아졌다.

이렇게 혈액검사로 암표시물질을 찾아내는 검사법 중에서도 특히 단일클론성 항원·항체검사법은 그 특이성과 예민도가 매우 높아서 대장암의 가족력이 있는 사람이나, 위장관 내에 폴립(polyps)이 있다고 진단된 성인이나, 대장기능에 만성 불편감이 있는 경우 등에서 암의 조기 진단에 이용될 수 있으며, 수술이나 항암요법 이후의 경과 관찰에도 용이한 검사법이 될 수 있다.

대장암을 조기진단하여 치료하는 경우에서는 확실하게 완치 가능하며 자신의 수명을 이상 없이 누릴 수 있다. 대장암의 예방은 전통적인 식사와 규칙적인 생활로 쾌적한 대변 습관을 유지하는 것이다.

체크! 체크!

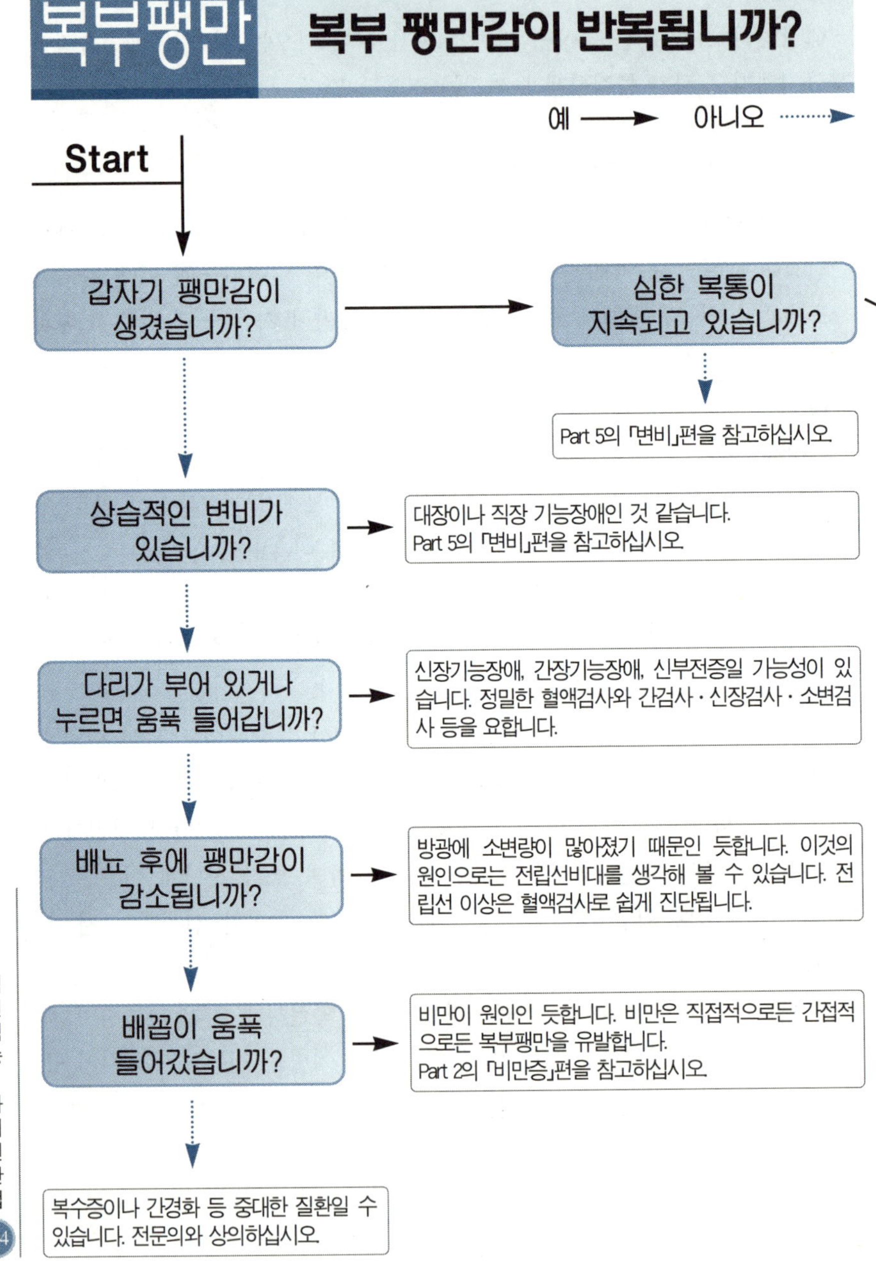
복부팽만

복부 팽만감이 반복됩니까?

예 → 아니오 ┄┄►

Start

갑자기 팽만감이 생겼습니까?

심한 복통이 지속되고 있습니까?

Part 5의 「변비」편을 참고하십시오.

상습적인 변비가 있습니까?

대장이나 직장 기능장애인 것 같습니다.
Part 5의 「변비」편을 참고하십시오.

다리가 부어 있거나 누르면 움푹 들어갑니까?

신장기능장애, 간장기능장애, 신부전증일 가능성이 있습니다. 정밀한 혈액검사와 간검사·신장검사·소변검사 등을 요합니다.

배뇨 후에 팽만감이 감소됩니까?

방광에 소변량이 많아졌기 때문인 듯합니다. 이것의 원인으로는 전립선비대를 생각해 볼 수 있습니다. 전립선 이상은 혈액검사로 쉽게 진단됩니다.

배꼽이 움푹 들어갔습니까?

비만이 원인인 듯합니다. 비만은 직접적으로든 간접적으로든 복부팽만을 유발합니다.
Part 2의 「비만증」편을 참고하십시오.

복수증이나 간경화 등 중대한 질환일 수 있습니다. 전문의와 상의하십시오.

옛날 사람들은 먹을 것이 부족해 자신의 수명을 다 채우지 못하는 경우가 많았습니다. 그러나 요새 사람들은 먹을 것을 너무 많이 무분별하게 탐하여 질병에 걸리고 자신의 수명을 다하지 못하는 경우가 많아졌습니다. 사람들은 몸보신이나 정력제라고 하면 이것 저것 가릴 것 없이 닥치는 대로 먹습니다. 그것이 진짜인지 가짜인지 구분할 겨를도 없이 먹어대니까 오장육부에 탈이 날 수밖에 없습니다.

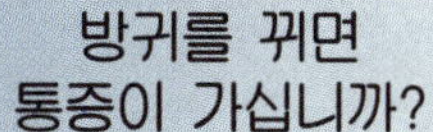

소화기능 장애가 원인인 듯 합니다. Part 5의 「가스」편을 참고하십시오.

장 폐색일 가능성이 높지만 장내에 대변이 쌓여 있을 수도 있습니다. 원인 규명을 위해 의사와 상의하십시오.

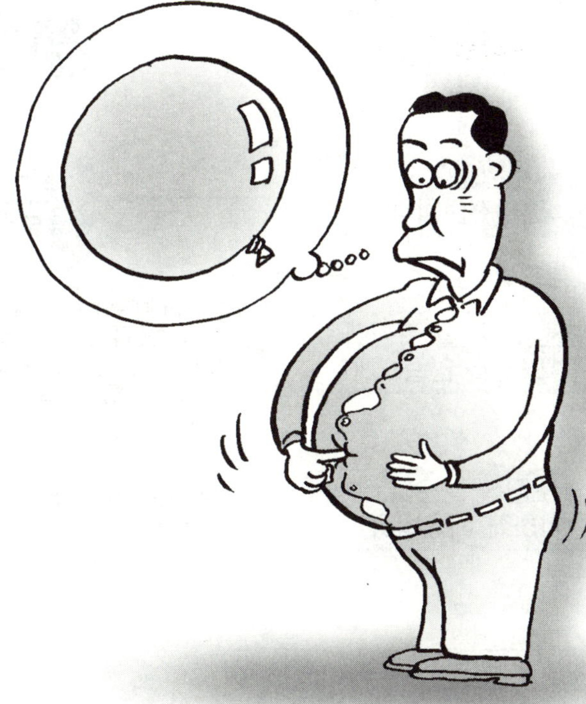

체크! 체크!

배뇨통   소변보는 중에 통증이 있습니까?

예 ⟶   아니오 ┈┈▶

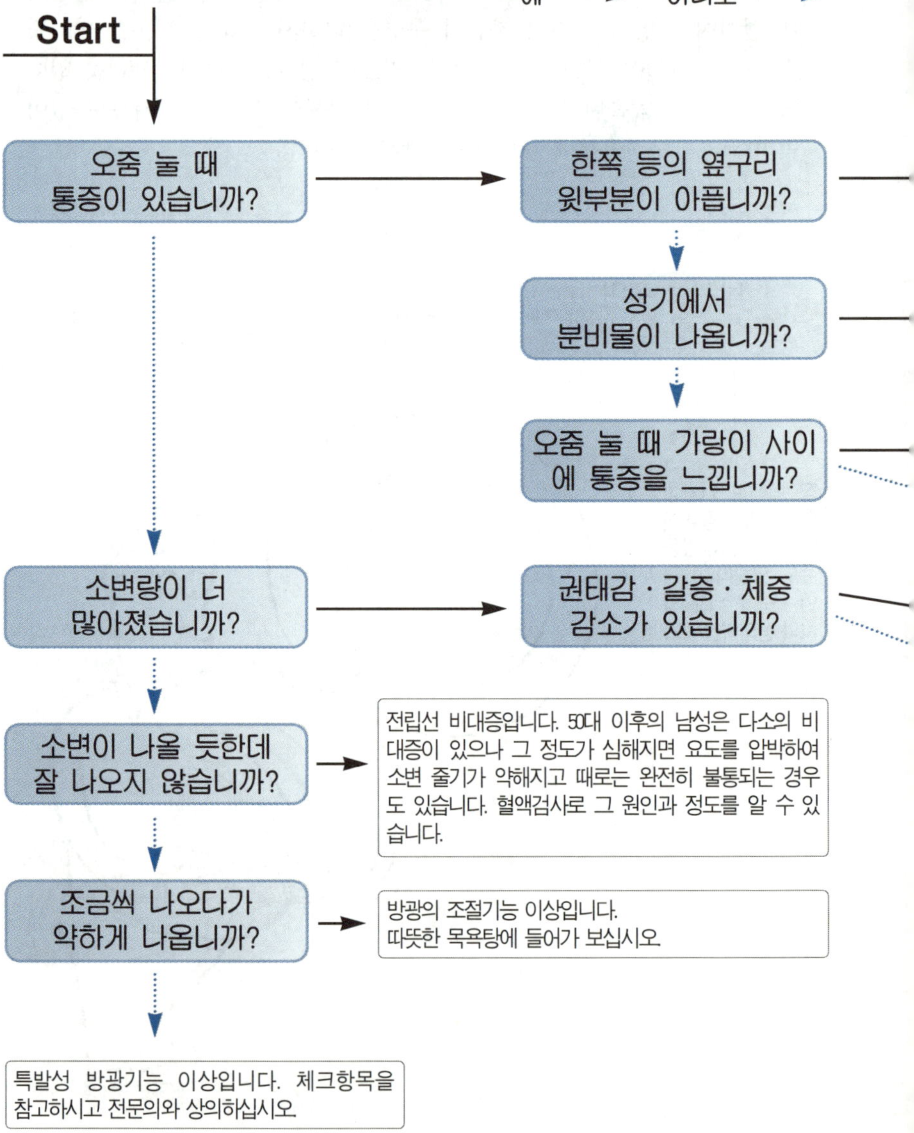

Start

오줌 눌 때
통증이 있습니까?

한쪽 등의 옆구리
윗부분이 아픕니까?

성기에서
분비물이 나옵니까?

오줌 눌 때 가랑이 사이
에 통증을 느낍니까?

소변량이 더
많아졌습니까?

권태감 · 갈증 · 체중
감소가 있습니까?

소변이 나올 듯한데
잘 나오지 않습니까?

전립선 비대증입니다. 50대 이후의 남성은 다소의 비
대증이 있으나 그 정도가 심해지면 요도를 압박하여
소변 줄기가 약해지고 때로는 완전히 불통되는 경우
도 있습니다. 혈액검사로 그 원인과 정도를 알 수 있
습니다.

조금씩 나오다가
약하게 나옵니까?

방광의 조절기능 이상입니다.
따뜻한 목욕탕에 들어가 보십시오

특발성 방광기능 이상입니다. 체크항목을
참고하시고 전문의와 상의하십시오

갑자기 소변을 볼 수 없을 때는 척수 또는 신경계통의 손상일 가능성이 있습니다. 특히 최근에 등쪽의 외상이나 다리의 탈구가 발생한 경우는 위험신호입니다. 즉시 입원하십시오.

급성 신장염인 듯합니다. 혈액검사나 소변검사, 특수촬영 등이 필요합니다. 신장결석이나 요로결석 등 요석증도 생각해 볼 수 있습니다.

성관계로 인한 감염증입니다. 의사와 상담하십시오

전립선염일 가능성이 높습니다. 전립선염은 불결한 성관계와 전혀 관계 없이 발생하는 경우가 많습니다. 소변검사 세균검사 혈액검사 정액검사 등을 필요로 합니다.

요도 감염증입니다. 소변의 세균 검사를 요합니다.

당뇨병입니다. 췌장호르몬인 인슐린의 분비가 부족하기 때문입니다.

신장기능이나 호르몬 장애인 것 같습니다. 전문의와의 상담 및 정밀한 원인 진찰을 요합니다.

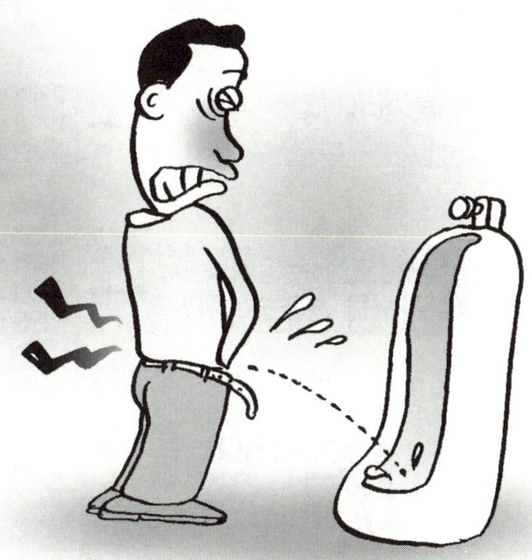

전립선 · 전립선염 · 전립선비대 · 전립선암

전립선은 요도와 방광 사이에 있는 남성기관입니다. 전립선염은 불결한 성 접촉으로 염증이 생길 수도 있지만 감기나 편도선염의 후유증으로도 발생할 수 있습니다. 전립선 비대증이 55세 이전에 생기는 경우에는 특별한 원인, 즉 전립선종양 등이 원인일 수도 있습니다. 전립선암은 흡연자에게 특히 많이 발생합니다.

체크! 체크!

불임증 혹시 불임증일까 걱정됩니까?

예 → 아니오 ⇢

Start

고환이 아프고 부었습니까?

→ 고환 이상으로 수정 능력이 감소돼 있습니다. 전문의와 상의하십시오.

볼거리에 걸린 적이 있습니까?

→ 볼거리는 고환염의 원인이 되고 이로 인해 생식능력 저하가 생길 수 있습니다. 특히 12세 이후에 볼거리에 걸리면 거의 확실하게 불임이 됩니다.

체형조절 운동이나 식사량을 줄였습니까?

→ 과다한 운동이나 영양 결핍은 정자 생산능력을 저하시킵니다. 전신 검진과 정액검사를 받아보고 식생활 습관을 바꿔야 합니다.

성교 횟수가 적습니까?

→ 성교 횟수가 적기 때문에 임신 기회가 줄어든 것 같습니다.

성병에 걸린 적이 있습니까?

→ 성병 때문에 불임이 될 가능성은 남녀를 불문하고 높습니다. 혈액검사·성병검사·세균검사 등을 하고 치료된 이후에 다시 수정능력 검사를 해봐야 합니다.

장기간 약을 먹으며 요양중입니까?

→ 어떤 질병이나 그 치료약의 부작용 때문에 불임이 되는 경우는 많습니다. 특히 내분비 계통이나 간장질환의 후유증으로 인한 현상이 생깁니다. 때때로 제산제나 항히스타민제, 관절염 약의 후유증으로 불임이 될 수도 있습니다.

남성의 불임검사는 정액검사를 최우선으로 합니다. 이틀 이상 사정을 멈춘 후 정액을 용기에 모아서 정자 상태를 검사합니다. 정액 1cc당 1억 개 이상의 정자가 있어야 수정이 가능하며, 그 중 60% 이상이 정상 형태이고, 50% 이상이 활발하게 움직여야 합니다. 이외에도 여러 요인이 수태와 연관을 갖고 있습니다. 정자의 숫자는 날마다 큰 차이가 있으므로 일시적인 변동사항인지 아닌지를 확인해 보는 것도 중요합니다.

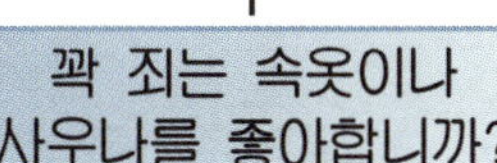

음낭의 체온이 올라가면 수정능력이 떨어집니다. 음낭 안의 고환과 정자는 정상체온보다 낮아야 수정이 가능합니다.

다른 복잡한 원인인 듯합니다.
의사와 상의하십시오.

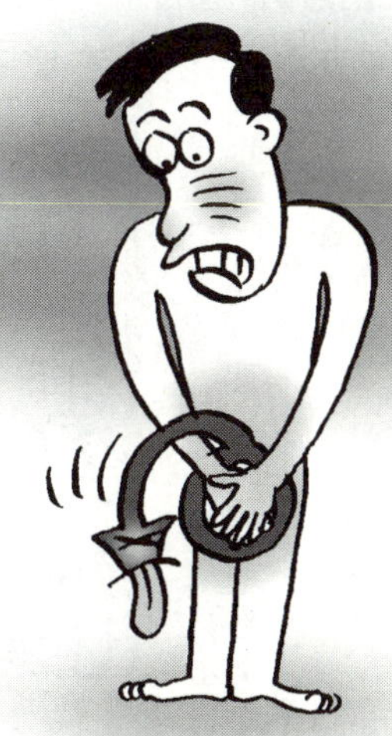

임신 가능성을 높이려면

1. 부부의 건강상태가 양호해야 한다.
2. 신선하고 비타민이 풍부한 음식을 섭취해야 한다.
3. 충분히 휴식하고 술을 삼가한다.
4. 성교 횟수를 늘려서 여성의 배란 일자를 놓치지 말아야 한다.
5. 그러나 너무 자주 사정하면 정자가 감소된다.
6. 성교는 가능한 여성의 배란일에 맞춘다.
7. 꽉 죄는 속옷을 입거나 뜨거운 사우나를 하지 않는다.

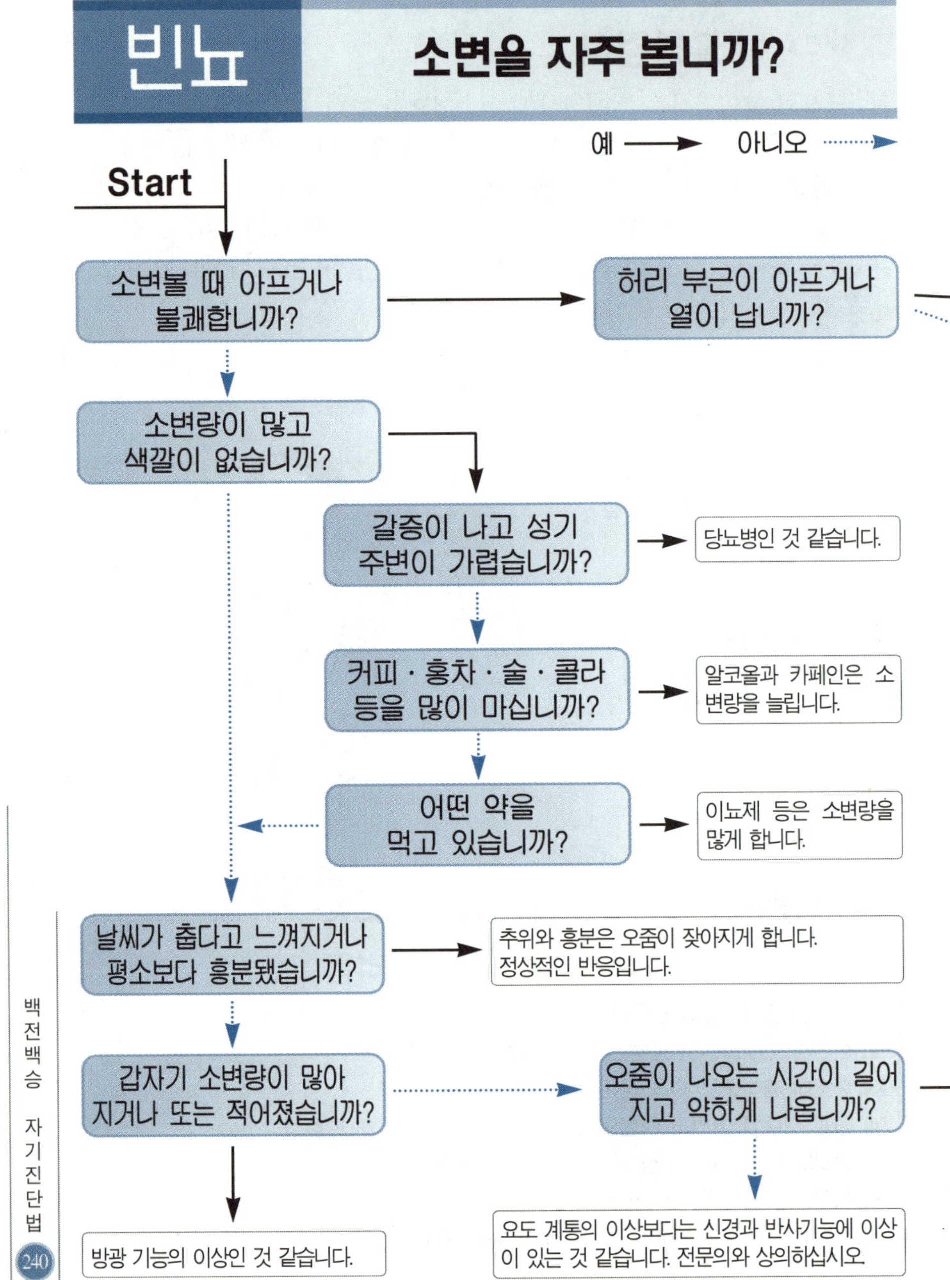
빈뇨
소변을 자주 봅니까?
예
아니오
Start
소변볼 때 아프거나 불쾌합니까?
허리 부근이 아프거나 열이 납니까?
소변량이 많고 색깔이 없습니까?
갈증이 나고 성기 주변이 가렵습니까?
당뇨병인 것 같습니다.
커피·홍차·술·콜라 등을 많이 마십니까?
알코올과 카페인은 소변량을 늘립니다.
어떤 약을 먹고 있습니까?
이뇨제 등은 소변량을 많게 합니다.
날씨가 춥다고 느껴지거나 평소보다 흥분됐습니까?
추위와 흥분은 오줌이 잦아지게 합니다. 정상적인 반응입니다.
갑자기 소변량이 많아지거나 또는 적어졌습니까?
오줌이 나오는 시간이 길어지고 약하게 나옵니까?
방광 기능의 이상인 것 같습니다.
요도 계통의 이상보다는 신경과 반사기능에 이상이 있는 것 같습니다. 전문의와 상의하십시오 갑자기 배뇨를 조절할 수 없을 때는 척추나 신경조직이 손상돼 있을 가능성이 높습니다. 최근 척추나 골반 또는 다리를 다친 경험이 있을 때는 거의 확실합니다. 전문의와 상의하십시오.

급성 신장염입니다. 소변검사와 혈액검사를 요합니다. 평소 물을 많이 마시는 것이 좋습니다.

소변보는 횟수가 잦고 탁하며 냄새가 진하고 아랫배가 아픕니까?

→ 방광염인 것 같습니다.

최근에 성관계가 많았습니까?

→ 요도증후군으로서 성교 때 생긴 상처가 감염된 것입니다.

성기 주변이 가렵거나 분비물이 있습니까?

→ 곰팡이나 세균 또는 트리코모나스에 의한 감염증입니다. 정확한 미생물 검사가 필요합니다.

요도염의 초기 증상일 수 있습니다.

요도가 좁아진 것 같습니다. 그 원인규명을 위하여 전문의와 상의하십시오.

보너스 정보

소변 색깔의 이상

붉은색 핑크색 검붉은색	혈뇨입니다. 요도 감염증이나 종양이 있을 가능성이 있습니다. 인공색소의 영향을 받기도 합니다.
진노랑 적황색	수분 부족에 의한 농축뇨입니다. 설사·구토·땀이 지나쳐도 마찬가지입니다.
갈색 암갈색	간장기능 장애나 담관계의 이상으로 인한 황달 현상입니다. 대변색이 엷고 눈이 노랗게 보이면 확실합니다.
녹색 청색	약이나 인공 착색료가 원인입니다. 특별한 세균에 감염돼 있는 경우에도 녹색으로 보입니다.

발기부전

발기가 잘 안됩니까?

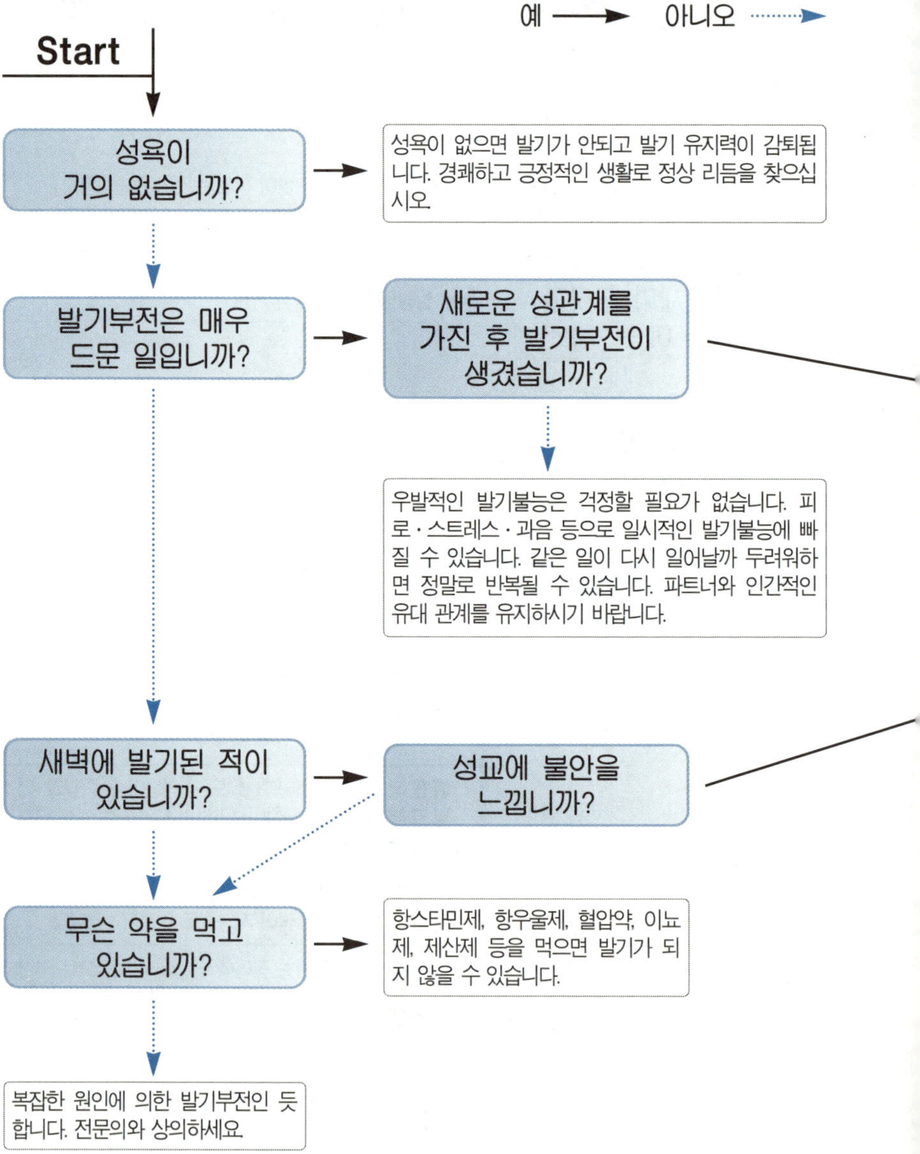

Start

성욕이
거의 없습니까?

성욕이 없으면 발기가 안되고 발기 유지력이 감퇴됩니다. 경쾌하고 긍정적인 생활로 정상 리듬을 찾으십시오

발기부전은 매우
드문 일입니까?

새로운 성관계를
가진 후 발기부전이
생겼습니까?

우발적인 발기불능은 걱정할 필요가 없습니다. 피로·스트레스·과음 등으로 일시적인 발기불능에 빠질 수 있습니다. 같은 일이 다시 일어날까 두려워하면 정말로 반복될 수 있습니다. 파트너와 인간적인 유대 관계를 유지하시기 바랍니다.

새벽에 발기된 적이
있습니까?

성교에 불안을
느낍니까?

무슨 약을 먹고
있습니까?

항스타민제, 항우울제, 혈압약, 이뇨제, 제산제 등을 먹으면 발기가 되지 않을 수 있습니다.

복잡한 원인에 의한 발기부전인 듯합니다. 전문의와 상의하세요 중년기에는 자신의 성적 능력에 불만을 느끼는 경우가 많습니다. 이것은 대개 일상적인 불안, 즉 자신의 일과 장래에 대한 불안 등이 심해져서 20년 전 또는 30년 전과 비교하여 자신의 성생활이 마음에 들지 않는다고 생각하는 경우에 발생합니다.

한두 번의 성 트러블을 경험한 사람 중에는 나이를 먹었다는 핑계로 성관계를 회피하는 경우도 많습니다. 이렇게 되면 가정과 건강에 그늘이 생길 수 있습니다. 좋은 말벗이 있으면 상담해 보십시오.

새로운 파트너와 관계되는 경우에 자신의 성적 능력에 지나치게 집착해 신경질이나 불안에 빠지고 발기불능이 발생할 수 있습니다. 두 사람의 인간관계가 좋아지면 이런 문제는 차차 해결됩니다.

새벽녘에 발기된 경험이 있으면 신체적인 원인에 의한 발기부전은 아닙니다. 불안이나 조루, 상대 여성의 임신 가능성, 성병의 전염 가능성에 대한 불안이 원인인 듯합니다. 대개는 일과성 현상이며 곧 회복될 수 있습니다.

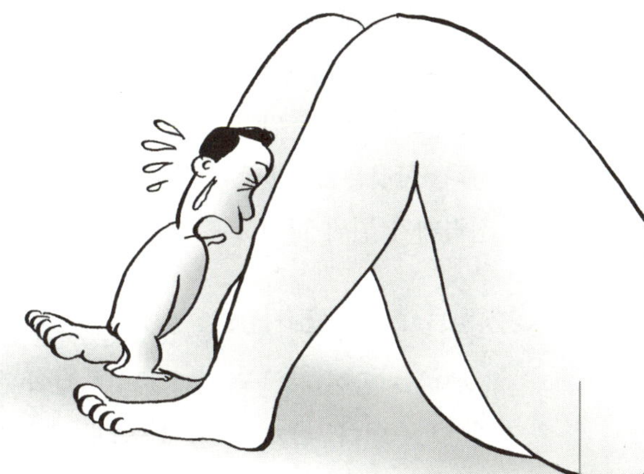

노인들의 성

남성은 20세 경에 최고의 성욕에 달합니다. 이때는 금방 절정에 이르러 힘차게 사정하고 또 다시 발기될 수 있습니다. 그러다 나이가 들어감에 따라 발기까지 걸리는 시간이 길어지고 또 약해지며 사정이 늦어집니다. 그리고 다시 성관계를 가질 수 있도록 발기되는데 더 많은 시간이 소요되기도 합니다. 하지만 노년이 되어 적극적이고 정상적인 성생활을 유지하는 것이 나쁠 이유는 전혀 없습니다.

정력제
정말 효과있나?

보약의 천국은 어디인가?

이천년도 더 지나간 옛날 옛적에 진시황제(BC 259 - 210)는 삼신산(三神山)인가 봉래산(蓬來山)인가 하는 곳으로 영생 불로초와 산삼, 신선초, 회춘제 등을 구하려 선남선녀를 동방으로 보냈다 한다. 그러한 묘약(妙藥)과 영약(靈藥)을 얻기 위해 그들이 찾아온 곳은 다름 아닌, 바로 우리 땅이었다고 하니, 이것은 그 옛날 오래전부터 우리 나라에서는 무엇인가 신비한 보약과 정력제가 벌써 많이 쓰여지고 있었다는 사실을 고증하고 있는 것이다.

정력 강장제라면 사족을 못쓰는 사람들

예나 지금이나 한국 사람이라면 보약을 좋아하는 것으로 이미 전세계인이 다 알고 있다. 뭔가가 "몸에 좋다", "정력에 좋다"라고 소문만 나면 별 것이라도 다 먹어보려고 애를 쓴다. 그럼에도 불구하고 우리 나라 사람들이 세계에서 가장 건강한 신체를 가졌다거나, 최고의 정력가들이라거나, 최고로 장수하는 국민이라는 말은 아직 들리지 않고 있다.

이것은 도대체 어찌된 영문일까? 이것은 아마도 전통적인 우리 서민들의 생활방식에 문

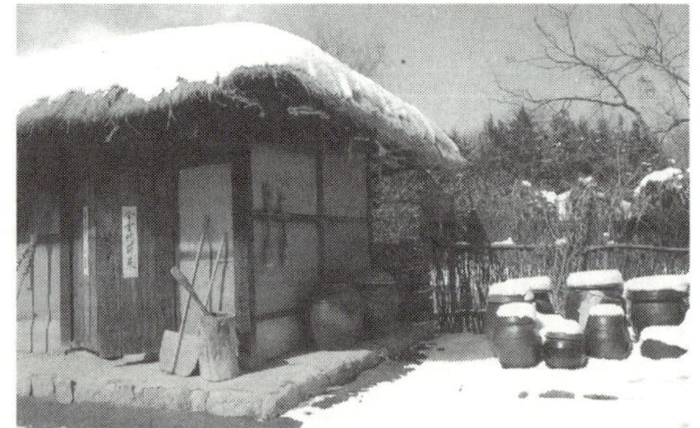

옛날 우리 선조들의 생활공간에는 취미생활의 자리가 따로 없었던것 같다.

제가 있어 왔던 것 같다. 우리는 '원앙금침(鴛鴦衾寢)'이라는 말을 좋은 뜻으로 귀하게 쓰고 있다. 하나의 요를 깔고 한 이불 속에서 한 개의 베개를 같이 베고 다정스럽게 잠을 잔다는 말이다. 이것은 금실좋은 부부의 형용사로 쓰여왔다.

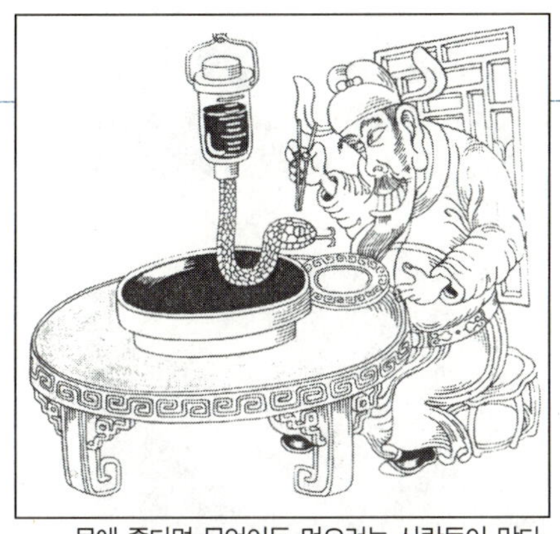

몸에 좋다면 무엇이든 먹으려는 사람들이 많다.

서구인들은 예전부터 부부가 서로 다른 침대를 써왔고, 또한 다른 오락이나 운동 또는 일에 정력을 쏟을 수 있는 여건이 갖춰져 있었던 것과는 달리, 우리는 춥고 또 긴긴 겨울날에도 방안에 틀어박혀 한 이불 속에서 웅크리고 함께 지내곤 했었다. 그래서 흥부네 가족은 열 명도 넘었었다. 이처럼 옛 어른들에게는 별도의 오락이나 여가 또는 문화생활이라는 것이 없는 단조로운 일상이었으니, 잠자리 취미라는 것이 그렇게 소중할 수밖에 없었을 것이다.

그래서 한국인에게 정력이 떨어진다는 것은 가히 충격적인 사건이었다. 다른 것으로 삶의 재미를 보상할 수 없는 노릇이었기 때문에 오래전부터 정력제의 기호는 다른 문화권에 비하여 월등히 우세하였을 것임이 지당하다. 그러나 실은 성생활의 횟수가 잦으면 잦을수록 그 강세의 정도가 더 낮아질 것임은 자명한 사실이다.

그래서 또 더욱 신비한 비방의 정력제가 다시 요구되어야 하였다. 이것은 진실로 효과 없는 악순환이다. 그리고 그러한 원초적 인습이 오늘날의 문명사회를 사는 우리 중년들에게까지도 전달되어 내려오고 있으니, 이것 또한 진실로 안타까운 악연의 연속이다.

완벽한 정력제가 정말 있을까?

수년전 미국에서 경이적인 정력제가 나왔다 하여 세상 사람들의 눈과 귀를 집중시켰다. 특히 한국인들의 관심은 가히 폭발적이어서 그 '비아그라'라는 아주 비싼 약을, 그것도 여러 병씩 가능한 많이 사겠다고 주문한 바 있

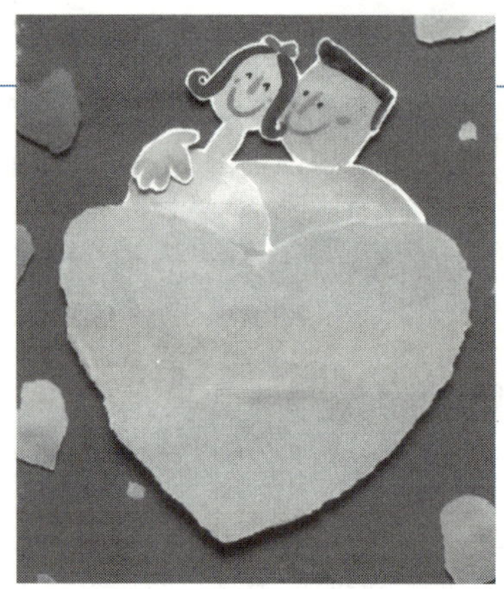
부부 금실은 서로의 노력에 의해서 결정된다.

어 또 한번 세상 사람들의 눈과 귀를 놀라게 하였다. 'VIAGRA'라는 상품명은 '실데나필사이트레이트(Sildenafil citrate)'라는 화학명의 물질로서 (원소제명은 1 - [6,7-dihydro-1-methyl-7-oxo-3-propyl-1h-pyrazolo[4,3-d]pyrimidine-5-y1)-4-ethoxypheny1]-4-methy1 piperazine citrate 라는 긴 이름으로) 되어 있다. 이것은 메칠 피페라진 사이트레이트라는 기저물질에 몇가지 화학작용기들이 결합되어 만들어진 것이다. 이 물질이 체내에 들어가게 되면 신진대사에 관여하는 사이클릭 지엠피(cGMP)를 붕괴하여 포스포디에스터레이즈(PDE-5)가 성기내에 있는 해면체의 불수의근(不收意筋 smooth mucle)을 이환시키게 되고, 따라서 그 속에 혈관이 확장되어 결국 발기현상이 일어나는 메카니즘으로 이어진다. 이러한 기전은 성적 자극이 충분할 때에만 발현되며, 성적 흥분이 낮을 때에는 효과를 나타내지 않는 것으로 되어 있다.

이러한 약물이 개발됨으로써 성기능 장애로 힘들어하는 많은 사람들이 혜택을 받고 그 굴레로부터 벗어나 즐거운 삶을 누리고 행복한 가정을 꾸릴 수 있게 된다는 것은 참으로 환영해야 할 다행한 혁명이다. 그러나 이것은 셀 수 없이 많은 성기능 장애 요인들 중에서 오직 cGMP와 PDE-5의 기능만을 조절하여 발기를 유발시킬 수 있을 뿐이며, 다른 원인에 의한 성기능 무력증에는 효과를 기대하기 어려운 물질임을 곧 알 수 있다.

또한 본래부터 cGMP나 PDE-5가 정상인 사람은 이것을 복용한다 해도 별로 효과적인 변화가 없을 것임을 표시하고 있다.

반사에는 작용과 반작용의 법칙이 따른다

이것은 결국 혈관 확장기능 작용이 주특기이므로 당연히 혈압에 이상이 있는 사람이라면 혈압이 갑자기 떨어지는 부작용의 수순을 밟게 된다. 또한 美 FDA에서 발표된 이것의 주요한 후유증으로는 두통과 작열감 소화기능 장애 위장통 코점막출혈 요로감염증 시력장애 설사 현기증 피부발진 등을 기록 보고하고 있다. 이 약물의 기저물질인 피페라진(piperazine)은 본래 기생충 구제약으로 인간에게 적용되기 시작한 약물이었다. 약리학 교과서에 나타난 피페라진의 작용기전과 부작용은 앞서 말한 전자의 부작용들과 거의 유사한 것들이다. 이것의 작용기전 역시 기생충과 인체의 불수의근을 이완시켜 기생충의 고착기능을 해제함으로써 충체를 체외로 배출시키는 효과를 갖는 작용과 유사한 것이다.

美 Pfizer 제약에서 자체 발간한 VIAGRA문서의 주의사항란에는 성행위 도중 심장이상(腹上死)을 맨 먼저 지적하고 있으며, 신장기능 이상이나 간기능 장애가 의심되는 사람에게는 사용하지 말 것을 지적하였다. 또한 이것의 장기 사용은 결국 호색한(好色漢 priapism)으로 유인되어 이후 빈혈증과 다발성 골수종, 백혈병 등의 골수기능 장애에 다다를 수 있음을 경고하고 있다. 이밖에도 혈소판 기능장애 위궤양 망막색소증 부종 협심증 졸도 구갈 관절염 현기증 불면증 천식 두드러기 이명 사시 등 매우 다양한 가능성(minor events)이 함께 지적되어 있다.

이것은 이제껏 인간들이 개발한 다른 특종 약물들의 범주내에 속하는 것이며, 다만 기적의 묘약이 아니고, 다른 것들처럼 작용과 부작용을 동시에 갖는 약성물질임을 표시하는 것이다.

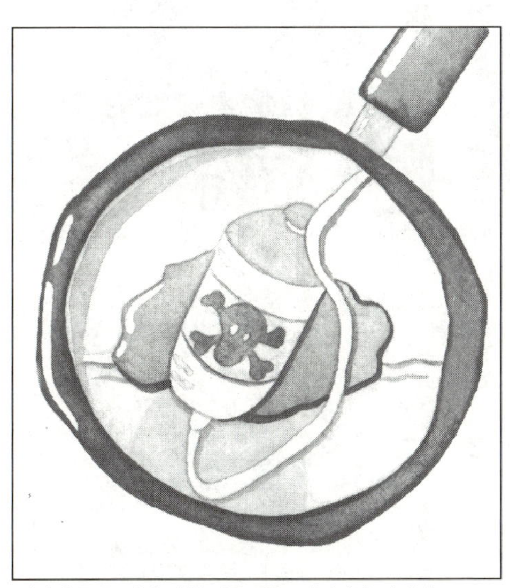

약이란 좋은 면과 나쁜 면을 갖는 양면적인 것이다.

세상에 얼마나 절대적인 물질이 어느 날 하늘에서 툭 떨어져 내리겠는가? 무엇을 취하든 모든 사리(事理)에는 대가가 있는 법인데, 그래도 사람들은 이것을 못 구해서 안달나고 있다. 이러한 센세이션은 이번 약물이 처음은 아니다.

본국에서는 안쓰는 물건들이 여기서 놀고 있다

불과 얼마전에는 미국에서 '멜라토닌' 이라는 것이 없어서 못팔 정도였다고 한다. 우리 관광객들이 보는대로 전부 사재기하여 가짜가 나오기도 했다는 황당한 뉴스가 있었다. 이것은 사실 아침이나 낮에 먹는 것은 아무런 효과가 없고 오히려 부작용을 유발할 수도 있으며, 오직 밤에 먹을 때에만 효과를 나타내는 물질이다. 또한 부적절한 복용은 인간의 뇌속에서 가장 중요한 신경전달 물질인 '세로토닌' 과의 불균형을 유발하여 신경정신기능에 손상을 초래할 수도 있다.

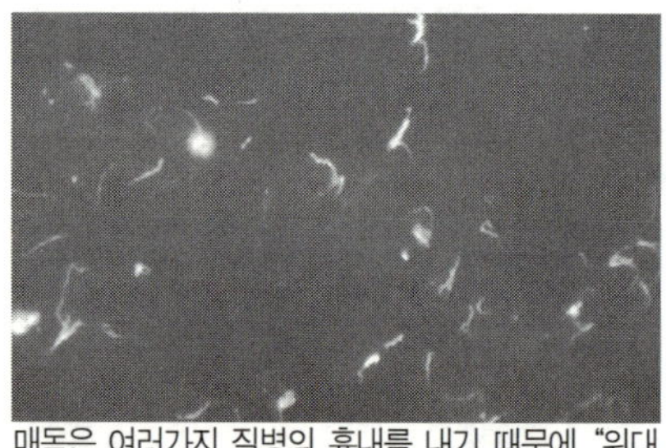

매독은 여러가지 질병의 흉내를 내기 때문에 "위대한 모방자" 란 별명이 붙었다.

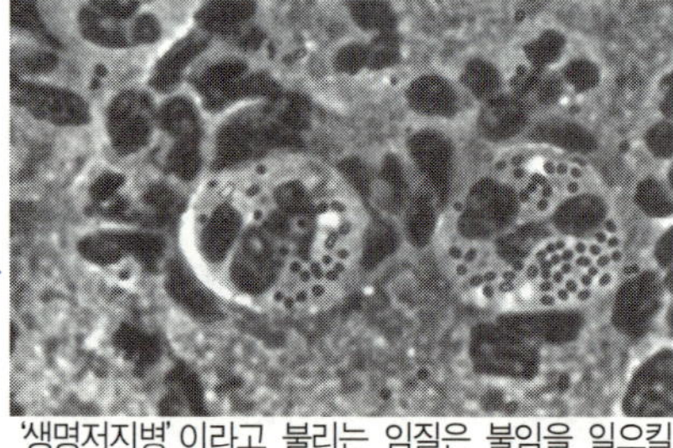

'생명저지병' 이라고 불리는 임질은 불임을 일으킬 수 있다.

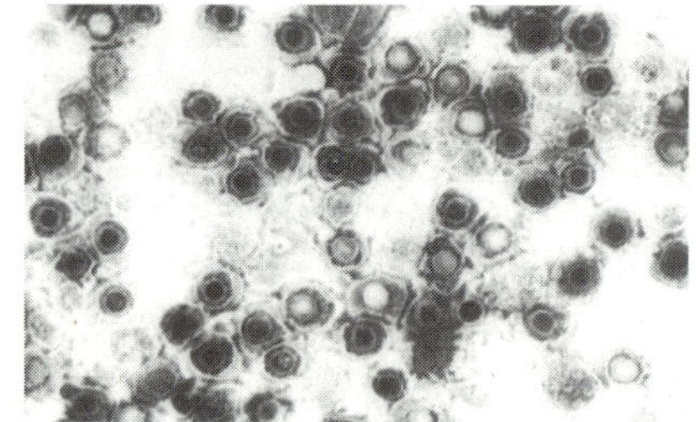

헤르페스 바이러스는 비교적 새롭지만 흔한 전염성 성병이다.

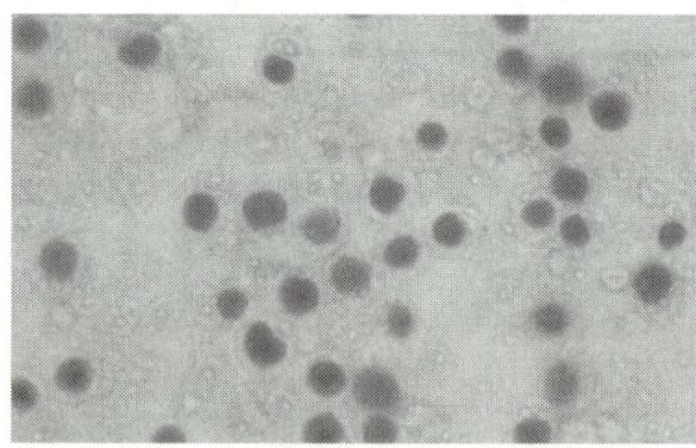

클라미디아는 헤르페스와 마찬가지로 많은 비뇨기과, 안과 질환을 유발한다.

멜라토닌 이후로 또 한 차례 있었던 DHEA 사건도 우리를 슬프게 하며, 치매를 예방한다는 무슨 약들이나 회춘하게 한다는 무슨 특효약이나 미네랄 등도 모두 그 작용이 아직 충분히 정립되지 않았음은 물론이고 젊은이나 중년에게는 효과가 전혀 없을 뿐 아니라 오히려 원래의 기능을 둔화시킬 수도 있으며, 이런 것들을 오래 남용하게 되면 발암물질로 작용될 수 있다는 경고가 있다.

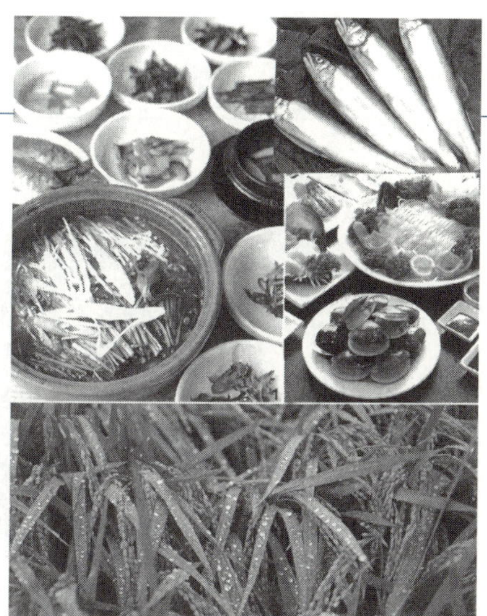

신토불이 음식이 곧 최선의 정력제가 될 수 있다.

수년 전에는 또 외국산 스쿠알렌이라는 것이 국내에 들어와 대대적으로 범람한 적이 있었다. 이것은 실상 반세기 전 육이오 동란 이후 우리가 너무나도 헐벗고 못 살던 시대에 미군들이 소위 '간유'라고 해서 우선 다급한 원조물자로 공급한 바 있었던 것들 중에 하나였다. 이런 것들은 이미 선진국에서는 거의 사용하지 않도록 지시된 것들인데, 어찌된 일인지 우리 나라에 들어와 창궐해서 불필요하게 만연되었고, 그로 인한 외화 손실이 컸었음은 물론이고 그것을 지나치게 섭취함으로 인한 부작용 또한 적지 않았었다.

이와 유사한 건수로는 외국산 로얄젤리나 알부민 플라스민 등을 상기해 볼 수 있다. 해외 나들이 했다 하면 이것이 무슨 보약인양 살짝 들여와서 은근히 뻐기며 사용하는 경우가 많다. 그러나 이런 것들은 절대로 만병통치약도 아니고 보약도 아니고 정력 강장제로서는 더욱 자격이 되지 못한다. 이런 것이 꼭 필요한 사람은 아주 극소수의 특정 질환 장애에 한하며 이런 것들을 상용하게 되면 인체 본래의 항상성(恒常性 homeostasis)과 자율기능은 깨어지고 더 많은 부작용 조치가 따르게 되어 있다. 뿐만 아니라 이러한 것은 사실 선진국 쓰레기들에 불과하며 그 나라에서는 처치 곤란한 것들이다. 또한 이 모두가 불필요한 외화 낭비임은 다 알고 있는 사실이다. 그러나 외화낭비는 이것으로 끝나는 것이 아니다.

보약 제일 수입 소모국 한국 - 한국인

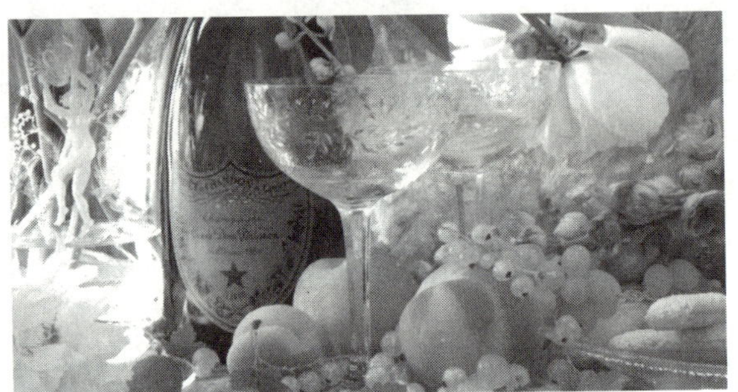

성관계전의 특별한 습관은 오히려 성기능을 감퇴시킬 수 있다.

우리 나라에서는 전 지구상에서 생산되는 녹용의 90% 이상을 소모한다고 보고되어 있다. 세계 각국에서는 한국에 녹용을 수출하기 위해서 거대한 사슴목장들을 대대적으로 경영하고 있는데, 이들 목장에 살고 있는 사슴과 사람들을 먹여 살리고 또 그들에게 이익을 챙겨주기 위하여 우리 나라가 막대한 외화를 지불하고 있는 실정이다. 왜 우리 나라는 수입 녹용을 그렇게 많이 먹어야만 하는가? 왜 녹용은 한국인에게만 약이 되고 다른 민족에게는 약이 되지 않을까? 신토불이가 아닌 외제 녹용이 정말 우리에게 약이 되고 있을까? 정말 정력이 좋아지고 힘이 솟아날 수 있을까?

이런 현상은 녹용 뿐만이 아니다. 우황청심원 역시 세계 제일의 소모국으로 되어 있다. 우리 나라에 그것의 재료인 사향이 나오는가? 코뿔소 뿔이 나오는가? 곰 쓸개가 나오는가?

이것도 모자라 동남아 여행 갔다 하면 이런 저런 보신제를 한 보따리씩 사들고 오는데, 큰돈 주고 가짜를 사와서 부작용이 생기고 곧 버리게 되는 경우가 더 많다고 하니 정말로 속 쓰리고 애석한 일이다.

얼마 전의 일이다. 강남에서 호텔 경영으로 알려진 재벌 2세인 Y씨가 다른 성 클리닉 선생님의 소개를 받고 종합검진을 받으러 왔다. Y는 매우 건장하고 체격이 좋았으며 음성이나 표정이 넉넉하여 여유롭고 훌륭한 인상을 풍겼다. 그렇게 잘 생긴 사람이 실은 백방으로 노력하였는 데도 오랫동안 성무력증에서 벗어나지 못하고 있다는 고백을 했다. 오직 그것 때문에 여러 소문난 특수 클리닉과 병원 등을 찾아 다녔으나 별다른 까닭을 발견할 수 없었다고 말하였다. 그간 성기능 강화에 효과가 있다는 약은 국내는 물론 선진국 제품과 한약 그리고 인도나 아라비아 등에서 구해 온 묘약 등도 써 봤다고 하였다.

약효는 내 것이고 후유증은 남의 것인가?

그런데 그런 약들이라는 것이 대개는 거의 효과가 없거나 일시적으로 반짝 기능을 나타냈다가도 다른 부대기능이 생겨나서 가렵고 울렁거리고 어지럽고 메스꺼운 부작용이 더욱 심했었다고 한다. 그래서 Y는 매우 자세한 정밀 종합검진을 받았다.

결과에서는 성기능 저하의 원인이 될만큼 특별한 단서를 발견할 수가 없었다. 다만 몇가지 전해질 부족과 혈압의 진폭이 매우 불규칙하다는 점이 다소 남다른 것이었다. 그의 혈압은 전혀 짐작 불가능하게 순식간에 변화되어 체크하는 사람에 따라 크게 차이가 생겼고 앉는 것과 눕는 것에서도 보통 사람에 비해 훨씬 더 큰 변동 폭이 관찰되었다. 일반적으로 예쁜 여자가 혈압을 재면 좀더 높게 나타나는 것이 정상적인 반응인데, Y의 경우에는 젊고 아름다운 여성이 체크할수록 혈압이 더욱 떨어지는 기이한 현상을 나타냈다.

이렇게 전해질 부족과 혈압의 반등 또는 강하현상이 동반되는 경우는 특정약물 부작용으로 인한 보기 드문 혈관장애현상으로 판단할 수 있다. Y에게 과거의 성경험을 자세하게 문진하였더니, 그는 성관계에 들어가기 전에 흔히 마약이나 꼬냑,

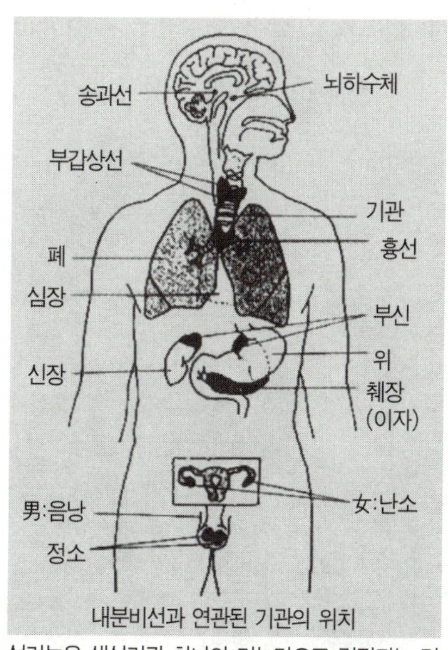

성기능은 생식기관 하나의 기능만으로 결정되는 것이 아니다.

독한 양주 또는 페파민트 등의 자극적인 음료수를 사용하는 버릇을 갖고 있었다. 이러한 경우에서는 보통 일반적인 생리적 현상으로서의 성기능 절차와 감성으로서의 접촉보다는 특발적 현상으로서 비상상태의 성적흥분이 유발되는 것이다. 이러한 자극이 반복되고 만성화 되면 일상적인 경로는 당연히 차단되고 막히고 녹슬고 불통되는 것이 당연한 절차일 것이다.

성무력증의 원인은 천차만별이다

Y씨 뿐 아니라 성기능 장애는 사람의 얼굴이 다르듯 천차만별한 원인을 가질 수 있으며, 생식기관 자체의 이상은 물론이고, 사실 전신적인 다른 장기들의 불균형 현상의 일환으로서 표현되는 경우가 더욱 많다. 이러한 신체 전신조절 기능의 이상현상은 인체활동의 미세한 차이를 반영하고 있는 혈액 정밀분석을 통하여 발견할 수 있으며 그 원인을 알면 그 증상 또한 곧 개선할 수 있다.

Y는 자신의 성무력증 원인을 이해하게 되었고, 그간의 부작용을 제거하는

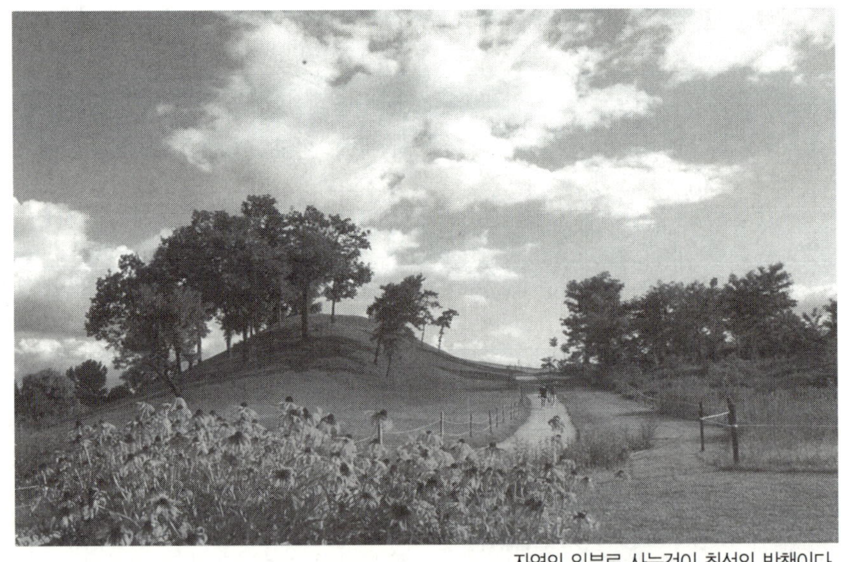

자연의 일부로 사는것이 최선의 방책이다.

치료에 임함으로써 오랜 숙원을 극복, 성취하는 기쁨을 찾을 수 있었다.

하지만 아직까지도 많은 사람들은 오장육부의 불균형을 시정하려는 노력보다는, 어떤 특단의 기적적인 조치나 폭발적인 묘약을 써서 기가 막힌 시도를 한바탕 해보려고 노리는 사행심이 만연되어 있으니 참으로 안타까운 노릇이다.

이러한 호구들을 노리고 있는 것은 비단 정력제나 보약에만 국한된 현상이 아니다. 이름모를 수입 다이어트 식품 고급향수 미백치약 외제 화장품 기호식품 음료수 양주… 등, 수많은 선진국 쓰레기들이 호시탐탐 우리를 노리고 있다. 사실 이런 것들은 우리에게 건강이나 정력을 준다기보다는 다른 부작용에 더 탁월한 효과를 심어주는 것들일 뿐이다.

인체의 건강과 정력은 어떤 특별한 노력과 약품으로 기적처럼 불현듯 좋아질 수 있는 것이 결코 아니다. 평소에 전체적인 균형에 관심을 갖고 즐겁게 생활하며 규칙적이고 낙관적인 삶의 방식을 유지하는 것이 곧바로 힘센 정력을 유지하는 지름길이다. 무엇이든 과하면 병이 된다.

인체는 자연의 일부이며, 자연은 그 질서와 순환에 순조로운 진행을 위하여 어떤 것은 풍성하게, 또 다른 것은 인색하게 분배하기도 한다. 성기능이야말로 과유불급(過猶不及)의 제일 덕목이다.

우리의 옛 조상들 중에는 안방과 사랑방을 따로 쓰는 양반들이 많았었고, 우리는 그들을 선비라고 부른다. 절제는 가끔 극치의 아름다움과 사랑에 묘약의 역할을 하였을 것이다. 우리는 이제 은근과 끈기, 그리고 유연함과 그윽함을 누리고 살았던 선비들의 생활을 조용히 음미해 볼 차례가 된 것 같다.

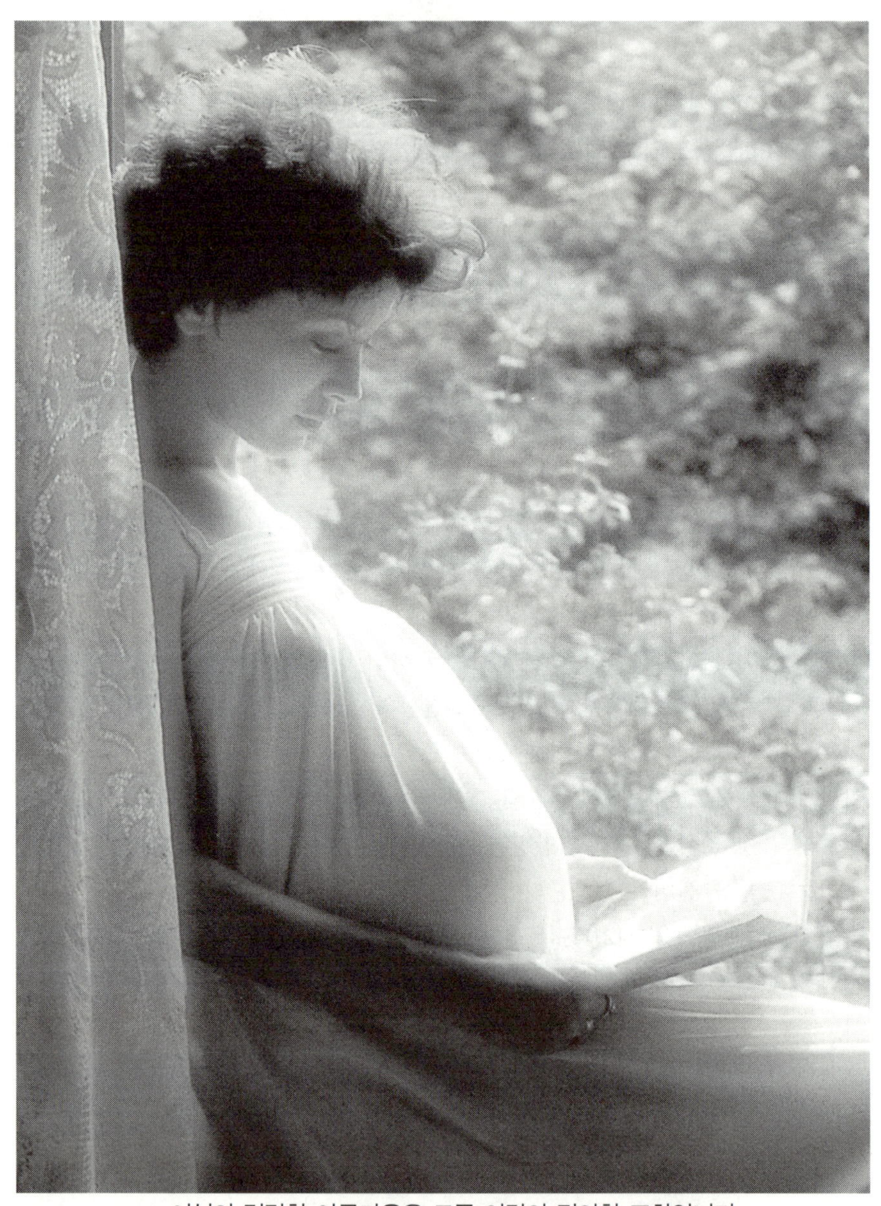

▲ 여성의 건강한 아름다움은 모든 인간의 편안한 고향입니다.

Part 6

여성의 신체적인 이상 스스로 체크법

최근 젊은 여성들의 불임률과 기형아 출산 건수가 훨씬 높아지고 있다고 합니다. 이러한 현상은 신세대를 추구하는 젊은층의 생활방식이 보수적인 삶을 지향하는 중년층에 비하여 환경호르몬, 피임약 등에 노출될 기회가 더욱 높기 때문입니다.

젊음은 곧 아름다움이고 행복이어야 합니다. 현대 여성들은 미래의 행복을 위하여 이제 우리네 할머니와 어머니들의 삶의 미덕을 본받아야 할 때가 되지 않았을까요?

체크항목

- 소변을 너무 자주 보고 있습니까? (빈뇨증)
- 출혈량이 많아졌습니까? (월경과다)
- 생리출혈현상이 없습니까? (무월경)
- 외음부가 가렵거나 불쾌합니까? (음부소양증)
- 월경주기를 예측할 수 없습니까? (부정기출혈)
- 최근에 유방이 달라졌습니까? (유방이상)
- 성관계 중에 통증이 있습니까? (성교통)
- 임신이 되지 않습니까? (불임)
- 임신중에 불편증상이 심하십니까? (임신증후군)
- 분만에 걱정이 되십니까? (출산)

체크! 체크!

빈뇨증 소변을 너무 자주 보고 있습니까?

예 ⟶ 아니오 ┈┈▶

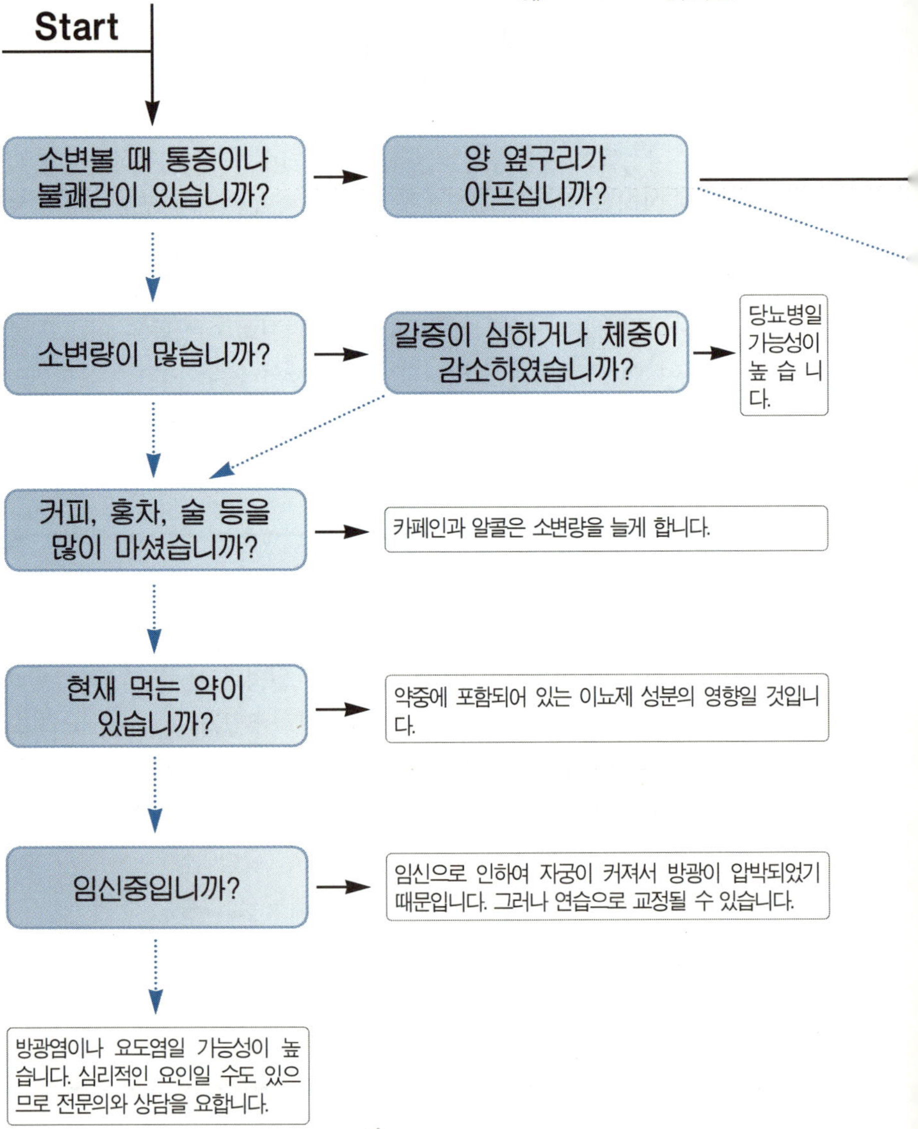

Start

소변볼 때 통증이나 불쾌감이 있습니까?

양 옆구리가 아프십니까?

소변량이 많습니까?

갈증이 심하거나 체중이 감소하였습니까?

당뇨병일 가능성이 높습니다.

커피, 홍차, 술 등을 많이 마셨습니까?

카페인과 알콜은 소변량을 늘게 합니다.

현재 먹는 약이 있습니까?

약중에 포함되어 있는 이뇨제 성분의 영향일 것입니다.

임신중입니까?

임신으로 인하여 자궁이 커져서 방광이 압박되었기 때문입니다. 그러나 연습으로 교정될 수 있습니다.

방광염이나 요도염일 가능성이 높습니다. 심리적인 요인일 수도 있으므로 전문의와 상담을 요합니다.

아이들은 잠자는 도중에 옷이나 침구에 오줌을 싸지만, 어른들은 깨어 일어나 소변을 봅니다. 이런 현상은 특정 질병에 의한 경우도 있으나 대부분은 나쁜 습관에 의한 불편현상입니다. 취침중에는 소변량이 아주 많지 않으면 안보는 습관을 가지도록 노력해야 합니다.

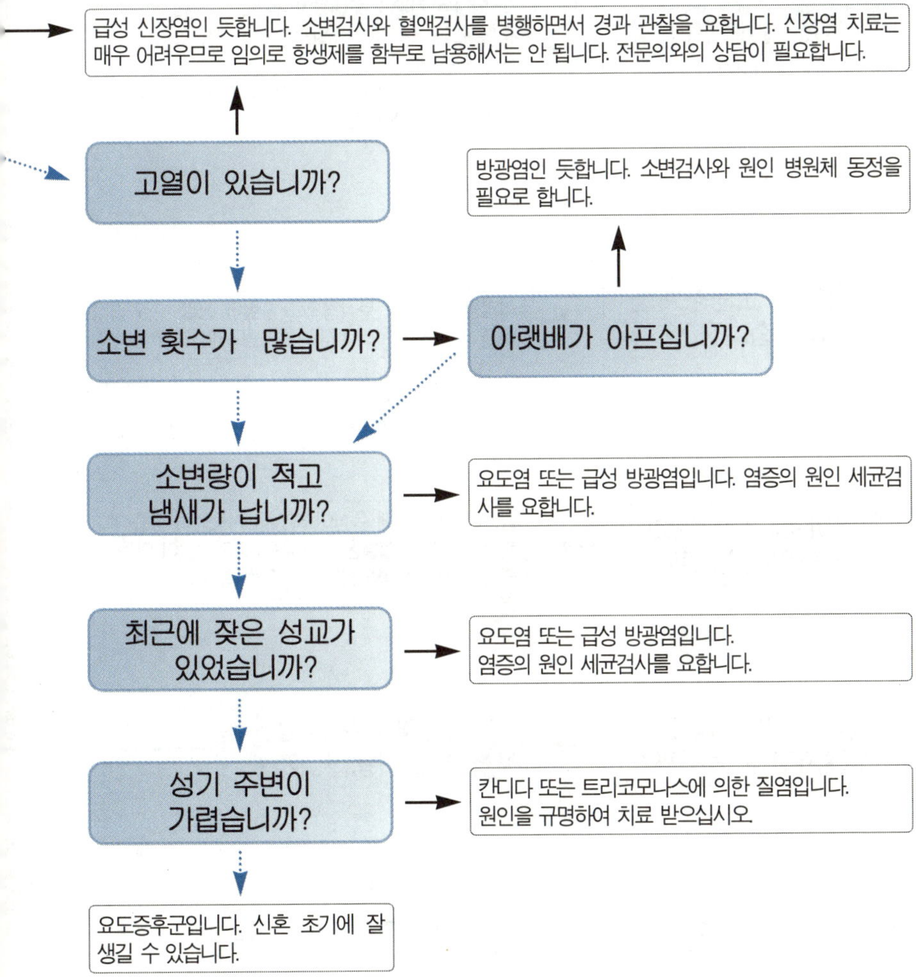

급성 신장염인 듯합니다. 소변검사와 혈액검사를 병행하면서 경과 관찰을 요합니다. 신장염 치료는 매우 어려우므로 임의로 항생제를 함부로 남용해서는 안 됩니다. 전문의와의 상담이 필요합니다.

고열이 있습니까?

방광염인 듯합니다. 소변검사와 원인 병원체 동정을 필요로 합니다.

소변 횟수가 많습니까? → 아랫배가 아프십니까?

소변량이 적고 냄새가 납니까?

요도염 또는 급성 방광염입니다. 염증의 원인 세균검사를 요합니다.

최근에 잦은 성교가 있었습니까?

요도염 또는 급성 방광염입니다. 염증의 원인 세균검사를 요합니다.

성기 주변이 가렵습니까?

칸디다 또는 트리코모나스에 의한 질염입니다. 원인을 규명하여 치료 받으십시오

요도증후군입니다. 신혼 초기에 잘 생길 수 있습니다.

체크! 체크!

월경과다

출혈량이 많아졌습니까?

예 ⟶   아니오 ┄┄▶

Start

항상 출혈량이 많습니까?

생리는 자궁 내막의 탈락현상입니다. 그러므로 출혈이 많다는 것은 자궁내막이 두껍다는 뜻입니다. 이때 출혈과다로 인하여 빈혈이나 다른 전신증상이 동반될수 있습니다.
혈액검사와 산부인과적인 검사를 필요로 합니다. 전문의와 상의하십시오

자궁안에 피임장치를 하였습니까?

피임장치(IUD)의 부작용으로 출혈이 생길 수 있습니다. 의사와 상담하여 피임방법을 바꿔볼 수 있습니다.

월경이 예정 일수보다 더 늦어졌습니까?

임신이 된 이후에 유산이 되었을 가능성이 있습니다. 특히 성생활이 활발한 경우에는 그 가능성이 더욱 높습니다. 전문의와의 상담을 필요로 합니다.

생리통이 점점 더 심해지고 있습니까?

월경일수가 길고 예측 불가능합니까?

자궁근종일 가능성이 높습니다.

특발성 출혈이므로 전문의와 상담하십시오

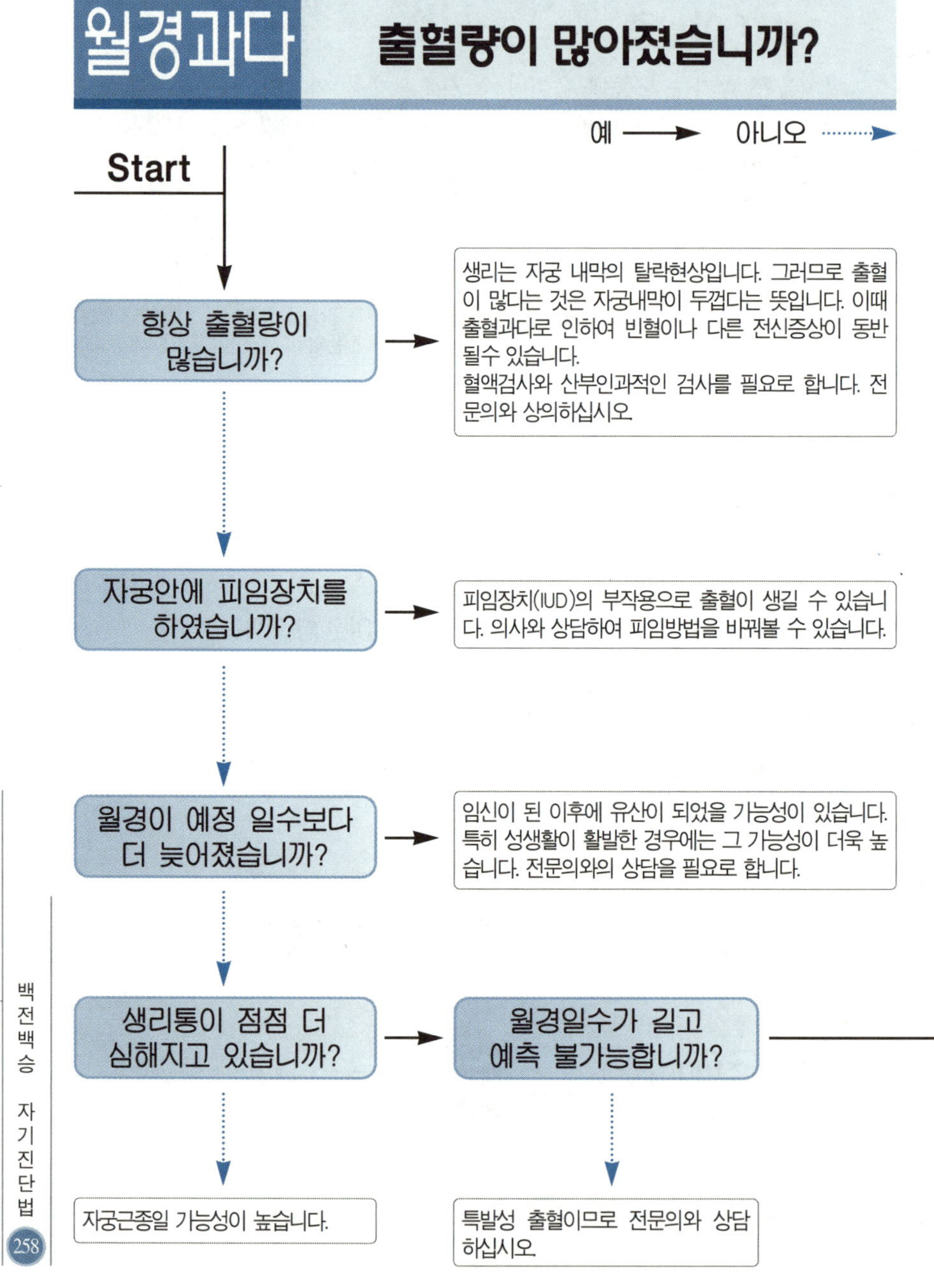

- 원래부터 항상 출혈량이 많은 경우는 거의 없습니다.
  월경 기간 중 4~5일간 출혈이 계속되지만 처음 2~3일은
  출혈이 많고 그 다음에 적은 것이 원칙입니다.
- 그런데 월경기간이 훨씬 길어지거나 출혈량이 갑자기 많아질
  경우에는 자궁이나 자궁내막 또는 내분비계나 지혈기능에
  이상이 발생된 것으로 생각할 수 있습니다.
- 그 원인이 무엇이든 출혈이 길어지면 철 결핍성 빈혈이나
  다른 전신 기능 이상이 발생될 수 있으므로 전문의와의
  상담이 요구됩니다.

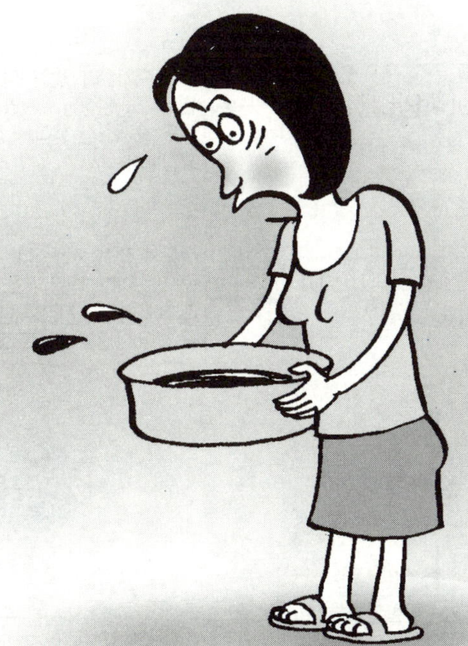

자궁내막증인 듯합니다.
혈액검사 및 초음파 검사
또는 조직검사를 통하여
양성인지 악성인지 구분
할 필요성이 있습니다. 약
물치료 또는 수술치료도
가능합니다.

체크! 체크!

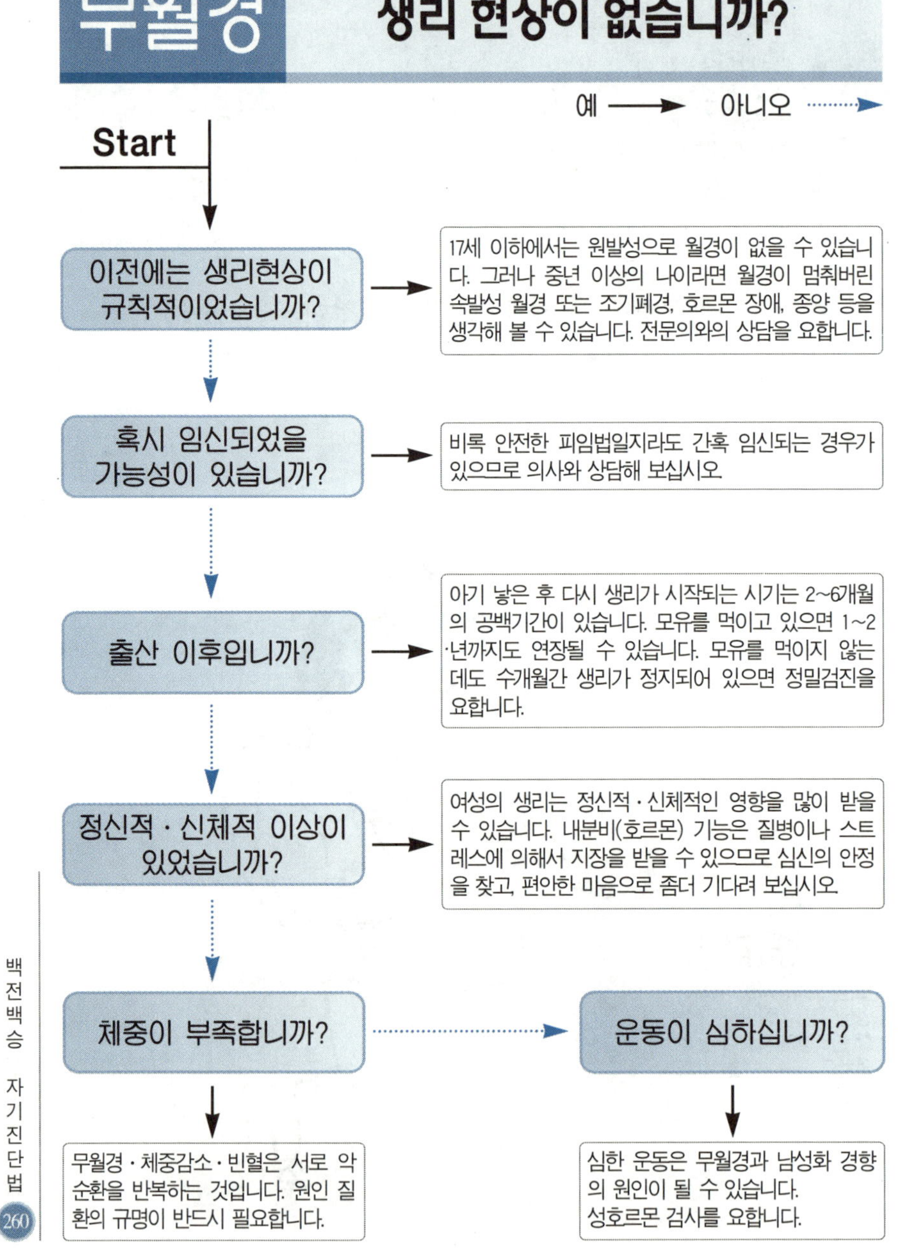

무월경
생리 현상이 없습니까?
예 →　　아니오 ⋯⋯▶
Start
이전에는 생리현상이 규칙적이었습니까?
17세 이하에서는 원발성으로 월경이 없을 수 있습니다. 그러나 중년 이상의 나이라면 월경이 멈춰버린 속발성 월경 또는 조기폐경, 호르몬 장애, 종양 등을 생각해 볼 수 있습니다. 전문의와의 상담을 요합니다.
혹시 임신되었을 가능성이 있습니까?
비록 안전한 피임법일지라도 간혹 임신되는 경우가 있으므로 의사와 상담해 보십시오
출산 이후입니까?
아기 낳은 후 다시 생리가 시작되는 시기는 2~6개월의 공백기간이 있습니다. 모유를 먹이고 있으면 1~2·년까지도 연장될 수 있습니다. 모유를 먹이지 않는데도 수개월간 생리가 정지되어 있으면 정밀검진을 요합니다.
정신적 · 신체적 이상이 있었습니까?
여성의 생리는 정신적 · 신체적인 영향을 많이 받을 수 있습니다. 내분비(호르몬) 기능은 질병이나 스트레스에 의해서 지장을 받을 수 있으므로 심신의 안정을 찾고, 편안한 마음으로 좀더 기다려 보십시오
체중이 부족합니까?
운동이 심하십니까?
무월경 · 체중감소 · 빈혈은 서로 악순환을 반복하는 것입니다. 원인 질환의 규명이 반드시 필요합니다.
심한 운동은 무월경과 남성화 경향의 원인이 될 수 있습니다. 성호르몬 검사를 요합니다.

1. 불규칙 월경 이후 갑자기 중단된다.
2. 현기증과 신경질이 난다.
3. 갑자기 열이 나고 땀이 흐른다.
4. 자신도 모르게 식은 땀이 나 있다.
5. 질이 건조해져서 성교통이 생긴다.
6. 우울, 초조 등 정신적 불균형이 온다.
7. 가슴이 두근거리고, 깜짝깜짝 놀란다.
8. 의욕이 감퇴된다.
이런 증상은 폐경 이후 1~2년이 지나면 저절로 사라지게 된다.

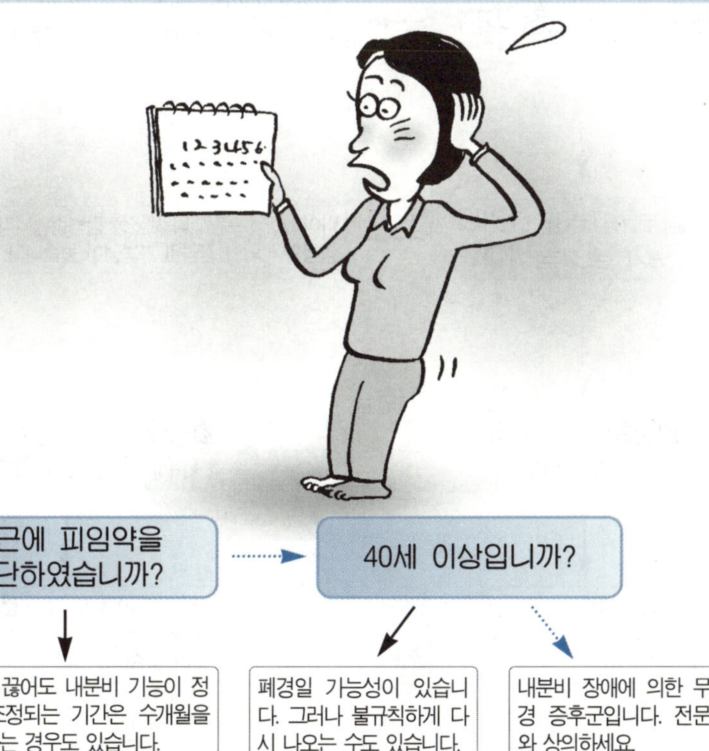

음부소양증 — 외음부가 가렵거나 불쾌합니까?

폐경이 되었습니까?

폐경 이후에는 에스트로젠이 낮아져서 점막이 얇아짐으로 인하여 염증이 생길 수 있습니다. 증상이 계속되면 전문의와 상담이 요구됩니다.

전문의의 진찰을 요하는 특별한 질병일 가능성이 있습니다.

부정기 출혈 — 월경 주기를 예측할 수 없습니까?

체크항목! 자궁 경부암 검사

- 자궁경부의 세포는 특별한 이유없이 다른 세포로 변형(이형세포)될 수 있습니다. 이것이 염증과 함께 진행되면 암세포로 바뀔 수 있으므로 정기적으로 자궁경부 세포의 이상유무를 검사할 필요성이 있습니다.
- 자궁경부암은 아직도 우리 나라 여성암의 수위를 차지하고 있으므로 매년 검사받는 것은 중요한 일입니다.

즉시 병원으로 가보십시오. 태반이 자궁 아래쪽에 있거나 태반의 일부가 떨어져 있을 수 있습니다.

배가 아픕니까?

유산으로 이어질 가능성이 높습니다. 빨리 입원하여 예방·조치하는 것이 좋을 듯합니다.

임신 14주 이하입니까?

임신 초기에는 약간의 출혈이 올 수도 있습니다. 안정을 취하여 옆으로 누워 있어도 출혈이 계속된다면 의사의 진찰을 요하는 경우입니다.

임신 중 출혈이 있으면서 통증이 없으면 유산일 가능성이 높습니다. 산부인과적인 확인을 요합니다.

피임약이나 피임기구를 사용하였습니까?

인공 피임 기간 중에는 생리주기 이외에도 출혈이 가끔 나타날 수 있습니다.

부인과적 질병에 의한 이상 출혈 현상이므로 산부인과 전문의의 진찰을 요합니다.

유방이상

최근에 유방이 달라졌습니까?

1. 유방은 주로 지방조직과 수많은 젖샘으로 구성되어 있습니다.
2. 크기나 모양은 지방 조직의 양과 유방을 지탱하고 있는 근육과 인대의 형태에 따라 결정되므로 양쪽의 크기 차이는 흔한 일입니다.
3. 통증이나 압통 형태와 겉모양의 변화가 있을 때 혹은 다음과 같은 경우에는 의사의 진찰을 요합니다.
    - 유방이나 겨드랑이에 응어리가 만져질 때
    - 젖꼭지에서 분비물이 나오는 경우
    - 유방 피부가 꽉 조이거나 움푹 파이는 경우
    - 출산경험이 있거나 고령 출산인 경우
    - 비만이 계속 되는 여성
    - 친족 중 유방암이 있을 때
    - 월경이 일찍 시작된 여성

생리 이전에 유방이 아파오는 것은 흔히 있는 일입니다. 이것은 생리주기와 관련된 정상 생체 반응 현상입니다.

임신 가능성이 있습니까?

유방과 유두의 압통은 임신 초기 증상입니다. 모유 만들 준비를 위한 통증은 수개월간 계속될 수 있습니다.

젖샘의 이상이나 내분비 장애 또는 임신 가능성을 생각해 볼 수 있습니다. 최근의 약물 사용과 연관이 있을 수도 있습니다.

임신과 무관한 유방 질환일 수 있습니다. 전문의와 상담하십시오

유방암이 왜 더 많아지고 있을까?

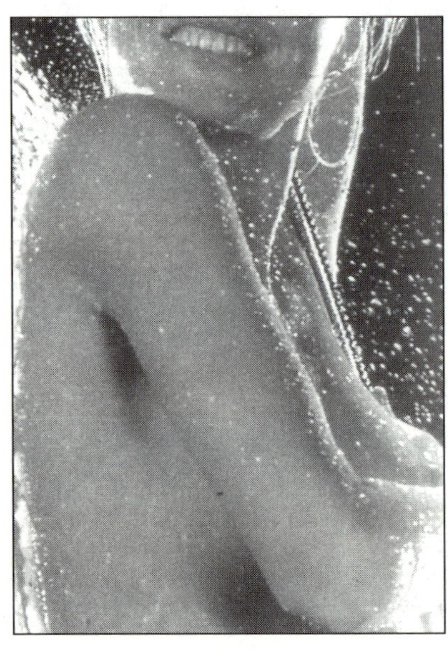

유방암은 한가한 여자에게 더 많다

모두들 부러워 하는 Q여사는 오늘도 찜질방에 들렀다가 미장원에 가서 머리를 맡겼다. 그런데 거의 매일 만나서 서로 뭔가 이야기 해야만 속이 시원하곤 했던 N여사가 오늘은 보이지 않았다. 며칠 전부터 "병원에 가봐야겠다"는 말을 들었던 터라, 단골 미용사에게 물었더니 N여사는 K 大병원에서 유방암 수술을 받게 되었다고 알려 주었다. Q여사도 가슴이 덜컥하였다. 실은 얼마 전부터 자신 역시 우측 유방에 무언가 만져지는 것

같고 왠지 신경이 쓰이며 약간의 둔통이 있는 것 같기도 하였다. 머리 만지는 것은 다음으로 미루고 자기도 얼른 병원으로 뛰어갔다.

유방특수촬영 결과 Q여사 역시 우측 유방 상부 외측에 이미 엄지 손가락 만한 크기의 암조직이 생겨나 있음을 알아냈다. 다음날 특별검진을 통하여 유방암 세포가 주위 임파선과 폐 등에도 전이가 있는 것 같다는 진단을 받았다. Q여사는 너무나도 억울하고 세상이 원망스러웠다. 자기보다 훨씬 못

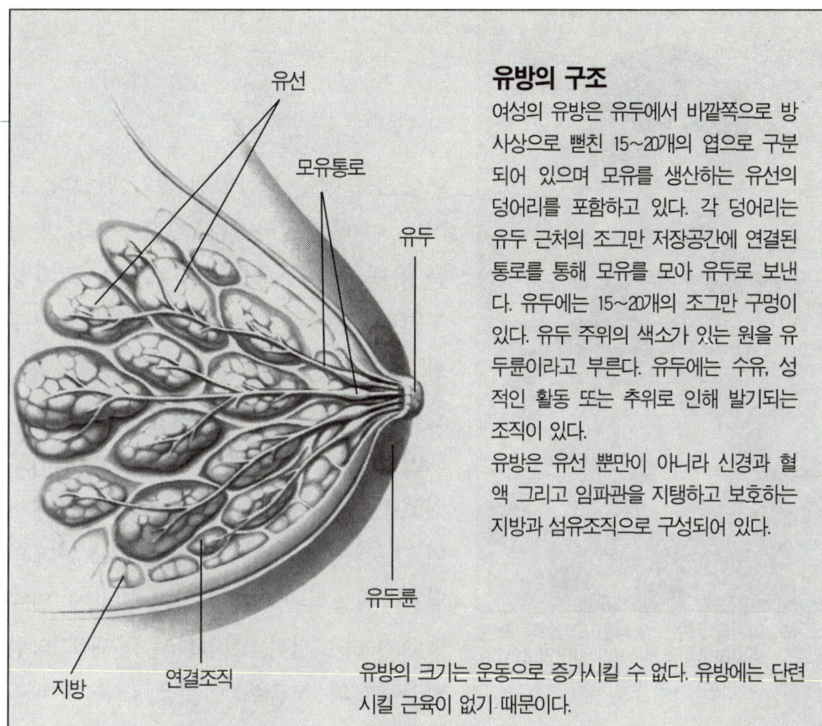

유방의 구조

여성의 유방은 유두에서 바깥쪽으로 방사상으로 뻗친 15~20개의 엽으로 구분되어 있으며 모유를 생산하는 유선의 덩어리를 포함하고 있다. 각 덩어리는 유두 근처의 조그만 저장공간에 연결된 통로를 통해 모유를 모아 유두로 보낸다. 유두에는 15~20개의 조그만 구멍이 있다. 유두 주위의 색소가 있는 원을 유두륜이라고 부른다. 유두에는 수유, 성적인 활동 또는 추위로 인해 발기되는 조직이 있다.

유방은 유선 뿐만이 아니라 신경과 혈액 그리고 임파관을 지탱하고 보호하는 지방과 섬유조직으로 구성되어 있다.

유방의 크기는 운동으로 증가시킬 수 없다. 유방에는 단련시킬 근육이 없기 때문이다.

한 다른 사람들은 다 괜찮은데, 왜 하필 내가?

유방암은 잘 먹고 잘 사는 부자들의 암이다. 유방암의 초기에는 거의 통증이 없고 별스런 증상도 없고 특별한 느낌이 없기 때문에 Q여사처럼 방심하다가 다소 늦어져버리는 경우가 많다.

왜 유방암이 더 많아졌을까?

십수년 전만 해도 유방암은 여성암의 우선 순위 내에 들지 못했었다. 그런데 최근 유방암은 그 순위를 올려서 이제는 자궁경부암과 함께 여성암의 맨 수위 자리까지 올라오려 하고 있다. 왜 그럴까?

유방은 여성을 나타내는 가장 중요한 상징적인 기관일 것이다. 이렇게 아름다운 부분이 차츰 걱정의 대상이 되어간다면 불행한 일이다.

유방암은 옛날에는 매우 드물었었다. 유방암은 미국이나 유럽 여성에게 훨씬 많고 동양인, 아프리카 흑인, 인디안들에게는 비교적 드문 것으로 되어 있다. 그래서 미국여성에게는 가장 많은 암인데 비하여 일본이나 우리 나라

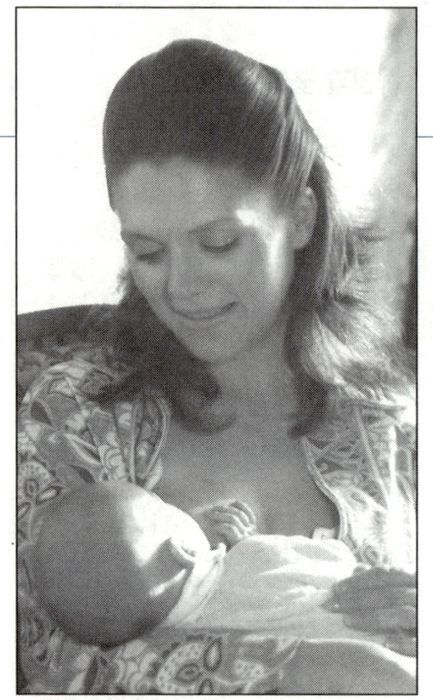

모유로 아기를 키우는 방식은 모성애의 표현 일뿐만 아니라 어머니와 아기 사이의 정서적 관계를 강화하는 데 도움이 된다.

여성에는 매우 드물었던 적이 있었다. 그러나 이제는 달라졌다. 생활수준의 향상은 유방암의 증가를 동반하였다. 고지방, 고열량, 고단백, 고당질로 변화되는 서구화 식사 내용은 성인병의 유병률을 올리면서 유방암 발생 역시 확산일로에 있다.

이런 현상은 학계에서 이미 예견되고 있었던 이론이었다. 여기에다 아무데서나, 언제든지 구할 수 있는 호르몬제의 남용, 전통적인 생활방식의 퇴조에 의한 면역기능의 저하, 산업화와 공해에 의한 발암물질의 노출이 이것을 더욱 부채질하고 있다. 유방암은 분만 경력과 수유 정도 등이 암발생 여부를 크게 관여하고 있다.

젖을 많이 먹일수록 유방암에 덜 걸린다

옛날 엄마들은 애기를 많이 낳았고 젖도 많이 먹였다. 모두 당연히 젖을 많이 먹일수록 좋은 것으로 여기던 시대가 있었다. 즉, 유방을 본래의 목적에 맞게 충분히 사용하고 있었던 것이다.

그런데 현대 여성들은 애기를 적게 낳는다. 그리고 젖도 많이 먹이지 않는다. 즉, 유방을 많이 사용하지 않는다는 말이 된다. 이것을 쓰지 않으면 더 예쁜 가슴이 되는지는 모르겠으나, 그것이 유방암의 원인으로 작용될 수 있다는 사실을 나몰라라 하고 있다. 여기에 또 겁없이 사용하는 약물 오남용과 피임약, 호르몬제 등은 이것을 더욱 부추기고 있다. 유방은 다른 조직보다 약물과 호르몬 등에 더 예민하게 반응하여 세포의 변성이 누적되어 암세포로 전이될 수 있는 기회가 높아지게 된다.

자녀도 많이 낳고 젖을 많이 먹인 엄마는 유방암이 없다. 자녀를 적게 낳고 젖을 먹이지 않은 여자들에게 유방암은 많다. 이런 사람들의 경우 유방 속에 이물감이 생기거나 유두에 이상 분비물이 발견되는 경우 또는 유방의 모양이 변형되었다고 생각할 때에는 우선적으로 검진을 받아봐야 한다.

유방은 본래의 목적에 맞게 선용하며 양순한 아내와 인정 많은 어머니로 사는 것이 가장 안전하고 행복한 방법이다. 아내와 엄마라는 이름은 세상 그 어느 여인의 이름보다 더 아름다운 것이기 때문이다.

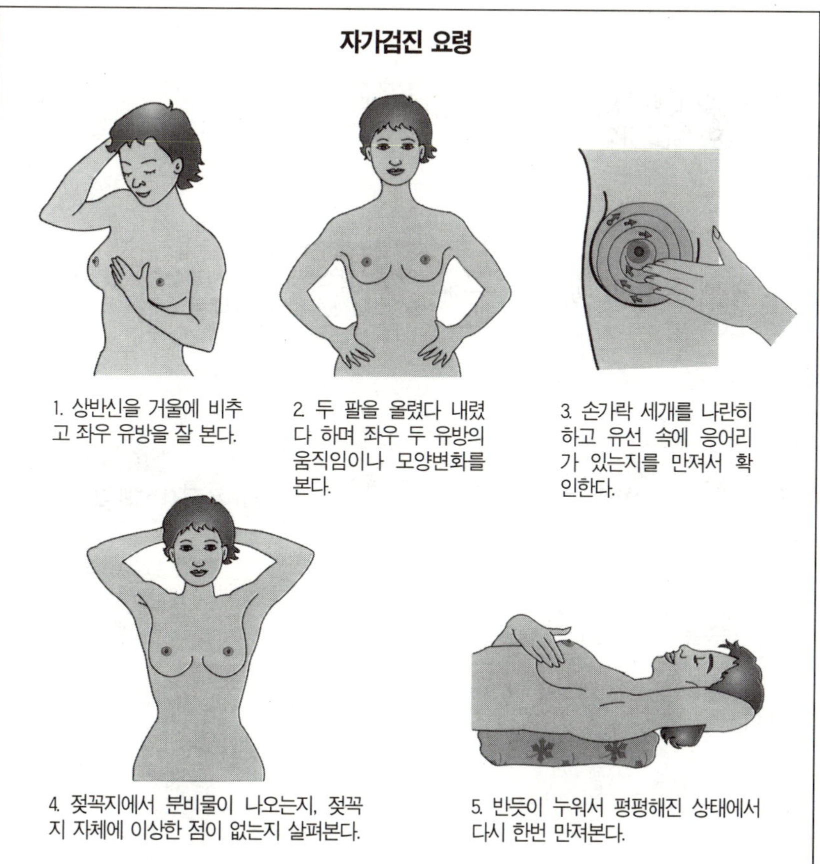

체크! 체크!

성교통 성 관계 중에 통증이 있습니까?

예 → 아니오 ⋯→

Start

한두 달 이내에 출산하였습니까?

→ 애기를 분만한 후 얼마간은 질에 통증이 간헐적으로 발생될 수 있습니다. 출산 6주 이후에도 통증이 계속되면 전문의와 상의하십시오.

혹시 임신될 가능성이 있습니까?

→ 즉시 병원으로 가보십시오. 자궁외 임신에 의한 통증이 발생될 수 있습니다.

모유를 먹이십니까?

→ 모유를 먹이면 여성 호르몬 분비가 저하되어 윤활제 역할이 감소되므로 성교시에 통증이 발생될 수 있습니다. 이것은 남편의 협조와 사랑이 요구되는 경우입니다.

냉 · 대하가 있습니까?

→ 질의 감염증은 당연히 성교통증의 원인이 됩니다. 앞장에 있는 질의 감염성 질환을 참고하시고 원인규명과 치료를 요합니다.

⋯→ 질이 마르고 뻑뻑합니까?

- 젊은 때에 행복한 성생활을 보낸 사람은 대부분 나이가 들어가면서도 큰 문제가 없는 성생활을 할 수 있습니다.
- 남편과 관계가 좋으면 육체적·감정적으로 성적능력이 감소되지 않습니다.
- 많은 여성들의 경우에 나이가 들수록 경험도 늘고, 남편과 보낼 시간도 많아지고 임신 걱정도 없으므로 이전보다 즐거운 성생활이 될 수 있습니다.
- 갱년기 이후 질의 윤활성 부족은 호르몬 요법이 있지만, 장기적으로는 윤활젤리를 사용하는 편이 좋은 해결법입니다.

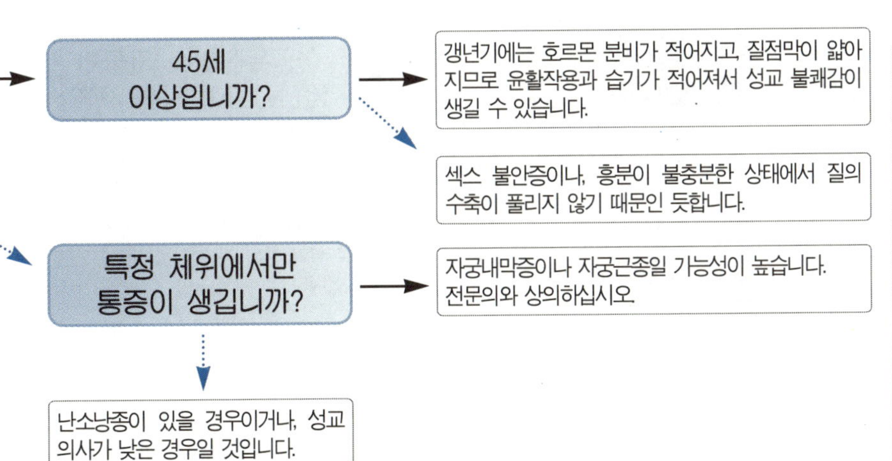

체크! 체크!

불임

임신이 되지 않습니까?

예 ──→   아니오 ┈┈►

Start

갑상선 질환 · 결핵 · 당뇨병 등 만성 질환이 있습니까?

만성질환은 불임의 충분한 원인이 될 수 있습니다. 또한 만성질환 중에 임신이 되는 것 역시 불행이 될 수도 있습니다. 만성질환 중의 불임현상은 임산부와 아기를 보호하기 위한 당연한 생리반응입니다.

성교횟수가 적습니까?

일주일에 2회 이하의 성교에서는 임신이 되지 않을 수도 있습니다. 배란일자에 정자의 생존확률이 적기 때문입니다.

생리가 불규칙합니까?

호르몬 균형이 깨져서 배란이 되지 않거나 배란 횟수가 적어짐으로 인하여 정자에 의한 수정 가능성이 낮아질 수 있기 때문입니다. 호르몬 균형 이상의 원인 규명을 필요로 합니다.

골반 감염증이나 피임기구를 사용한 적이 있습니까?

인공유산이나 자궁외 임신경험이 있습니까?

감염증으로 인하여 난관이 막혔을 가능성이 있습니다. 이것은 난자와 정자가 만날 수 있는 통로를 막게 되어 수정이 불가능하게 됩니다.

남성쪽에 문제가 있을 지 모릅니다. 부부가 함께 자세한 검사를 필요로 합니다.

백전백승 자기진단법

체크항목! 불임

- 보통 12개월 이상 특별한 피임을 하지 않고, 성관계를 가졌는데도 임신이 되지 않는 경우를 불임이라고 합니다.
- 여성의 불임은 배란이 되지 않거나 난관이 막힌 경우가 많지만, 드물게 정액 알레르기나 정자무력증을 갖고 있는 경우도 있습니다.

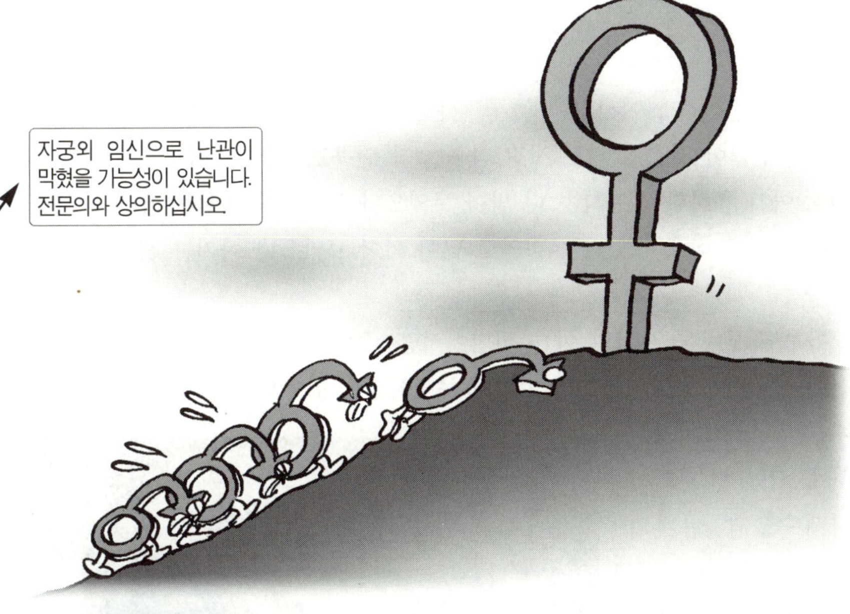

보너스 정보

임신확률을 높이는 방법

- 일주일에 3회 정도 성교하십시오.
- 성교횟수가 적으면 수정일자에 성교확률이 낮아지고, 성교 횟수가 많으면 정자 수가 희석되어 줄어들 수 있습니다.
- 배란일에 성교하십시오.
- 성교후에 정자가 새어나오지 않도록 10~15분간 그대로 누워 있으십시오.
- 몸에 꼭 끼는 속옷은 남성과 여성 모두의 불임 원인이 될 수 있습니다.

'불임' 누구 때문인가? 무엇 때문인가?

커피 전문점 H여사장은 늦게 결혼하였는데 3년이 지나도록 임신이 되지 않아 걱정도 되고 시집 식구들 볼 면목도 없었다. 유명한 산부인과에 찾아가 용하다는 검사는 다 받아 보았으나 불임의 특별한 이유를 밝혀낼 수가 없었고 직효가 있다는 한약도 많이 먹어 보았으나 아기는 생겨주지 않았다.

아무도 모르고 혼자만 아는 비밀이지만, 그녀는 사실 결혼 훨씬 전에 임신한 경험이 있었다. 상황이 여의치 못하여 낙태수술을 받았고, 수년이 지난 후 지금 남편과 결혼하게 되었다. 과거의 낙태수술과 현재의 불임이 연관된 것은 아닐까하여 늘 괴로워하며 산부인과에 갈 때마다 그것을 알고 싶어했다. 병원에서는 한결같이 대수롭지 않은 상관 없는 일이라고 말하였다.

임신이 되고난 다

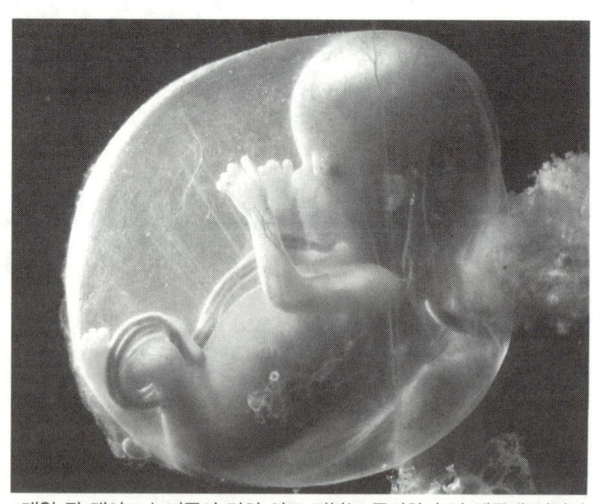

3개월 된 태아 : 눈꺼풀이 닫혀 있고 피부는 투명하며 긴 탯줄에 연결된 채 양수주머니 안에 무중력 상태로 떠 있다.

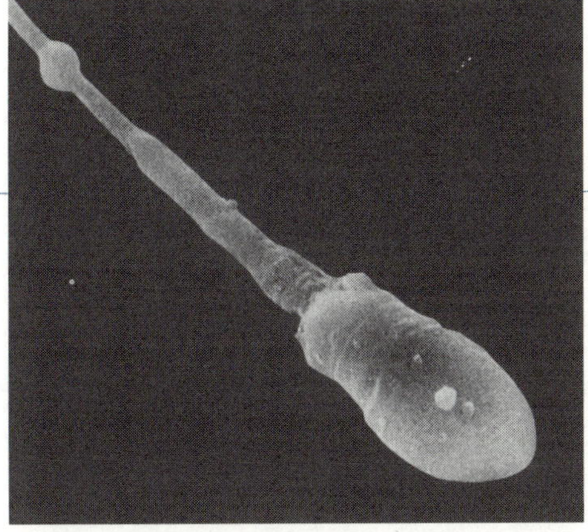

이 정자는 인간의 세포 중에서 가장 작지만, 아버지의 유산을 아이에게 전달할 수 있다.

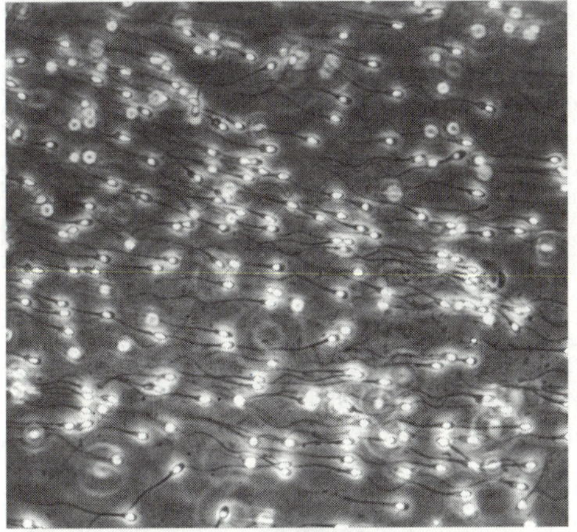

꼬리를 흔들어 추진하는 정자의 집단이 난자 쪽으로 움직이고 있다. 난자가 없으면 이런 대형은 볼 수 없다.

음 자연유산이 되는 것도 아니고 아주 임신 소식조차 없으니 막막할 노릇이었다. 혹시 남편 쪽에 문제가 있을지 몰랐지만, 감히 검사해 보라고 권할만한 용기가 생기지 않았다.

등잔밑이 어두워 불임이 된다

그러던 중 남편이 H와 함께 종합검진을 받고 싶어 병원에 오게 되었다. 검진결과 H에게는 철결핍성 빈혈과 혈소판 부족 및 혈중 미네랄 부족이 있었고, 남편은 신장기능 장애, 혈중 구리 농도 증가와 몇가지 전해질 불균형이 있었다. 추가 검사로 실시된 정액검사에서는 정자수와 정상형태율이 확실히 감퇴되어 있었다.

이러한 경우에는 부부 쌍방에 모두 확실한 불임원인이 밝혀진 것이다. 정말 등잔밑이 어두웠었다. 불임검사라 하면 흔히 여자의 산부인과적인 이상만을 생각하는 경우가 많지만 실상은 그 원인이 남자쪽에도 똑같은 만큼 있거나 또는 더 많을 수도 있다는 통계가 있다.

그리고 남녀 모두 산부인과나 비뇨기관의 생식계통 이상에 의한 불임원인보다는 다른 신체적인 부조화에 의한 임신지연이 더 흔한 원인으로 작용하는 경우가 많다.

H처럼 심한 빈혈은 임신이 아예 되지 않거나, 임신이 된다 해도 태아가

건강하지 못하다. 이런 경우 가까스로 임신이 되었다가도 일 개월 이내에 자연유산이 되면 정상적인 생리와 잘 구분되지 않는다. 빈혈 뿐 아니라 단백질이나 지방성분의 부족, 미네랄 비타민 부족도 똑같은 결과를 초래할 수 있으며, 아주 흔한 변비나 위장장애 부인과적인 염증성 질환 자가면역이상 등에서도 불임의 원인이 제공될 수 있다.

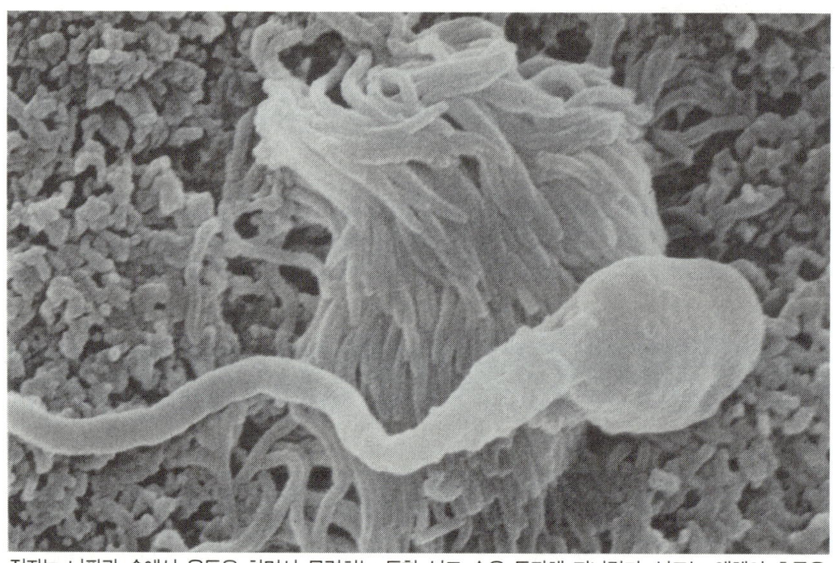

정자는 나팔관 속에서 운동을 하면서 물결치는 듯한 섬모 숲을 통과해 지나간다. 섬모는 액체의 흐름을 만들며 정자는 긴 꼬리를 휘저어 얻는 추진력으로 이를 헤치고 앞에 기다리고 있는 난자를 향해 헤엄쳐 나아간다.

보수적인 아빠가 애기를 잘 만든다

남자의 경우에는 불임의 원인이 한층 다양하다. 물론 정자수가 적거나 운동량과 정상개체율이 낮은 것이 불임원인인 것 같지만 그것이 그렇게 될 수밖에 없었던 선행 원인이 있을 수 있다.

H의 남편처럼 중금속 중독은 물론이고, 일반인들에게도 흔히 있을 수 있는 공해오염 약물중독 화학약품중독 전해질 불균형 과음 흡연 스트레스 등

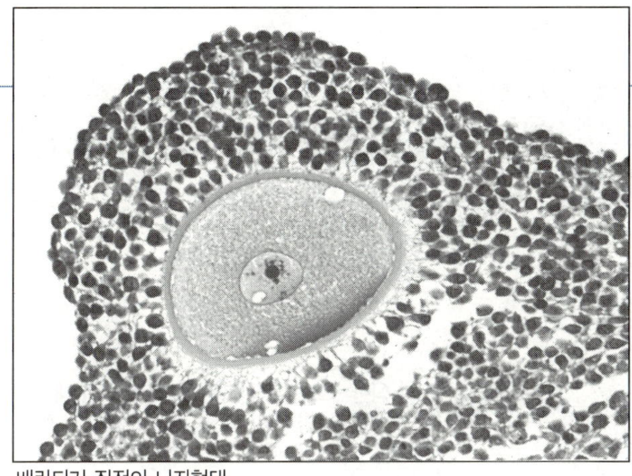
배란되기 직전의 난자형태

이 선행 원인으로 작용될 수 있다.

요즘 사람들이 좋아하는 사우나나 꽉 끼는 옷 정력 팬티 그리고 과도한 운동 수면부족 푹신한 의자 등도 정자수를 감소시킬 수 있다. 남녀 공히 맹목적인 건강식품 의존, 완전 채식주의, 완전 무염식단, 이상한 환약이나 보약도 그 원인이 될 수 있다.

불임이 의심되는 경우에는 너무 산부인과 쪽으로만 치우칠 것이 아니라 전신상태의 건전성 여부를 확인해 보는 기회를 갖는 것도 좋은 선택이 될 수 있다.

H부부는 수개월 후에 임신이 되었고, H는 커피전문점을 후배에게 넘겼다.

임신 증후군

임신중에 불편증상이 심하십니까?

예 ⟶   아니오 ┄┄▶

Start

산모의 심한 구토증은 식욕부진으로 이어져 태아와 산모의 영양상태를 악화시키는 원인이 됩니다. 심한 구역질이 수일간 계속될 때는 안정과 치료를 요합니다.

구역질과 구토가 심해지고 증상이 더 악화되는 경우에는 임신 이외의 다른 신체 질환이 동반되어 있을 수 있으므로 전문의의 진찰을 요합니다.

임신이 되면 피부 색소 침착이 늘어나 반점이 생기고 젖꼭지와 배꼽 아래선이 까맣게 될 수 있습니다. 이것은 정상적인 생리변화이므로 걱정할 일이 아닙니다.

임신 중에는 특히 배의 피부가 건조되어 갈라질 수 있으므로 보습액을 바르고, 베이비 오일 등을 사용하십시오.

임신 14주 미만이라면 유산이나 자궁외 임신일 가능성이 높으므로 즉시 의사에게 보이십시오.
임신 말기라면 가성 분만통이거나 분만 준비 통증일 수 있습니다.

- 식사는 적은 양을 자주 먹는다.
- 달고 기름진 음식을 많이 먹지 않는다.
- 아침에 침실에서 나오기 전에 크래커나 비스켓 등 가벼운 식사를 한다.
- 술·담배·기호 식품을 삼가한다.
- 마음을 안정하고, 휴식을 취한다.
- 신선한 공기 속에서 가볍게 운동한다.
- 어떤 약이든지 의사와 상담하여 복용한다.

보너스 정보

임신선

임신선은 배의 피부에 나타나는 선홍색 선으로서 아기를 낳은 후에는 없어지지만, 상처나 흉터 같은 실선이 남을 수도 있습니다. 이것은 신체의 무게가 피부의 탄성 한계를 넘는 현상이며 보통은 배에 나타나지만, 심하면 넓적다리·엉덩이·팔·가슴에도 생겨날 수 있습니다. 자주 크림이나 오일을 바르면 완화될 수 있습니다.

부종이 심하십니까?

→ 임신 중독증일 가능성이 높습니다. 고혈압과 단백뇨가 있으면 확진이 가능합니다. 즉시 병원에 입원하세요

임신중 인대의 이완이나 체수분 저류에 의한 현상입니다. 마음을 편히 하고, 정상생활을 하면 좋아질 수 있습니다.

체크! 체크!

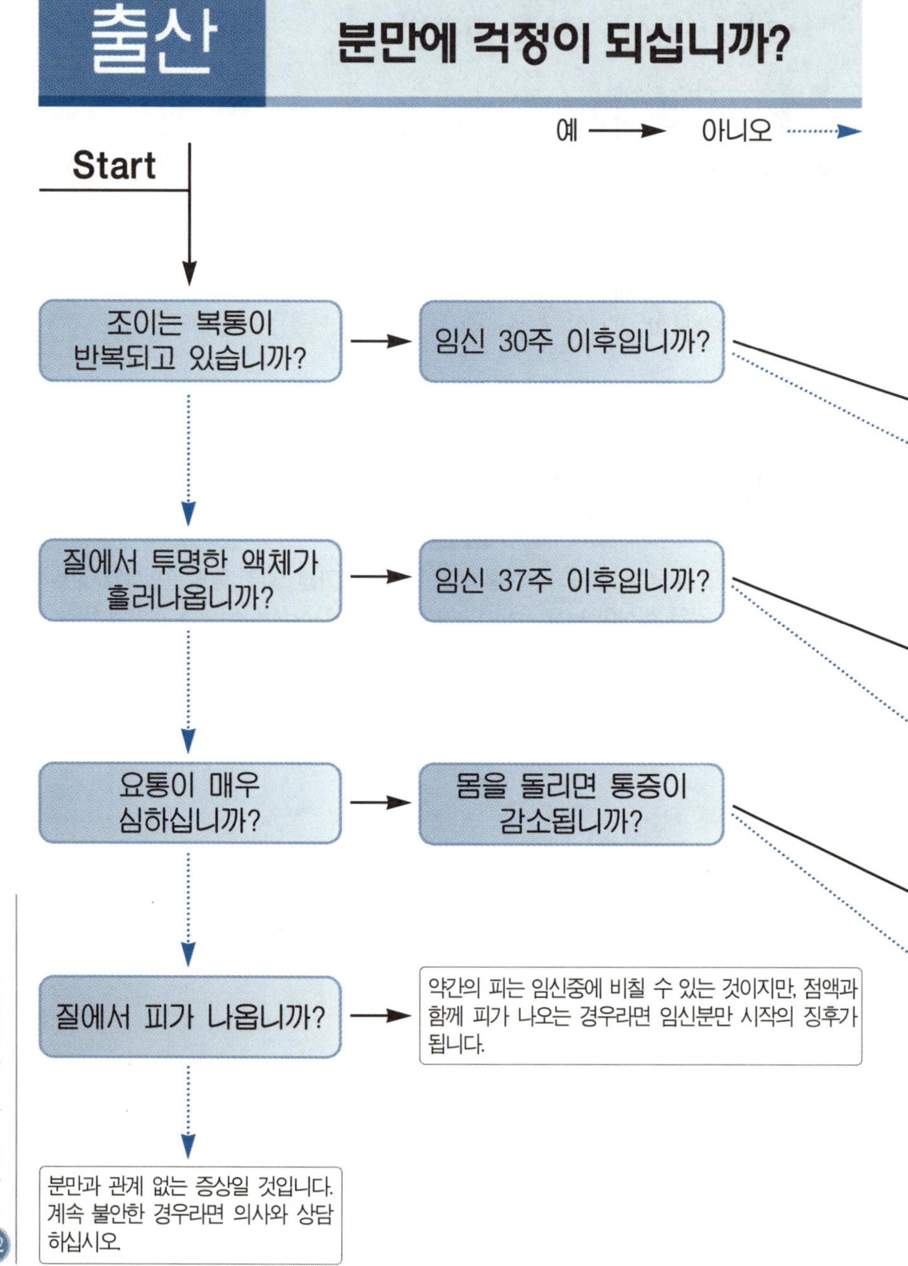
출산
분만에 걱정이 되십니까?
예
아니오
Start
조이는 복통이 반복되고 있습니까?
임신 30주 이후입니까?
질에서 투명한 액체가 흘러나옵니까?
임신 37주 이후입니까?
요통이 매우 심하십니까?
몸을 돌리면 통증이 감소됩니까?
질에서 피가 나옵니까?
약간의 피는 임신중에 비칠 수 있는 것이지만, 점액과 함께 피가 나오는 경우라면 임신분만 시작의 징후가 됩니다.
분만과 관계 없는 증상일 것입니다. 계속 불안한 경우라면 의사와 상담 하십시오.

- 평균 임신 기간은 40주이지만, 37주에서부터 42주까지는 모두 정상기간으로 볼 수 있습니다.
- 분만이 가까워지면 배나 허리가 아파오고 파수, 즉 피가 섞인 점액이 나옵니다.
- 분만할 때의 증상은 사람에 따라 다르고, 그 증상의 순서도 각각 다르므로 동요하지 말고 의사의 지시를 받으십시오.

즉시 병원으로 가 보십시오. 조산이 될 수 있습니다. 이런 경우에는 즉시 치료를 받으면 증상을 멈추고 임신을 지속할 수도 있습니다.

5~10분 간격으로 통증이 오고 있습니까?

자궁 근육의 규칙적인 수축은 분만이 가까워졌음을 알리는 신호입니다. 자궁경관에서 점액 유출이 있으면 더욱 확실하므로 곧 의사와 상의하십시오.

분만이 되기 전에 가진통이 있을 수 있습니다. 통증이 규칙적으로 점점 강하게 자주 오는 경우에는 임신 분만이 임박하고 있는 현상입니다.

파수는 분만시작과 함께 일어나는 것이지만, 드물게 자궁의 수축 과정에서도 생길 수 있습니다. 곧 의사의 지시를 받으십시오

37주 이전의 양수 분출은 '조기파수'라 하여 위험한 신호입니다.
세균감염과 태아의 위험성이 있으므로 즉시 병원으로 가 봐야 합니다.

자세를 바꿔서 통증이 줄어드는 경우라면 분만의 징후가 아닙니다.

임신 말기의 지속적인 허리통증은 분만이 점점 가까워 옴을 나타내는 현상입니다.

'신여성' 그들은 지금 누구를 위하여 살고 있는가?

생활이 틀어지면 몸도 틀어진다

컴퓨터를 전공한 신여성 K양은 그 얼굴만을 보면 현모양처형으로 보인다. 하지만 그 입에서 나오는 말을 들어보면 그녀는 이 시대를 최첨단으로 살아가는 사람임을 금방 알게 된다. 그녀는 직업 자체가 컴퓨터 그래픽디자이너이며, 모든 생각과 말과 행동에서 남녀평등은 너무나 지당한 일이고 오히려 여성우월주의 쪽에 서 있는 것처럼 보인다. 옷이며 화장에도 자유분방하고 사랑과 연애 그리고 결혼에도 애를 태우거나 자신을 구속하지 않는 31세 미모의 노처녀였다.

하지만 그녀의 말대로라면 어느 구석 하나 말짱한 곳이 없었다. 늘 두통이 있고 눈이 충혈되고 눈알이 빠질 듯 아플 때도 있었다. 눈 코 입이 다 바짝바짝 마르는 듯 불편하였다. 목이 아파서 음식물 삼키기가 두려울 때도 있었고, 자극적인 것을 먹으면 속이 아팠다. 불현 듯 심장이 조여오기도 하고 숨이 쉬어지지 않아 화장실에서 기어 나오지도 못하고 드러누워 버린 일도 여러번 있었다. 깊은 잠에 빠지지 못하고 잠이

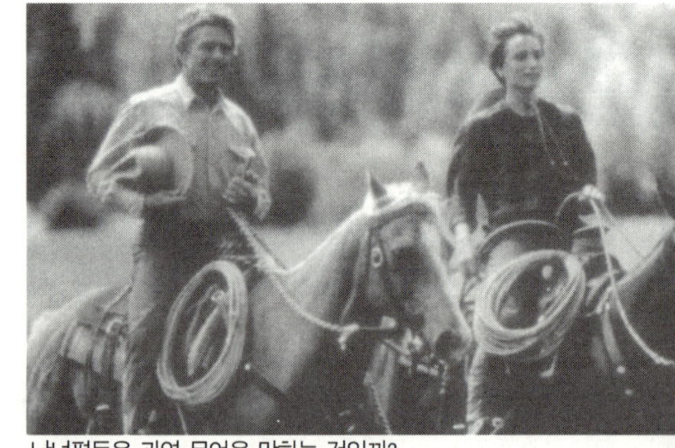

남녀평등은 과연 무엇을 말하는 것일까?

조금 들었다 하면 이내 무서운 꿈이 온 육신을 괴롭혔다. 얼른 깨어나지 않으면 숨이 막혀 죽을 것만 같았다. 늘 뱃속이 불편하고 변비 아니면 설사가 이어졌다. 손발이 저리고 붓고 소변을 봐도 시원치 않았다. 또한 생리가 불순할 뿐 아니라 생리통도 심했다.

만성피로증후군 전성시대에 사는 사람들

매일 피로증 속에 빠져서 늘 노곤하여 어느 하룬들 날아갈 듯 몸이 가벼웠던 기억은 한번도 없었다. 잠을 아무리 많이 자고나도 몸을 일으켜 세우기가 어렵고 땅 속으로 꺼질 듯 무겁다고 하였다. 어느 때는 구두를 신고 걸으면 발목과 다리 관절이 너무 아파서 그냥 주저 앉게 되고, 사람들이 다 보는 앞에서도 구두를 손에 들고 맨발로 겨우 걸어 집에 들어간 적도 있었다.

최근에는 얼굴에 뭔가 자꾸만 생겨나기까지 하여, 서울에서 최고라고 알려진 R병원에 가서 수백만원이나 되는 최첨단 종합검진을 받았다. 검진 받기가 얼마나 힘들고 지겨웠던지 몸이 더 죽을 지경에 이르렀는 데도 그 결과에는 별스런 이상이 발견되지 않았다고 하였다. 이상이 없다는 말에 다소 안심이 되기도 하였지만, 구석구석 몸이 아픈 것은 전혀 좋아지지 않았고 오히려 두통과 현기증 부종 관절통 소화불량 등이 더욱 심해져만 갔다.

그처럼 아름답고 유식하고 앞서가는 여인이 어쩌다가 그렇게 복잡한 증상들이 생겨나야 했을까? 그녀는 애통해하는 부모님에게 이끌려 혈액정밀검진을 받으러 본원에 오게 되었다.

행복, 불행, 질병… 모든 것은 자업자득

그녀의 이야기를 좀 더 자세히 들어보면, 자신이 불편하게 된 이유와 진단은 너무나도 지당한 절차에 의하여 발생되어진 것임을 알 수 있었다.

모든 컴퓨터리스트가 다 그러하듯 그녀 역시 늦게 자고 늦게 일어난다. 자정이 훨씬 넘어 한시고 두시고 일이 끝나야 자는 것이다. 또 그때 쯤이 되어야 겨우 정신이 말짱해지는 것 같고, 일이 없는 날에도 그 시간을 넘겨야

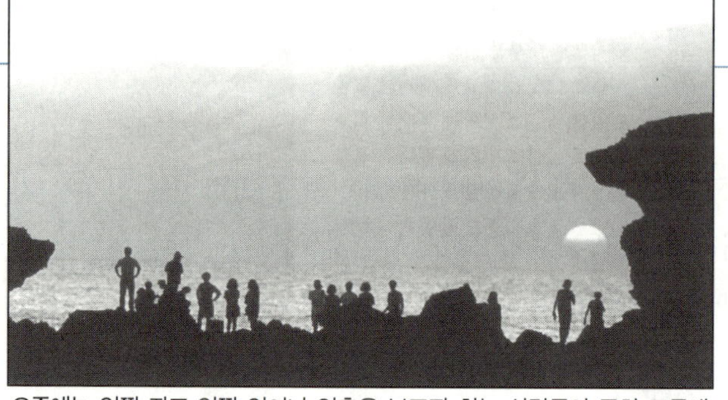

요즘에는 일찍 자고 일찍 일어나 일출을 보고자 하는 사람들이 극히 드물게 되어가고 있다.

겨우 잠을 잘 수가 있었다. 아침에도 잠을 더 자보려 하지만 뱃속이 불편하여 잠을 깨는 일이 많았고, 잠은 늘 부족하고 자신의 수면에 만족하지 못했다. 실컷 두들겨 맞은 것처럼 뻐근한 몸을 일으켜 겨우 깨어나서 커피나 한잔 마시고 서둘러 직장에 나가면 온몸이 찌뿌등하고 입속이 써서 다시 또 커피나 마실 뿐, 먹고 싶은 생각도 말하고 싶은 기운도 없었다.

하루내내 어떻게 일을 했는지 모르게 지나가고 저녁 때가 되면 친구들을 만나 맥주집에 간다. 이것은 남자들이나 하는 일인줄 알았더니 요새는 그게 아닌 모양이다. 맥주 두세 병 또는 생맥주 대여섯 잔 마시는 것은 기본이라고 하며 술에 취하는 것은 당연한 일이고 담배도 많이 피운다고 하였다. 그리고 피곤하면 피로회복제나 무슨 음료수 같은 것을 자주 마시게 된다고 하였다.

자연스러운 것이 아름다운 것

그녀의 말이 정말일까? 진정 지금 누구를 위하여 무엇을 위하여 살고 있는 것일까?

그것이 진정 여남동등, 아니 여성상위시대에 삶의 방법일까? 그것이 행복을 추구하는 방책이 될 수 있을까? 자신의 미래에 진정 보탬이 되는 가치관일까?

그녀가 병원까지 오게 된 것은 너무나 당연한 자업자득(自業自得)의 결과였던 것이다. 아름다운 여자가 아닌, 아무리 건장한 청년이라 하더라도 그렇게 살아서 몸이 아프지 않을 장정은 어디에도 없을 것이다.

인간은 본래 일찍 자고 일찍 일어나 자연의 일부로 자연스럽게 살아가도록 창조 진화되어 왔고, 또한 그렇게 배우며 성장한다. 하루 세끼를 때 맞춰 먹고 술 담배 커피 같은 것은 안하는 것이 건강에 더 이롭다고 들으며 성장한다. 하지만 나이를 먹으면 그런 규칙을 깨는 것이 어른이 되는 방법이라고 생각들을 하는 모양이다. 어른이 되면 피곤해지는 것이 당연한 순서라고 여기는 모양이다.

사람이 피곤하다는 것은 곧 정상적인 삶의 질서가 깨어진 상태임을 표현하는 것이다. 체내에 균형있게 갖추어져 있어야 될 물질들의 완충량이 어긋나 있다는 표시이다.

피로는 인체 성분의 과부족 상태

사람이 '아프다' 또는 '피곤하다' 고 하는 것은 인체내에 필수 불가결한 산소나 수분 에너지 영양분 면역물질 같은 것들이 부족된 상태를 나타내는 것이다. 또한 이산화탄소나 젖산 요산 노폐물 독성물질과 여분의 양분과 찌꺼기 등이 불필요하게 너무 많이 쌓여 있거나 미처 빠져나가지 못하고 묶여있는 상태를 말하는 것이다. 이런 상태에서 별스런 피로회복제나 술 깨는 음료를 마신다고 해서 대체 그런 것이 무슨 힘이 있어서 일시에 신체의 불균형 상태를 조정할 수 있겠는가. 어떻게 불필요한 것들을 쓸어내고 필요한 것들을 보충해 줄 수 있겠는가?

이렇게 뒤틀린 신체의 상태는 어디가 부러지거나 깨졌기 때문이 아니다. 오장육부 중 어떤 장기가 커지거나 작아지거나 없어지거나 뒤집혀져 생겨나는 거시적인 현상이 아니다. 구조의 변화가 아닌 기능의 부조화 때문에 생겨나는 미시적인 불편감인 것이다. 그러므로 그것은 구조적·거시적 검사가 아닌 기능적·미시적 검사를 해봐야만 그 이상 유무와 정도를 알아낼 수 있는 것이다.

즉 신체성분의 불균형과 기능물질의 과부족상태를 알아볼 수 있는 미시적이고 기능적인 혈액검사나 소변검사 등을 정밀하게 분석해봐야만 신체에 필

요한 물질들의 부족분이나 불필요한 노폐물들의 목록과 정도를 알아낼 수 있는 것이다. 그런데도 사람들은 그걸 먼저 알아보려 하지 않고 크고 굉장한 병원에 가서 비싸고 무섭고 힘든 검사를 덜컥 해 봐야만 뭔가 검사받은 것으로 착각하고 있다. 이것은 진정 개인에게는 시간적 신체적 경제적인 손해이며, 국가적 사회적으로도 불필요한 낭비와 손해가 축적되는 것이다.

신체구조의 변동이 아닌 생리기능의 약화

K양은 정밀혈액분석 결과 너무나도 많은 신체 불균형이 지적되었다. 우선 체내수분량이 수천cc 이상 부족되어 있었다. 적절한 운동이나 육체노동 부족으로 인하여 근육량과 뼈무게가 대폭 감소되어 있었고, 그 대신 체지방량만 증가되어 있었다. 적혈구 숫자가 많이 적어진 것은 아니었지만 철분 칼슘 마그네슘 등 여러가지 전해질이 부족된 상태였고, 그대신 나트륨 인 황 등은 오히려 증가되어 있었다. 백혈구와 혈소판 혈액응고 기능도 감소되어 있었다. 소변 농도가 높아져서 요석증과 세균성 방광염의 원인이 될 수 있었다. 간기능이 많이 나쁜 것은 아니었으나 젊은 미혼여성의 정상치 한계선은 훨씬 넘어서 술을 오래 먹은 중년 남성의 간기능 수치에 육박하여 독성간장애의 증후를 나타내었다.

신장기능도 좋은 편이 아니었다. 콜레스테롤 증가가 아닌 중성지방의 증가가 현저하여 혈관의 이완 수축에 방해요인이 되고 있었다. 진성 류마티스는 없었으나 반응성 관절염과 같은 유사 류마티스증이 두 가지나 양성으로 나타났다. 호흡기능도 극도로 낮아져서 혈중 포화산소 농도는 낮고 탄산가스 농도는 높아져 있었다. 특히 여성호르몬 농도가 배란기 이전, 이후에 상관없이 정상이하로 떨어져 있어서 정상적인 생리주기 반응이나 배란 또는 임신가능성이 현저하게 상실된 상태에 있었다. 암은 없었으나 우리나라 사람에게 가장 흔한 위암의 전 단계인 위궤양 원인이 되는 헬리코박터균이 강양성을 나타냈다.

그 외에 다른 이상소견도 다수 발견되었다.

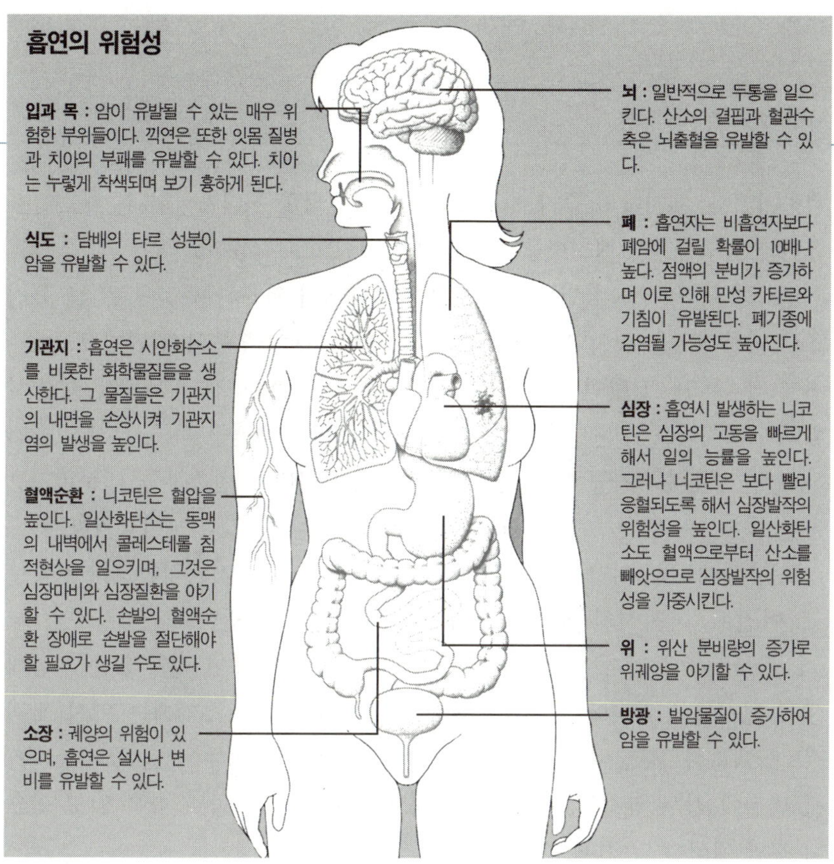

거시적 검사보다는 미시적 검사가 우선

이렇게 많은 이상 소견을 왜 그렇게 큰 병원 큰 검사에서는 발견해내지 못했을까?

그것은 사실 발견해내지 못한 것이 아니고 발견에 필요한 작고 세심한 검사들을 등한시하고, 크고 어마어마한 질병이 있는가 만을 찾아보려 하였기 때문이다. K양의 신체에는 아직 어떤 장기가 찢어지거나 터지거나 없어진 것이 아니고, 다만 그 기능이 조금 변성되었을 뿐이었다. 그런 것을 찾아내는 데에도 정밀혈액검사가 적격인 것이다.

K양의 몸속에는 남는 것은 별로 없었고 부족한 것들이 더 많았다. 특히 적혈구 백혈구 수분 전해질 미네랄 등의 부족은 불규칙적인 식사와 단백질 부족, 그리고 다이어트에 신경을 쓰며, 약물을 남용하고, 편식을 간과해 왔던 결과였다. 평소에 맑은 물을 거의 안 마시고 매식과 음료수를 즐겨 하였기

때문이었다. 체지방의 증가는 무절제하고 불규칙한 무더기식 섭취 때문이며, 흡연과 음주습관도 체지방을 증가시키는 원인으로 작용하였다.

간기능 이상은 몸이 받쳐주지 못하는 상태에서 과음하는 것이 더 큰 요인으로 작용하였을 것이다. 그러나 그녀의 만성피로증후증의 원인이 모두 간기능 저하에만 그 탓이 전부 있는 것은 절대 아니었다. 간이 아무리 좋은 사람이라 할지라도 수분부족이나 근육부족, 적혈구·백혈구 부족, 신장기능 저하, 혈관 이완수축기능 저하, 전해질 불균형, 류마티스, 산소부족, 내분비기능 이상 등에서도 얼마든지 더 피곤한 원인이 제공될 수 있다는 사실이다.

모든 일에는 순서가 있는 법이라서 대부분의 경우 거시적인 사건보다는 그 이전에 미시적인 현상변화가 먼저 발생되는 법이다. 악성종양(癌 malignancy)에 걸리는 것도 마찬가지이다. 만성피로증이 먼저 있는 사람에게서 그것이 누적되어 암으로 이어지는 법이며, 암의 초기에는 역시 오직 정밀혈액분석으로만이 그것의 발생유무를 확인할 수 있는 것인데, 사람들은 큰 병원에 가서 복잡한 검사를 힘들게 받아야만 되는 줄로 잘못 알고 있으니 정말 애석한 일이다.

첨단적인 삶이 인간의 씨앗을 말린다

최근 들어 K양처럼 호르몬 부족증이나 내분비 기능이상이 흔하게 나타나고 있는 경향은 공해와 오염에도 그 책임이 있지만, 더 큰 문제는 부적절한 식습관과 약물남용에서 훨씬 더 많은 원인이 제공되고 있다.

술좌석에서 무심코 먹어대는 안주류나 피로회복제, 드링크제 등에서는 많은 양의 방부제와 착색료 보존제 색소가 들어있고 또한 일회용 랩과 스치로폼으로 포장, 오염되어 있다. 제한 없이 광고되고 있는 다이어트 약품들과 인스턴트 식품들은 더욱 위험한 폭탄과 같은 것들이다. 이것들은 하나같이 환경호르몬을 남발하고 분비하여 여성의 생리기능을 왜곡시키고 남성의 정자생산능력을 감퇴시키고 있다.

몇년 전 동경대학에서 20대와 40대 남성의 정자수를 비교하는 논문이 발표되어 세상을 떠들썩하게 했었다.

20대의 평균 정자수가 40대 정자수의 겨우 절반 정도 밖에 이르지 못하였기 때문이었다. 또한 젊은 여성의 유방암과 생식기암의 발생 증가율은 중년 여성의 그것보다 훨씬 높은 것으로 나타났고, 최근 들어 젊은 여성의 불임률과 기형아 출산 건수가 훨씬 많아지고 있다는 보고도 있었다. 이러한 현상들은 신세대를 추구하는 젊은층의 생활방식이 보수적인 삶을 지향하는 중년층에 비하여 환경호르몬이나 인공호르몬, 피임약 등에 노출될 기회가 훨씬 높기 때문인 것으로 판명되었다.

최근 젊은 남녀의 삶이 이러함으로 인하여, 앞으로는 결혼전에 상대방의 건강상태와 생식 능력 가능 여부를 알아보기 위하여 반드시 결혼 전 정밀검진이 필수조건으로 정착되어야 할 것이다. 이것은 결혼 후 장래에 다가올 더 큰 신체적·정신적 고통을 미연에 방지하고 불행한 가정이 이루어지지 않도록 확인하는 중요한 장치가 될 수 있을 것이다.

누가 말했던가! 젊음 그리고 청춘, 그것은 듣기만 하여도 가슴이 설레이는 말이라고!

그 설레임은 곧 아름다움이고 행복이어야 한다. 그것이 탄식이고 절망이어서는 안 된다. 현대의 젊은 여성들은 미래의 행복과 아름다움을 위하여 이제 우리네 할머니와 어머니들의 삶의 미덕을 본받아야 될 때가 되지 않았을까?

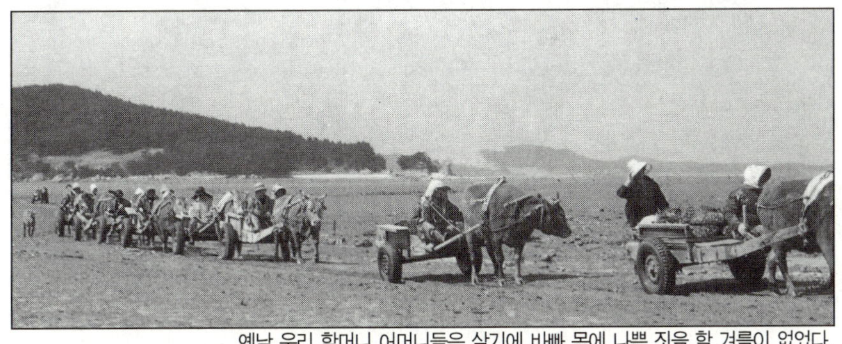

옛날 우리 할머니 어머니들은 살기에 바빠 몸에 나쁜 짓을 할 겨를이 없었다.

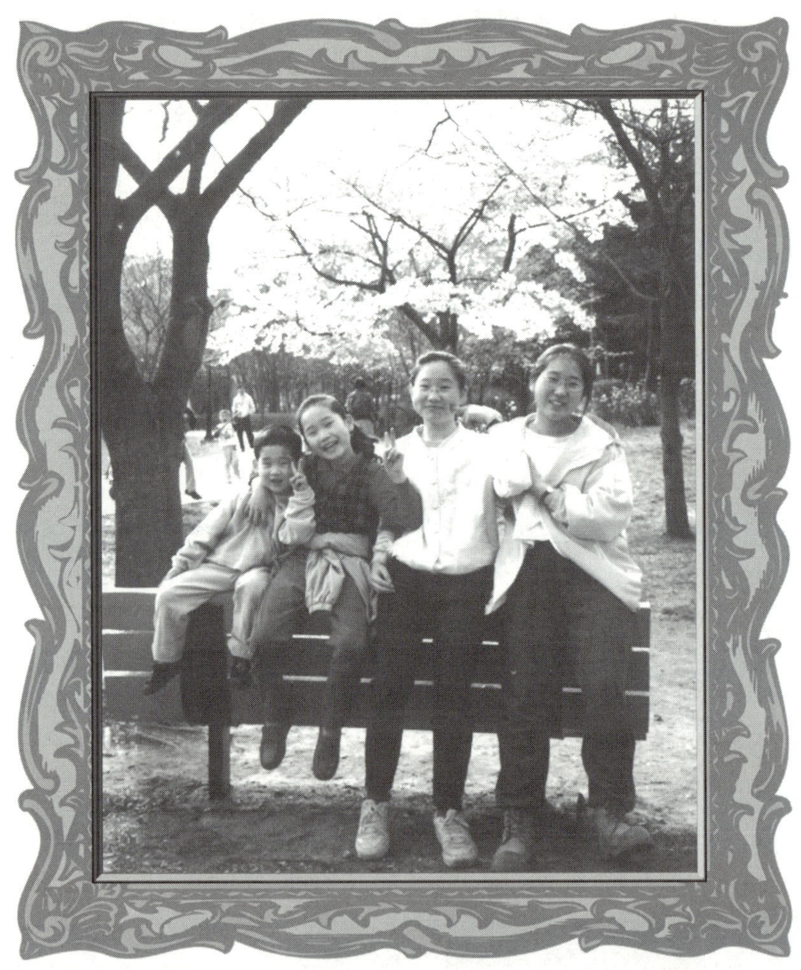

▲ 아기를 건강하게 키우는 것은 좋은 부모가 되는 첫번째 조건이다.

소아의 증상 스스로 체크법

아기를 키우는 일은 힘들고 어렵고 긴장되는 일입니다. 그러나 아기가 없다면 부부는 더욱 힘들고 어렵고 또 더욱 긴장되는 생활을 해야 될 것입니다. 아기는 곧 가정의 축복이며 인생의 가장 큰 선물입니다. 아기의 불편은 신체의 변화로 표현됩니다. 그것을 빨리 알아보는 것이 곧 좋은 부모의 조건이 될 것입니다.

체크항목

- 아기가 울음을 그치지 않습니까? (계속적인 울음)
- 아기의 체온이 매우 높습니까? (영아의 발열)
- 아기가 계속 토하고 있습니까? (반복성 구토)
- 아기가 설사를 계속 합니까? (설사)
- 아기가 밤에 깨어 있습니까? (밤샘)
- 아기의 기침이 심합니까? (기침)
- 계속 머리가 아프다고 합니까? (두통)
- 배가 아프다고 칭얼댑니까? (복통)
- 변이 너무 단단하거나 변볼 때 고통스러워 합니까? (변비)
- 아이가 밥 먹을 생각을 하지 않습니까? (식욕부진)
- 피부나 점막에 발진이나 수포가 생겼습니까? (발진 · 수포)
- 아이가 경련 · 발작 · 실신의 경험이 있었습니까? (경기)

체크! 체크!

계속적인 울음 아기가 울음을 그치지 않습니까?

예 ──▶ 아니오 ┈┈▶

Start

오늘 갑자기 울기 시작했습니까?

울음소리가 평소와 다릅니까?

중이염 · 후두염 · 위장질환 등에 의한 통증 때문일 수 있습니다. 곧 병원으로 가 보십시오.

젖을 먹이면 울음을 그칩니까?

배가 고플 때 아이가 우는 것은 너무나 당연한 절차입니다. 이것은 건강한 아기의 표시입니다.

물을 먹이면 좀더 좋아집니까?

탈수증에 의한 증상입니다 분유를 잘못 탔거나, 너무 덥게 해준 것이 원인일 수 있습니다.

백일이 못된 아기입니까?

젖을 먹고 난 후에 울기 시작했습니까?

안아주면 울음을 그칩니까?

아기가 엄마와 함께 놀고 싶어서 울었던 것입니다. 건강하고 영리한 아기의 표시입니다.

가정불안, 가정분위기 특히 엄마에 대한 불만과 스트레스가 많은 경우 아기는 불안해지고 자주 울게 됩니다.

아기가 우는 것은 몸이 불편하다거나 기분이 좋지 않다는 것을 엄마에게 알리는 유일하고도 필요한 중요 수단입니다. 대부분은 배가 고프거나 기저귀나 옷이 척척하거나, 가벼운 이상으로 아픈 곳이 있을 때 울기도 하지만 분명한 이유가 없이 우는 아기도 있을 수 있습니다. 아기가 평소보다 지나치게 울거나 다르게 우는 경우에만 이상이 있는 것입니다.

위장에 가스가 차면 아기가 불편하여 울게 됩니다.

트림을 하면 좋아집니까?

아기가 백일이 되기 이전에는 흔한 현상입니다. 생후 6주에서 12주 사이에는 아기의 장경련과 수유 및 수분 부족에 의한 현상이 이렇게 표시될 수 있습니다.

밤에만 웁니까?

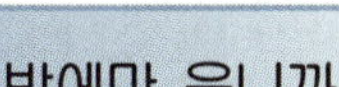

보너스 정보

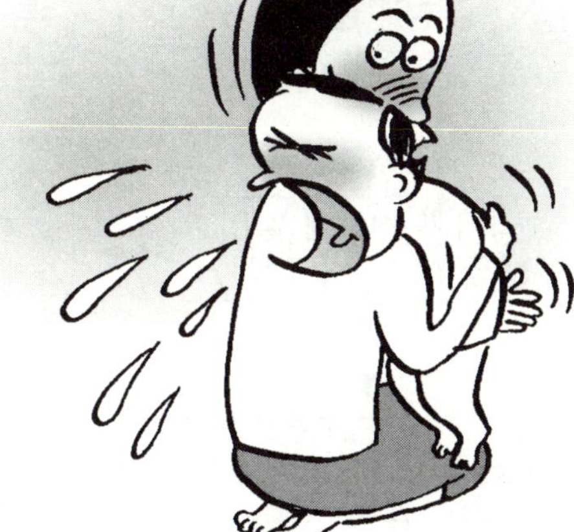

유아산통

- 3개월 정도의 아기가 저녁마다 매일 우는 현상을 말합니다. 이것은 생후 6주 정도에서 시작하여 백일이 지나면 그치는 것이 보통입니다.
- 그 원인은 통증을 수반하는 장 경련, 어머니의 피로와 긴장, 수유부족, 탈수증 등 여러가지 원인으로 설명할 수 있습니다.
- 이때는 부모가 함께 지치지 않도록 대책을 세워야 하며, 의사와 상의하여 아기를 진정시키는 약제를 처방 받을 수도 있습니다.

영아의 발열

아기의 체온이 매우 높습니까?

예 ──→ 아니오 ·····→

Start

6개월 미만의 아기 입니까?
→ 6개월 이하의 아기에게는 감염증이 흔하지 않으므로 심각한 질병은 아닐 것입니다. 그러나 일반적인 처치를 해도 열이 내리지 않고 고열이 계속되면 의사와 상의하십시오.

피부에 발진이 생겼습니까?
→ 수두 · 홍역 · 풍진 또는 돌발진열 가능성이 높습니다. 옆 칸의 참고 도표를 보십시오.

갑자기 밤중에 열이 나고 심하게 웁니까?
→ 최근의 감기 후유증으로 인한 중이염이나 뇌막염일 가능성이 높습니다. 즉시 의사와 상의 하십시오.

호흡장애가 있습니까?
→ 폐렴 등 흉부 감염증일 수 있습니다. 특히 최근에 감기가 있었다면 더욱 그 가능성이 높아집니다.

졸면서 칭얼대거나 구토를 합니까?
→ 세균이나 바이러스에 의한 수막염일 가능성이 높으므로 의사와 상의하십시오.

맑은 콧물과 기침이 나오고 있습니까?
→ 평범한 감기로부터 홍역이나 풍진 같은 감염성 질환까지를 생각해 볼 수 있습니다.

체크항목! 어린이 감염증의 감별

병명	잠복기간	증상
홍역	10~14일	발열·기침·콧물·눈의 충혈. 튀어나오지 않는 암적색 발진과 반점이 얼굴과 귀 뒤에서부터 생겨서 몸통과 손발로 퍼짐.
풍진	14~21일	미열. 튀어나오지 않는 분홍색 발진이 얼굴과 몸통에 생기며, 전부 딱지가 될 때까지 전염력이 있음. 목 뒤 임파선이 붓는다.
수두	7~21일	발열. 튀어나오는 적색 발진이 생기지만 통증은 없으며, 수포로 변한 후 딱지가 생긴다.
볼거리	14~28일	얼굴 양쪽의 귀 아래 부분이 붓고, 근육통·발열·목의 통증이 있으며, 입을 벌리고 먹을 때에 고통을 느낀다.
돌발진	불명확	고열이 있고 임파선이 붓는다. 선홍색 발진이 주로 몸통에 생긴다. 증상이 있는 동안 전염력이 강하다.

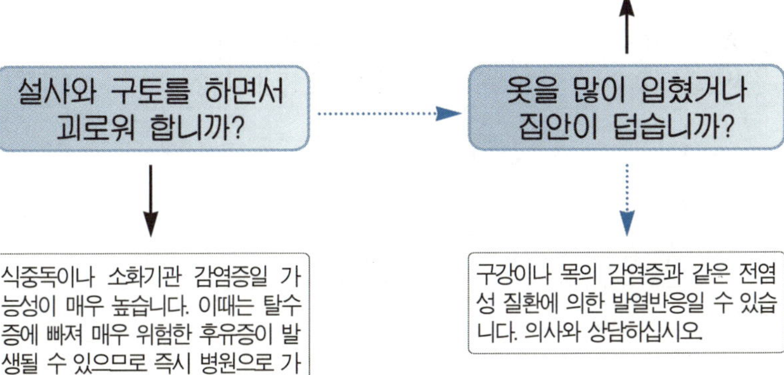

반복성 구토

아기가 계속 토하고 있습니까?

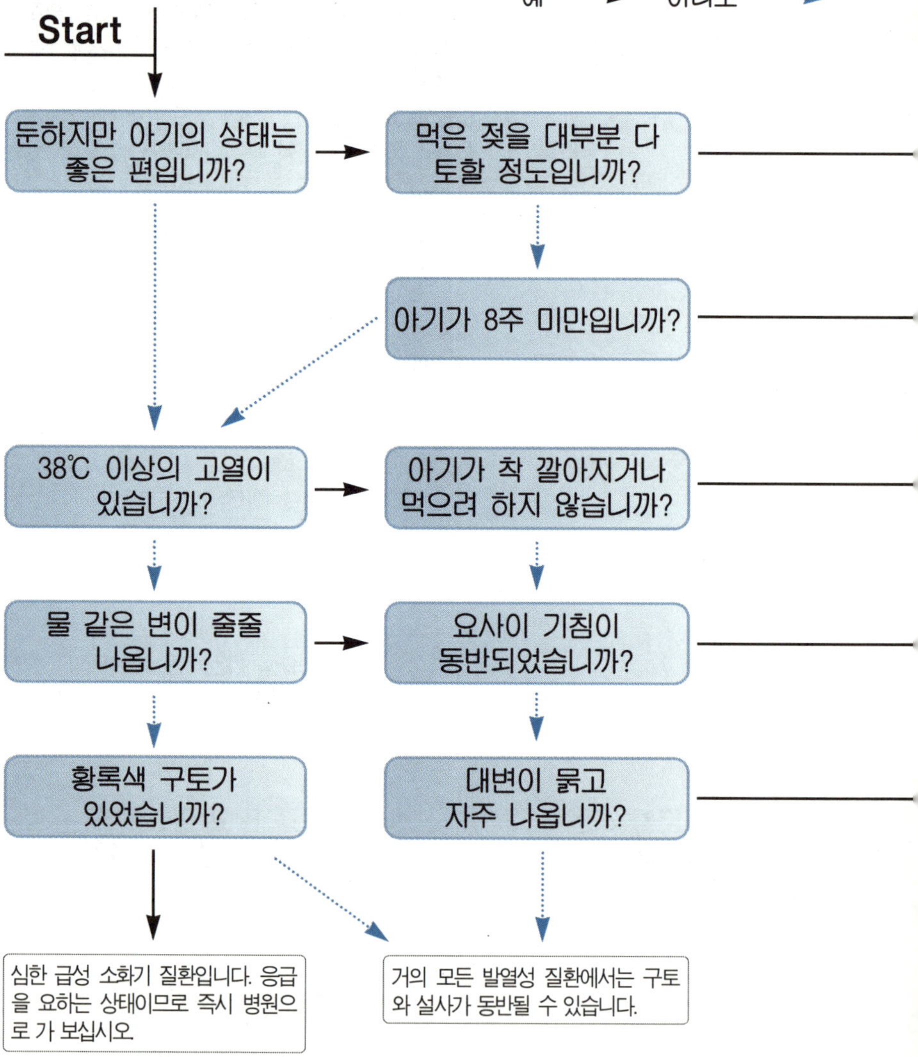

이것은 병적인 구토가 아니고, 일과성 구토증입니다.
특별한 이상 증상이 없으면 트림을 시키면 무난합니다.

젖을 먹일 때마다
많이씩 토합니까?

유문(위와 소장 사이) 협착증일 가능성이 있습니다.
아기가 늘 배고파하면 더욱 가능성이 높습니다.

특별한 다른 증상이 없으면 심각한 질병일 가능성이
적습니다. 아기를 잘 달랜 후 시간 간격을 띄워 먹여
보십시오.

크게 염려할 필요 없는 일과성 바이러스 감염증인 듯합니다. 하지만 증세가 오래 지속되면 수막염일
수 있으므로 의사와 상의하십시오

기침·발작 후에 구토하는
증세는 백일해와 같은 중증
감염일 수 있습니다. 의사
와 상의하세요

위장기관 감염증입니다. 탈
수증이 동반될 수 있으므로
응급을 요하는 상태입니다.

구토의 후유증

- 아기의 구토가 계속되면 체내의 수분손실이 커
  지고, 탈수증에 빠질 수가 있습니다.
- 구토와 함께 설사를 한다면 탈수증의 위험성이
  더욱 커집니다.
- 어떤 이유로든 너무 자주 토할 때
- 눈과 대천문이 움푹 들어갈 때
- 3시간 이상 기저귀가 젖지 않을 때
- 평상시보다 힘없이 칭얼댈 때
- 눈알과 피부에 탄력성이 없을 때
- 12시간 이상 소변이 나오지 않거나 극소량인 경
  우는 심한 탈수상태이므로 즉시 병원으로 가봐
  야 합니다.

설사
아기가 설사를 계속 합니까?

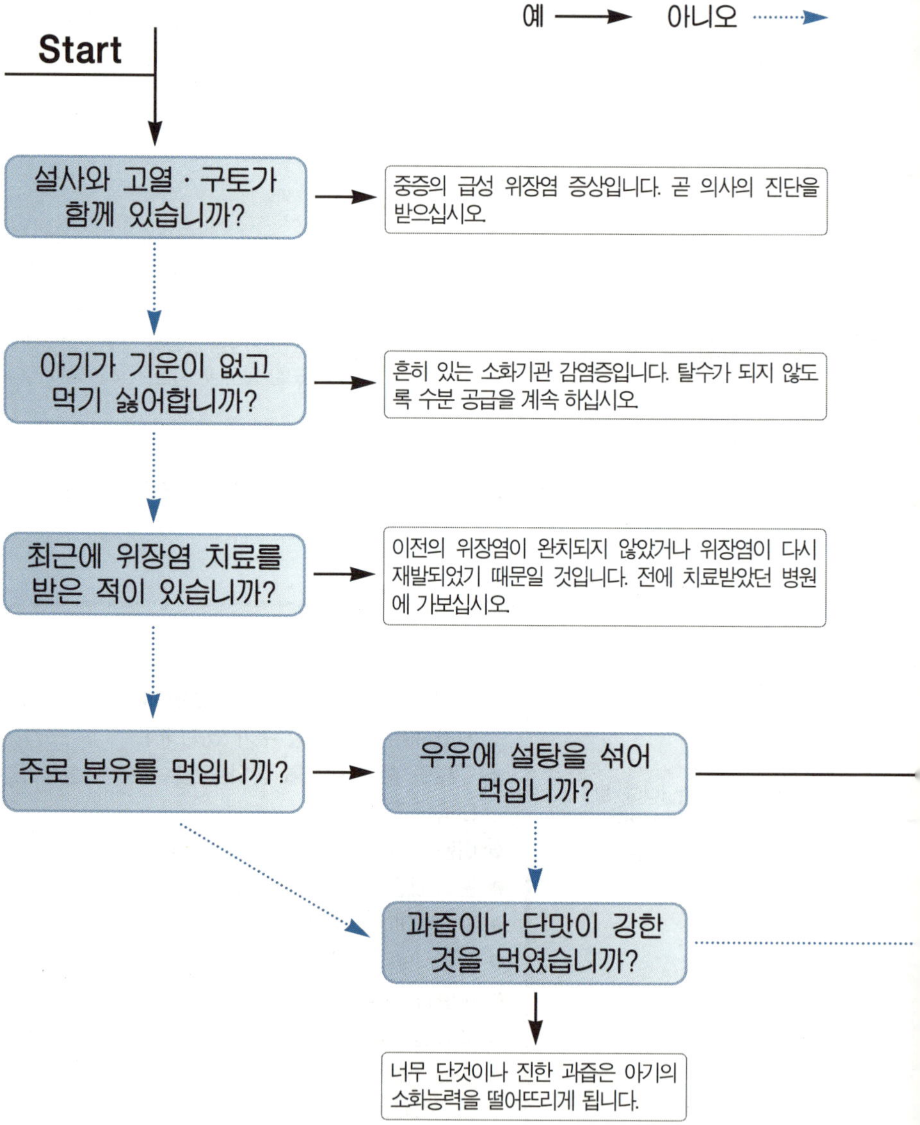

예 → 아니오 ┄→

Start

중증의 급성 위장염 증상입니다. 곧 의사의 진단을 받으십시오.

흔히 있는 소화기관 감염증입니다. 탈수가 되지 않도록 수분 공급을 계속 하십시오.

이전의 위장염이 완치되지 않았거나 위장염이 다시 재발되었기 때문일 것입니다. 전에 치료받았던 병원에 가보십시오.

너무 단것이나 진한 과즙은 아기의 소화능력을 떨어뜨리게 됩니다.

- 아기가 설사를 해도 토하지 않고 기분이 좋으며 원기왕성하면 염려할 필요가 없습니다.
- 설사에 가장 경계할 점은 탈수증이므로 충분한 수분 공급이 가장 중요한 처치입니다.
- 숭늉, 끓인 물, 보리차, 과일즙, 야채 주스 등을 스푼으로 조금씩 떠 넣어 주십시오.
- 젖을 먹일 수 있으면 좋으나 우유를 먹일 경우에는 2배 정도 묽게 타고, 이유식은 일시 중단하고 우유만 먹이십시오.
- 증상이 좋아지면 점점 더 된 음식을 먹일 수 있지만, 충분히 회복되었는 데도 음식을 제한하면 설사가 더 길어질 수 있습니다.

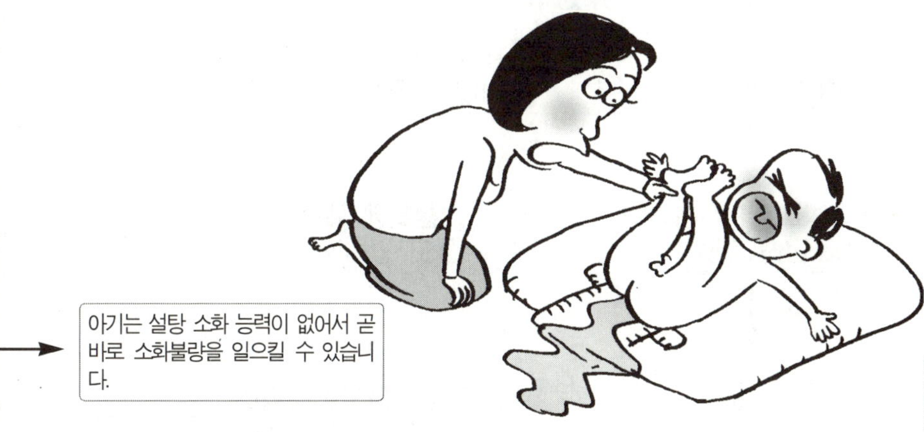

아기는 설탕 소화 능력이 없어서 곧바로 소화불량을 일으킬 수 있습니다.

최근에 이유식을 시작하였습니까?

익숙하지 않은 음식에는 흔히 설사를 일으킬 수 있으므로 조금씩 섞어 먹이면서 차차 이유식으로 바꿔 보십시오

전문의와 상담을 요하는 다른 감염성 질환일 가능성이 높습니다.

체크! 체크!

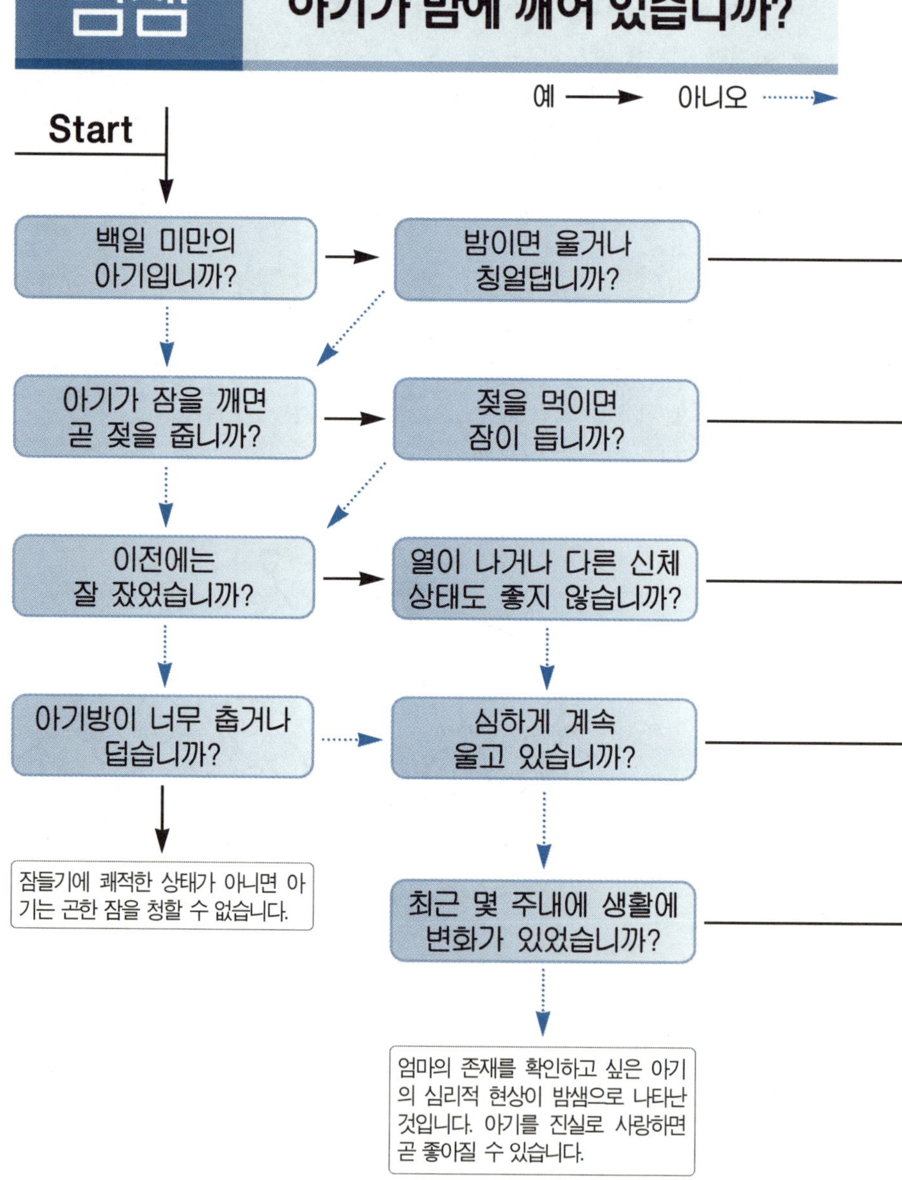
밤샘
아기가 밤에 깨어 있습니까?
예 → 아니오 ┈┈▶
Start
백일 미만의 아기입니까?
밤이면 울거나 칭얼댑니까?
아기가 잠을 깨면 곧 젖을 줍니까?
젖을 먹이면 잠이 듭니까?
이전에는 잘 잤었습니까?
열이 나거나 다른 신체 상태도 좋지 않습니까?
아기방이 너무 춥거나 덥습니까?
심하게 계속 울고 있습니까?
잠들기에 쾌적한 상태가 아니면 아기는 곤한 잠을 청할 수 없습니다.
최근 몇 주내에 생활에 변화가 있었습니까?
엄마의 존재를 확인하고 싶은 아기의 심리적 현상이 밤샘으로 나타난 것입니다. 아기를 진실로 사랑하면 곧 좋아질 수 있습니다.

6주에서 12주 사이에 있는 유아 산통의 흔한 증상입니다. 아기를 사랑으로 대하면 곧 좋아질 것입니다.

공복증상에 의한 당연한 반응입니다. 백일을 넘기면 차차 증상이 완화될 수 있을 것입니다.

몸이 아프면 아기 수면에 지장이 오기 마련입니다. 원인을 찾아 치료할 필요성이 있습니다.

중이염이나 수막염 등 감염성 질환의 후유증일 가능성이 높습니다. 의사와 상의하세요

아기는 생활의 불안이나 변화를 잘 알아차립니다. 아기는 불안이 없어질 때까지 밤에 깨어 있을 수 있습니다.

체크항목! 아기의 수면 특징

신생아	젖을 먹기 위해 보통 3~4시간마다 눈을 떠 보는 이외에는 항상 밤낮 구분없이 잠을 잡니다. 수개월이 지나면 밤에 한두 번만 깨어나고, 긴 잠을 자게 됩니다.
6개월	6개월 이후에는 대개 밤에는 잠을 잡니다. 다만 새벽녘에 눈을 떠서 젖을 찾을 수 있습니다. 점점 밤에 잠자는 시간이 길어지고, 낮에 깨어있는 시간이 많아집니다.
1살(돌)	1살이 되면 밤에는 눈을 뜨는 일이 없이 10~13시간씩 자게 됩니다. 낮에도 한 번 이상의 낮잠을 푹 자는 것이 좋습니다.

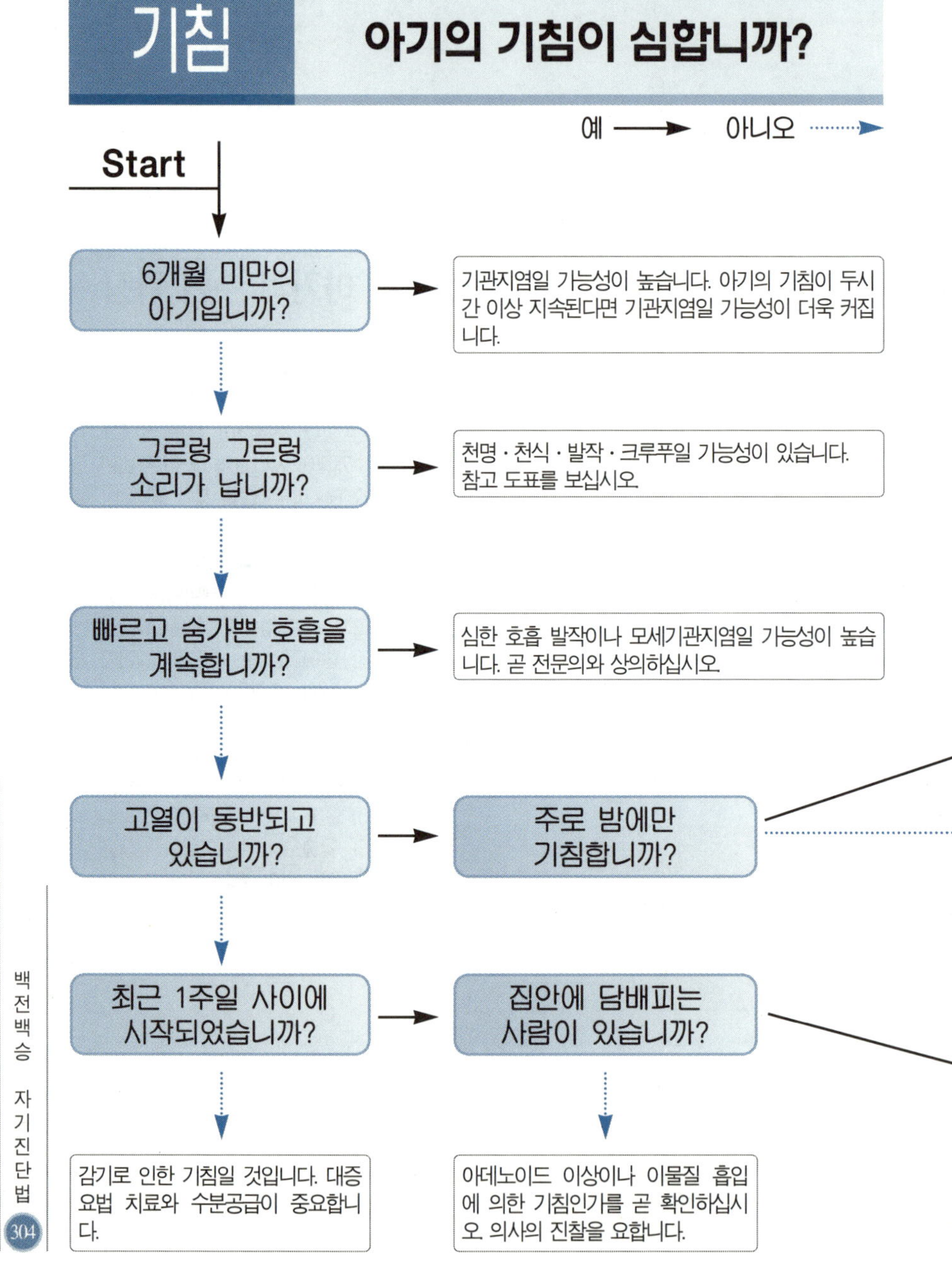
기침

아기의 기침이 심합니까?

예 → 아니오

Start

6개월 미만의 아기입니까?

기관지염일 가능성이 높습니다. 아기의 기침이 두시간 이상 지속된다면 기관지염일 가능성이 더욱 커집니다.

그르렁 그르렁 소리가 납니까?

천명 · 천식 · 발작 · 크루푸일 가능성이 있습니다. 참고 도표를 보십시오

빠르고 숨가쁜 호흡을 계속합니까?

심한 호흡 발작이나 모세기관지염일 가능성이 높습니다. 곧 전문의와 상의하십시오

고열이 동반되고 있습니까?

주로 밤에만 기침합니까?

최근 1주일 사이에 시작되었습니까?

집안에 담배피는 사람이 있습니까?

감기로 인한 기침일 것입니다. 대증요법 치료와 수분공급이 중요합니다.

아데노이드 이상이나 이물질 흡입에 의한 기침인가를 곧 확인하십시오. 의사의 진찰을 요합니다.

▶ **어린이가 그르렁그르렁 가래 소리를 내면서 아래와 같은 증상이 동반 되면 긴급 위험 신호입니다.**
1. 혀와 입술 주위가 창백하다.
2. 자꾸 존다.
3. 평소처럼 말하지 못한다.
4. 호흡이 이상하게 가쁘다.

▶ **천식 발작시 응급처치법**
1. 눕히지 말고 앉힌다.
2. 방의 온도를 적절히 조절한다.
3. 등을 쓰다듬으며 흥미있는 이야기를 해준다.
4. 음식을 억지로 먹이지 않는다.

세균 감염에 의한 백일해의 초기 증상은 밤중에 기침하는 것으로부터 시작됩니다. 곧 의사와 상의하여 원인 치료를 시작하는 것이 좋을 것입니다.

발진이 생기거나 최근에 홍역, 수두, 풍진 등에 걸린 사람과 접촉이 있었습니까?

홍역이나 수두, 풍진 등은 기침과 발열, 발진을 동반합니다. 최근 유행하고 있는 경우에 그에 따른 예방주사 미접종 상태라면 가능성이 높아집니다.

인플루엔자 등 바이러스 감염증입니다.

담배는 아기의 목과 폐를 자극하여 기침을 유발할 뿐만 아니라 성장후의 인지 발달에도 나쁜 영향을 미칠 수 있습니다.

체크! 체크!

두통

계속 머리가 아프다고 합니까?

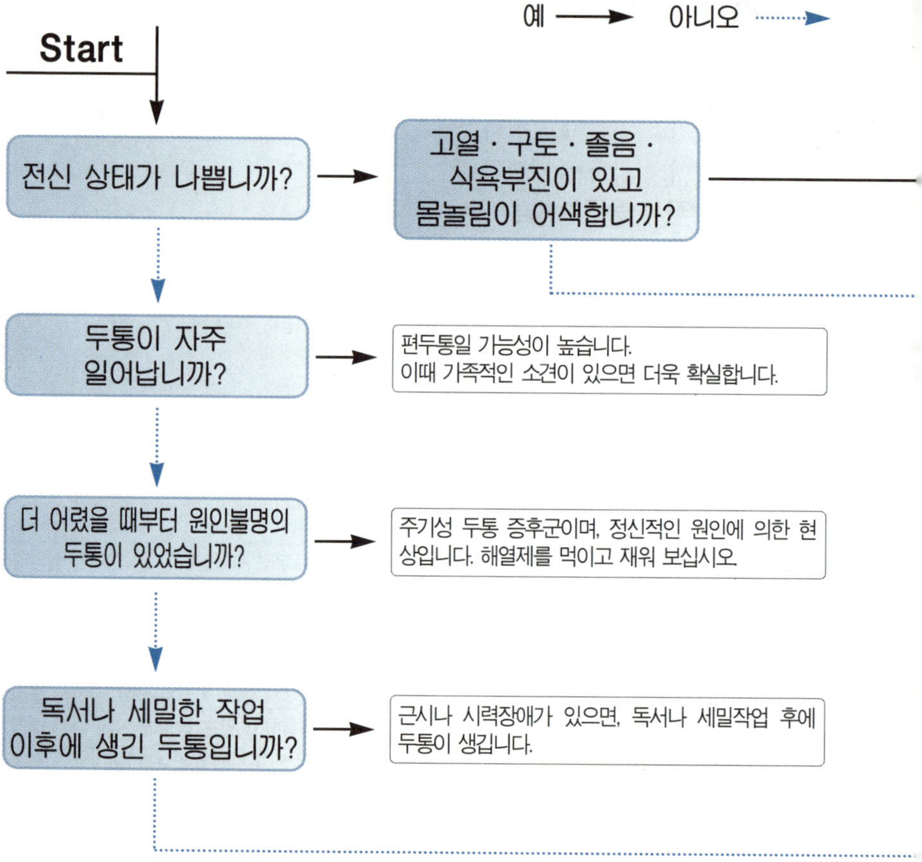

예

아니오

Start

전신 상태가 나쁩니까?

고열 · 구토 · 졸음 · 식욕부진이 있고 몸놀림이 어색합니까?

두통이 자주 일어납니까?

편두통일 가능성이 높습니다.
이때 가족적인 소견이 있으면 더욱 확실합니다.

더 어렸을 때부터 원인불명의 두통이 있었습니까?

주기성 두통 증후군이며, 정신적인 원인에 의한 현상입니다. 해열제를 먹이고 재워 보십시오

독서나 세밀한 작업 이후에 생긴 두통입니까?

근시나 시력장애가 있으면, 독서나 세밀작업 후에 두통이 생깁니다.

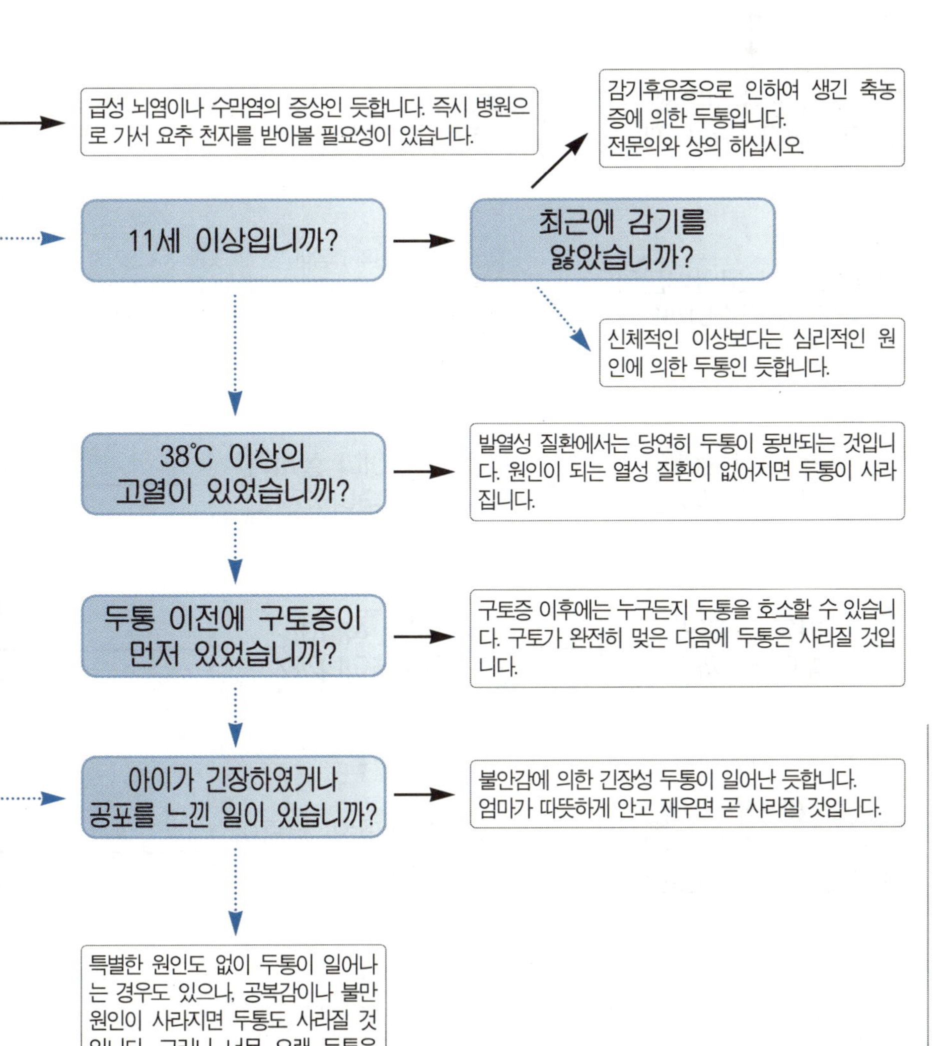

급성 뇌염이나 수막염의 증상인 듯합니다. 즉시 병원으로 가서 요추 천자를 받아볼 필요성이 있습니다.
감기후유증으로 인하여 생긴 축농증에 의한 두통입니다.
전문의와 상의 하십시오
11세 이상입니까?
최근에 감기를 앓았습니까?
신체적인 이상보다는 심리적인 원인에 의한 두통인 듯합니다.
38℃ 이상의 고열이 있었습니까?
발열성 질환에서는 당연히 두통이 동반되는 것입니다. 원인이 되는 열성 질환이 없어지면 두통이 사라집니다.
두통 이전에 구토증이 먼저 있었습니까?
구토증 이후에는 누구든지 두통을 호소할 수 있습니다. 구토가 완전히 멎은 다음에 두통은 사라질 것입니다.
아이가 긴장하였거나 공포를 느낀 일이 있습니까?
불안감에 의한 긴장성 두통이 일어난 듯합니다. 엄마가 따뜻하게 안고 재우면 곧 사라질 것입니다.
특별한 원인도 없이 두통이 일어나는 경우도 있으나, 공복감이나 불만 원인이 사라지면 두통도 사라질 것입니다. 그러나 너무 오랜 두통은 만일을 위해 의사와 상의 하십시오

체크! 체크!

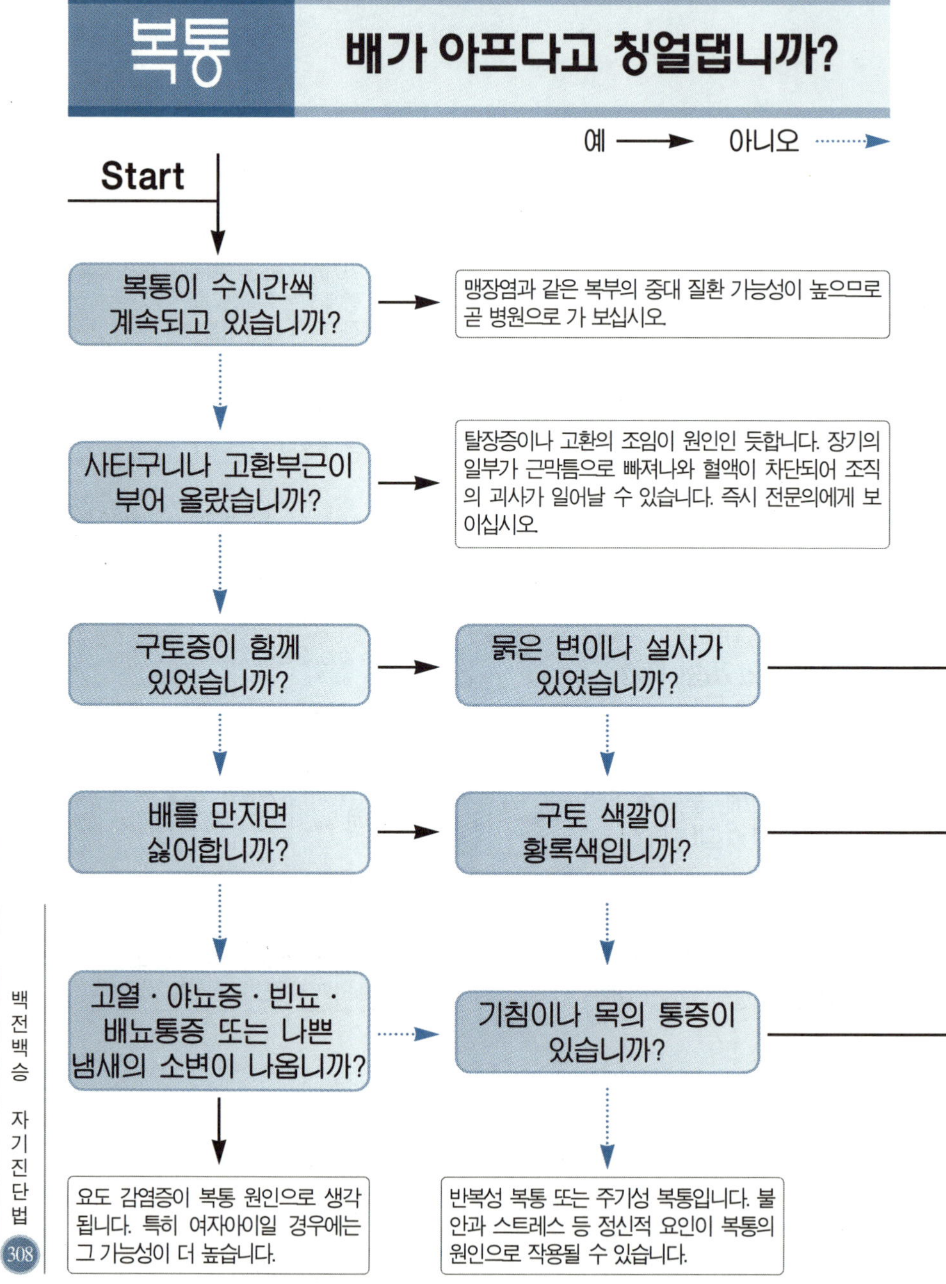
복통

배가 아프다고 칭얼댑니까?

예 →   아니오 ┄┄►

Start

복통이 수시간씩 계속되고 있습니까?

맹장염과 같은 복부의 중대 질환 가능성이 높으므로 곧 병원으로 가 보십시오

사타구니나 고환부근이 부어 올랐습니까?

탈장증이나 고환의 조임이 원인인 듯합니다. 장기의 일부가 근막틈으로 빠져나와 혈액이 차단되어 조직의 괴사가 일어날 수 있습니다. 즉시 전문의에게 보이십시오

구토증이 함께 있었습니까?

묽은 변이나 설사가 있었습니까?

배를 만지면 싫어합니까?

구토 색깔이 황록색입니까?

고열 · 야뇨증 · 빈뇨 · 배뇨통증 또는 나쁜 냄새의 소변이 나옵니까?

기침이나 목의 통증이 있습니까?

요도 감염증이 복통 원인으로 생각 됩니다. 특히 여자아이일 경우에는 그 가능성이 더 높습니다.

반복성 복통 또는 주기성 복통입니다. 불안과 스트레스 등 정신적 요인이 복통의 원인으로 작용될 수 있습니다.

▶ 어린이들의 복통에서 다음과 같은 징후가 있으면 즉시 응급 치료를 요하므로 곧 병원에 가봐야 합니다.
1. 복통이 3시간 이상 계속되는 경우
2. 사타구니나 고환에 통증과 부종이 동반될 때
3. 구토나 설사를 하고도 3시간 이내에 복통이 사라지지 않을 때
4. 토한 것이 황록색을 띠고 있는 경우
5. 통증이 배꼽 주변에서 시작하여 우측 아래쪽으로 이동하며 심해지는 경우

위염이나 장염 등 소화기관의 감염증입니다. 약물치료로 완화될 수 있습니다.

장 폐색증일 가능성이 높습니다. 즉시 병원으로 가서 확진이나 수술을 요합니다.

거의 모든 위장질환과 감염증에서는 복통이 동반됩니다. 위장질환이 아닌 호흡기 질환 때문에 복통이 생기는 경우도 있습니다.

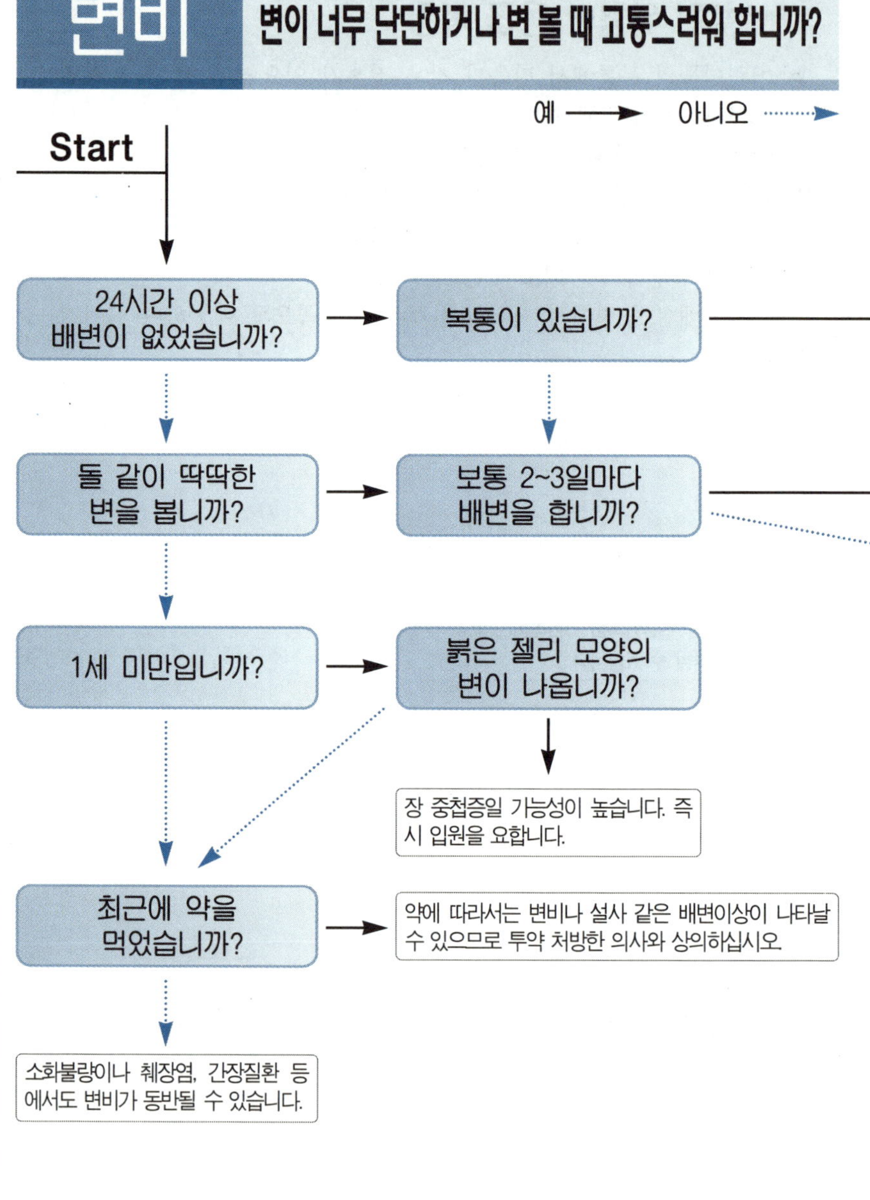

체크! 체크!

변비

변이 너무 단단하거나 변 볼 때 고통스러워 합니까?

예

아니오

Start

24시간 이상 배변이 없었습니까?

복통이 있습니까?

돌 같이 딱딱한 변을 봅니까?

보통 2~3일마다 배변을 합니까?

1세 미만입니까?

붉은 젤리 모양의 변이 나옵니까?

장 중첩증일 가능성이 높습니다. 즉시 입원을 요합니다.

최근에 약을 먹었습니까?

약에 따라서는 변비나 설사 같은 배변이상이 나타날 수 있으므로 투약 처방한 의사와 상의하십시오

소화불량이나 췌장염, 간장질환 등에서도 변비가 동반될 수 있습니다.

위나 장의 염증, 맹장염, 탈장증, 장폐색증에서는 반복성 복통과 배변 장애, 변비가 동반될 수 있습니다.

배변반사는 사람에 따라 개인차가 클 수 있습니다. 변비가 있어도 건강상태가 양호하고, 칭얼대지 않으면 걱정할 필요가 없습니다.

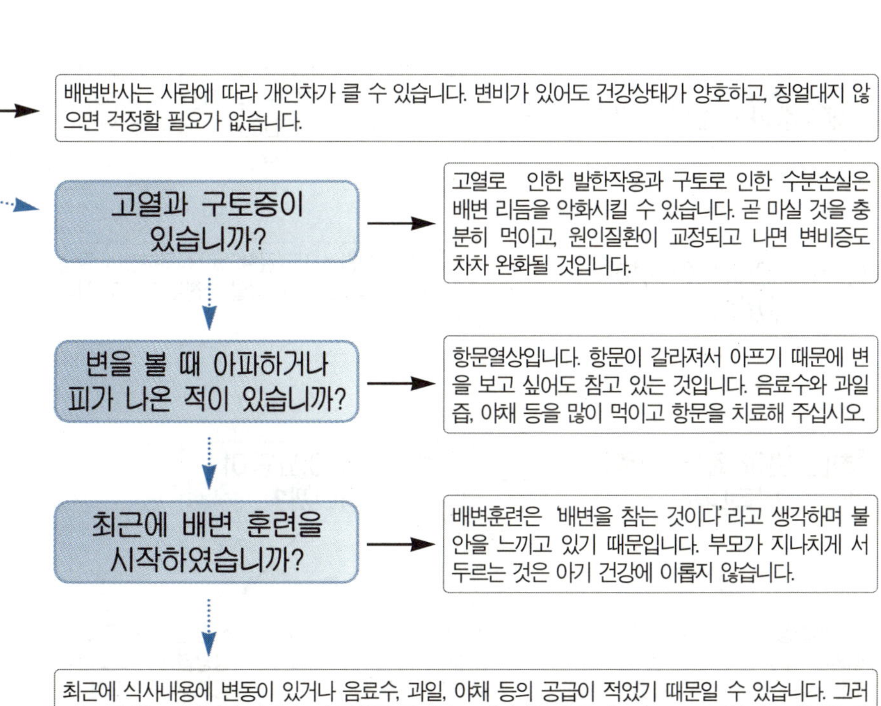

최근에 식사내용에 변동이 있거나 음료수, 과일, 야채 등의 공급이 적었기 때문일 수 있습니다. 그러나 드물게는 간염이나 위장염, 장 중첩증 등에서도 배변이상이 올 수 있으므로, 증상이 오래되면 전문의와 상의 하십시오

식욕부진 아이가 밥먹을 생각을 하지 않습니까?

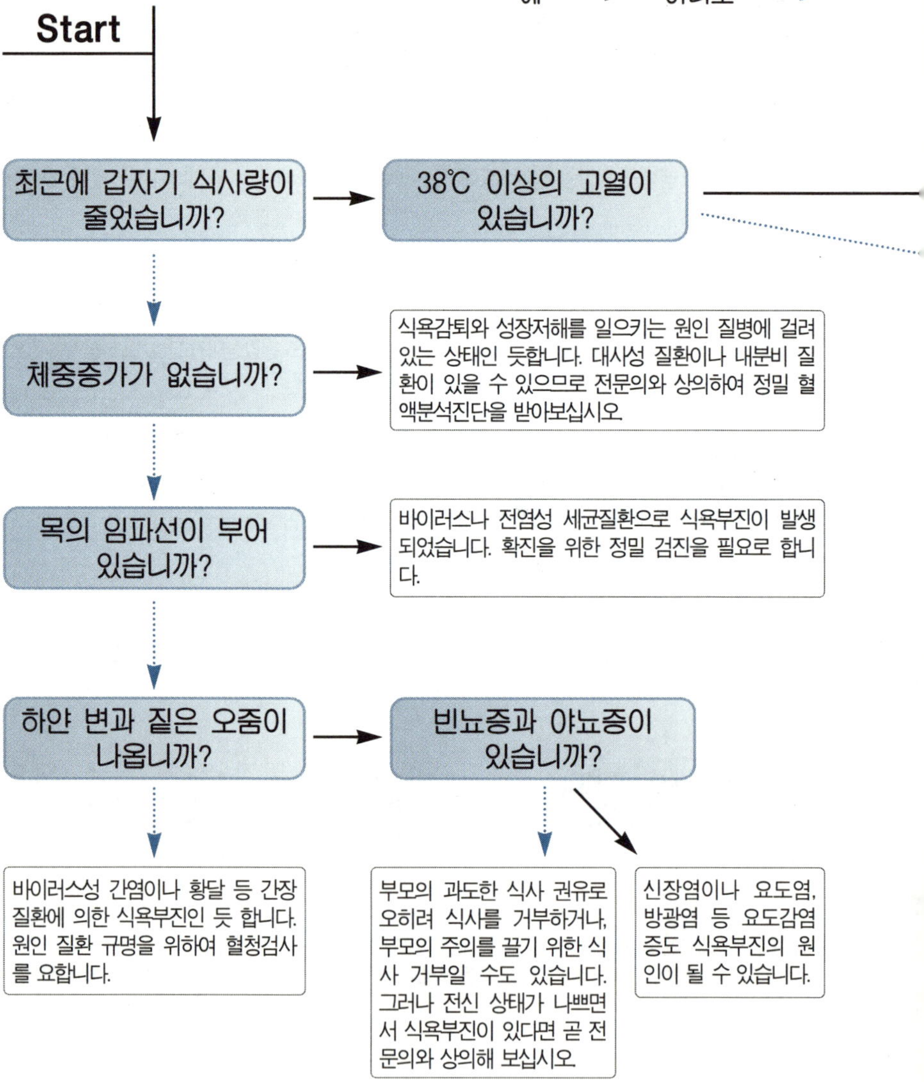

고열이 나는 거의 모든 질환은 일시적으로 식욕감퇴를 동반하게 됩니다. 식사보다는 원인 질환의 치료가 우선되어야 할 것입니다.

몸에 발진이 생겨났습니까?

발진성 질환에서는 구강과 식도에 염증과 수포가 생기게 되므로 식사 곤란을 초래할 수 있습니다. 구강과 식도 치료를 우선해야 합니다.

먹고 마실 때 통증을 호소합니까?

목의 통증이나 편도선염이 심할 때는 식사를 거부할 수 있습니다. 구강 청결을 유지하면서 차고 시원한 것을 먹여도 무방합니다.

특별한 질병 없이 단지 식욕감퇴만 있을 때는 크게 걱정할 필요가 없습니다. 잠시 기다려 보십시오. 흔히 부모들은 아기의 식사량을 과대하게 원하는 경우가 많습니다.

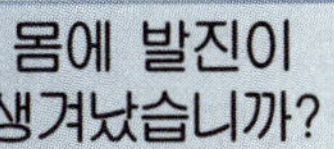

소아의 식욕

1. 아기의 식욕은 어른들의 식탐과는 달라서 몸이 요구하는 양 만큼만 먹습니다.
2. 활동적인 아이들은 잘 먹지만, 그래도 에너지가 소비되지 않으면 식욕이 없습니다.
3. 성장이 빠른 아이들은 느린 아이들에 비해서 훨씬 더 많이 먹습니다.
4. 천성적으로 에너지 소비가 더 높은 아이들도 있고, 더 낮은 아이들도 있습니다.
5. 어린이가 활발하고 건강하게 성장하면 식욕이 부족하여도 관계 없습니다.
6. 식사를 강요하여 정상적인 식욕조절기능에 간섭하지 않는 것이 좋습니다. 다만 질병과 식욕부진이 연관되는 경우에만 주의를 요합니다.

발진 · 수포

피부나 점막에 발진이나 수포가 생겼습니까?

예 ⟶ 아니오 ┈┈▶

Start

38℃ 이상의 고열이 계속되고 있습니까?

가려움증과 발진이 있은 다음 수포가 생겨났습니까?

가려워서 자주 긁습니까?

팔꿈치, 손목, 무릎 안쪽과 얼굴에 발진이 생깁니까?

비듬과 수포가 동반된다면 진균감염에 의한 백선증일 가능성이 높습니다. 특히 애완동물이 있으면 가능성이 더 커집니다.

아토피성 피부염입니다. 알레르기성 질환이므로 연고를 바르고, 의사와 상의하세요

축축하고 붉고 미끄러운 비듬가루가 있습니까?

① 지루성 피부염입니다. 두피, 얼굴, 목, 겨드랑이, 사타구니에 생깁니다. 청결을 최우선으로 하며 특수 샴푸와 약물을 사용하세요
② 드물지만 옴이나 이, 벼룩 등 다른 기생충에 걸리는 수도 있으므로 피부과 전문의와 상의하십시오

수포성 발진이 마른 뒤에 딱지가 생깁니까?

선홍색으로 부풀어 오릅니까?

농가진입니다. 세균성 피부 감염으로 어느 부위에든지 생겨날 수 있습니다. 다른 가족에게 전염될 수도 있습니다.

특별한 종류의 약물 부작용일 가능성이 높습니다. 전문의와 상담을 요합니다.

두드러기입니다. 특정 식품이나 약에 대한 알레르기 반응입니다.

부스럼은 털구멍이 세균에 감염되어 피부밑 털이 나오는 구멍 안에 고름이 생긴 상태입니다. 처음에는 염증성 멍울이 생기고, 부어 오르다가 고름이 터져 나오면 낫습니다. 부스럼의 예방은 매일 깨끗하게 목욕하고, 가끔 소독약을 사용하는 것입니다.

수두일 가능성이 높습니다. 이것은 대상포진 바이러스에 의한 감염인데 나이가 어릴수록 별로 큰 후유증 없이 곧 지나가 버릴 것입니다.

발진의 색깔이 분홍색에 가깝습니까?

풍진일 가능성이 높습니다. 전염성이 강하므로 다른 아기나 산모와의 접근을 금할 필요성이 있습니다.

암적색 발진과 반점이 생겼습니까?

홍역일 가능성이 높습니다. 예방접종을 했을지라도 아직 항체가 형성되지 않았다면 홍역에 걸릴 수 있습니다. 발열·기침·콧물·눈의 충혈 등이 생기고, 발진이 얼굴로부터 몸통과 손발로 퍼져 나갑니다. 발진 이후 5일째까지 전염력이 있습니다.

돌발진이나 볼거리일 가능성이 높습니다. 얼굴 양쪽, 귀밑이 부어 오르는 것이 볼거리의 특징입니다. 앞장의 「발열」부분을 참조하시기 바랍니다.

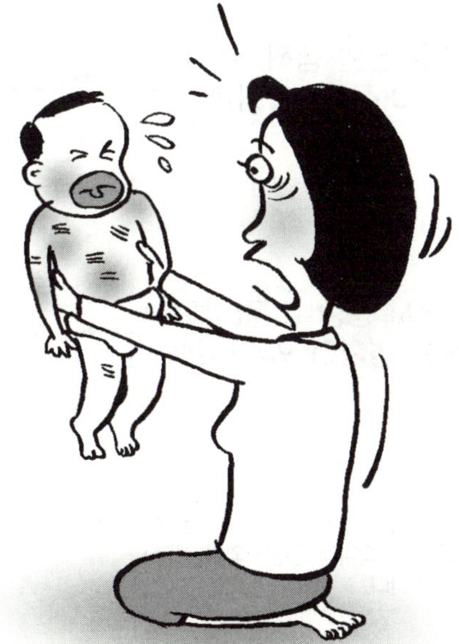

경기

아기가 경련, 발작, 실신의 경험이 있습니까?

Start

갑자기 넘어져서 의식을 잃었습니까?

얼굴과 손발에 경련이 있었습니까?

건강한 아이의 단순한 경련이나 실신이라면 염려할 필요가 없습니다. 갑자기 저혈압이나 저혈당증, 탈수증이 생겨도 실신이 일어날 수 있습니다.

현기증이 심하여 주위가 빙빙돈다고 합니까?

귀 속에 염증이 생기는 내이염일 가능성이 높습니다. 이것은 귀 속의 평형감각기능에 지장이 발생되었기 때문입니다. 이비인후과 전문의와 상담을 요합니다.

몇초 동안 깜짝 기억이 없어진 듯 합니까?

소 발작일 가능성이 높습니다. 참고 도표를 보십시오.

잠시 동안 비틀비틀 하는 경험이 있습니까?

다른 전신 질환이 없다면 걱정할 필요성이 없습니다. 수분 부족, 공복, 더위, 공포감 등에 의한 정신반응일 수 있습니다.

뇌와 뇌막 또는 신경계통에 의한 질환일 수 있습니다. 전문의와의 상담을 요합니다.

5세 이하의 어린이는 갑자기 체온이 올라가면 경련을 일으킬 수 있습니다. 팔과 다리가 심하게 떨리고, 얼굴이 창백해집니다. 이것은 보통 수분이내에 끝나지만, 오래 지속되면 신체 기능에 이상이 초래될 수도 있으나 간질과는 다른 것입니다.

경풍이 반복될 때는 의사의 진찰을 요합니다.

고열이 동반되었습니까?

열성 경련입니다. 참고표를 보십시오

간질 발작일 가능성이 높습니다. 특히 이런 경험이 연속되는 경우라면 반드시 의사와 상의하셔야 합니다.

보너스 정보

간질

뇌안에 비정상적인 전기현상으로 의식상실이 일어나는 상태를 말합니다. 그 충격과 성질, 발생 부위에 따라 증상과 유형이 달라집니다.

대발작	대발작에서는 갑자기 바닥에 넘어지게 됨으로써 부상을 당할 수도 있습니다. 수분 동안 의식을 잃고, 손발과 얼굴에 경련을 일으킵니다. 그 후 수면에 빠지거나 곧 깨어날 수도 있습니다.
소발작	소발작에서는 수초~수십초 동안 의식을 완전히 잃지만, 바닥에 넘어지는 일은 드뭅니다. 얼굴 표정이 멍해지고, 아무 말도 하지 않으며 주위 소리도 듣지 못합니다. 이것은 보통 사춘기가 지나면 사라집니다.
부분발작	의식을 잃지는 않지만 자신도 모르게 신체부위가 뒤틀리거나 경련을 일으키기도 하며 호흡곤란이나 심한 복통을 급작히 일으키기도 합니다. 전문의의 진찰을 요합니다.

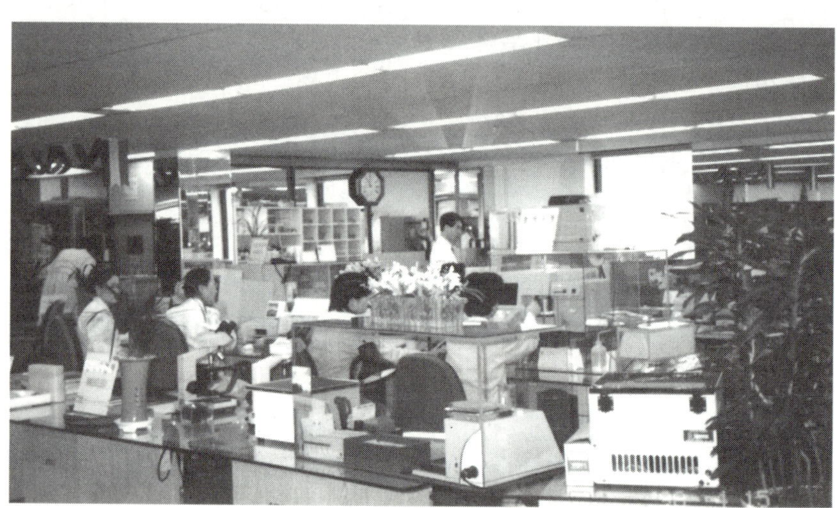

전문 종합검진센터 서울 메디칼 랩

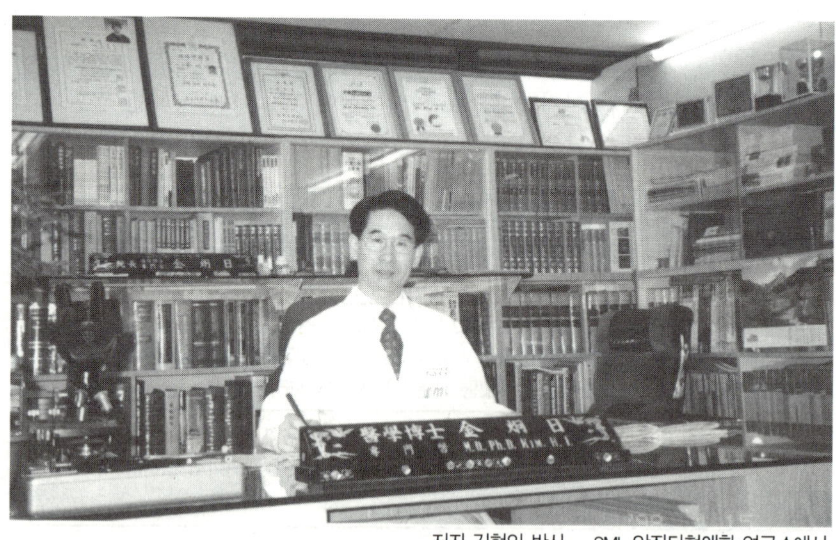

저자 김형일 박사   SML 암진단혈액학 연구소에서

암전문의 김형일 박사의

속시원한

백전백승 자기진단법

저자 / 김형일
1판 1쇄 인쇄 / 2003년 4월 7일
1판 1쇄 발행 / 2003년 4월 11일

발행처 / 건강다이제스트사
발행인 / 김 용 익

디자인 / 장수진

출판등록 / 1996. 9. 9
등록번호 / 03 - 935호

서울특별시 용산구 효창동 5-3호 대신 B/D(우편번호 140-896)
전화 / 702 - 6333 팩시밀리 / 702 - 6334

○ 이 책의 판권은 건강다이제스트에 있습니다.
○ 본사의 허락없이 임의로 이 책의 일부 또는 전체를 복사하거나 전재하는
등의 저작권 침해행위를 금합니다.
○ 잘못된 책은 바꾸어 드립니다.
○ 저자와의 협의하에 인지는 생략합니다.

값 10,000 원
ISBN 89 - 7587 - 032 - 4 03510